AF356340

BIBLIOTHÈQUE

DE

THÉRAPEUTIQUE MÉDICALE

ET CHIRURGICALE

PUBLIÉE SOUS LA DIRECTION DE MM.

DUJARDIN-BEAUMETZ	O. TERRILLON
Membre de l'Académie de Médecine Médecin de l'Hôpital Cochin etc.	Professeur agrégé à la Faculté de Médecine de Paris Chirurgien de la Salpêtrière

PARTIE MÉDICALE

Art de formuler. 1 vol. 2e *édit.*, par DUJARDIN-BEAUMETZ.

Thérapeutique des maladies du cœur et de l'aorte. 1 vol., par E. BARIÉ, médecin de l'hôpital Tenon. 2e *édit.*

Thérapeutique des maladies des organes respiratoires. 1 volume. par H. BARTH, médecin de l'hôpital Broussais. 2e *édition.*

Thérapeutique de la tuberculose. 1 volume, par H. BARTH, médecin de l'hôpital Broussais.

Thérapeutique des maladies de l'estomac. 1 volume 3e *édition*, par A. MATHIEU, médecin des hôpitaux.

Thérapeutique des maladies de l'intestin, 1 volume, 2e *édition*, par A. MATHIEU.

Thérapeutique des maladies du foie. 1 volume, par L. GALLIARD, médecin des hôpitaux.

Thérapeutique des maladies de la peau. 2 volumes, par G. THIBIERGE, médecin des hôpitaux.

Thérapeutique des maladies du rein. 2 volumes, par E. GAUCHER, médecin de l'hôpital Saint-Antoine, agrégé à la Faculté, et E. GALLOIS, chef de clinique de la Faculté de Médecine.

Thérapeutique du rhumatisme et de la goutte. 1 volume, par W. ŒTTINGER, médecin des hôpitaux.

Thérapeutique de la fièvre typhoïde. 1 vol., par P. LE GENDRE, médecin des hôpitaux.

Thérapeutique des maladies vénériennes. 1 volume,
par F. Balzer, médecin de l'hôpital du Midi. 2e *édition*.

Thérapeutique du diabète. 1 volume, par L. Dreyfus-
Brisac, médecin de l'hôpital Tenon.

Thérapeutique des névroses. 1 volume, par P. Oulmont,
médecin de l'hôpital Laënnec.

Thérapeutique infantile. 2 volumes, par A. Josias, médecin de l'hôpital Trousseau.

Prophylaxie des maladies infectieuses. 2 volumes, par
A. Chantemesse, médecin des hôpitaux, agrégé à la Faculté, et M. Besançon.

Thérapeutique des maladies infectieuses. 1 volume,
par A. Chantemesse, médecin des hôpitaux, agrégé à
la Faculté, et M. Besançon.

Thérapeutique des maladies des fosses nasales,
des sinus et du pharynx nasal. 2 volumes, par
M. Lermoyez, médecin des hôpitaux.

Thérapeutique des maladies du pharynx et du
larynx. 1 volume, par M. Lermoyez.

Thérapeutique des maladies de l'oreille, par M. Lermoyez et M. Boullay. 1 vol.

PARTIE CHIRURGICALE

Asepsie et Antisepsie chirurgicales. 1 volume, par
O. Terrillon et H. Chaput, chirurgiens des hôpitaux.

Thérapeutique chirurgicale des maladies du crâne,
1 volume, par P. Sebileau, agrégé à la Faculté de Paris.

Thérapeutique chirurgicale des maladies du rachis.
1 volume, par P. Sebileau, agrégé à la Faculté de Paris.

Thérapeutique oculaire. 1 vol., par F. Brun, agrégé à
la Faculté, chirurgien de Bicêtre, et X. Morax.

Thérapeutique chirurgicale des maladies de la poi-
trine. 1 volume, par Ch. Walther, chirurgien des hôpitaux.

Thérapeutique chirurgicale des maladies de l'estomac et du foie. 1 volume, par H. Chaput, chirurgien
des hôpitaux.

Thérapeutique chirurgicale de l'intestin et du rectum. 1 volume, par H. Chaput, chirurgien des hôpitaux.

Thérapeutique chirurgicale de l'urètre et de la prostate. 1 volume, par J. Albarran, agrégé à la Faculté de Paris.

Thérapeutique chirurgicale de la vessie et du rein. 1 volume, par J. Albarran, agrégé à la Faculté de Paris.

Thérapeutique obstétricale. 1 volume, par A. Auvard, accoucheur des hôpitaux. 2e *édition*.

Thérapeutique gynécologique. 1 volume, par A. Auvard, accoucheur des hôpitaux.

Thérapeutique chirurgicale des maladies des articulations, muscles, tendons et synoviales tendineuses. 2 volumes avec 165 figures, par L. Picqué, chirurgien des hôpitaux, et P. Mauclaire, ancien prosecteur de la Faculté.

Thérapeutique chirurgicale post-opératoire, par E. Rochard, chirurgien de hôpitaux.

LA COLLECTION SERA COMPLÈTE EN 40 VOLUMES

Tous les volumes sont publiés dans le format in-18 jésus; ils sont reliés en peau pleine et comportent chacun de 200 à 400 pages avec figures.

Prix de chaque volume indistinctement : **4 fr.**

Tous les ouvrages se vendent séparément.

VOLUMES PARUS LE 1er MARS 1899 :

Dujardin-Beaumetz : Art de formuler. (2e édit.)

H. Barth : Organes respiratoires. (2e édit.)

H. Barth : Tuberculose.

A. Mathieu : Estomac. (3e édit.)

A. Mathieu : Intestin. (2e édit.)

L. Dreyfus-Brisac : Diabète.

P. Oulmont : Névroses.

F. Barié : Cœur et Aorte. (2e édit.)

F. Balzer : Maladies vénériennes. (2e édit.)

P. Le Gendre : Fièvre typhoïde.

E. Gaucher et P. Gallois : Rein. 2 vol.

G. Thibierge : Peau. 2 vol.

L. Galliard : Foie.

W. Œttinger : Rhumatisme et Goutte.

M. Lermoyez : Fosses nasales, Sinus et Pharynx nasal. 2 vol.

A. Josias : Thérapeutique infantile. 2 vol.

Terrillon et Chaput : Asepsie et Antisepsie chirurgicales

A. Auvard : Thérapeutique obstétricale. (2e édit.)

A. Auvard : Thérapeutique gynécologique. 1 vol.

Chaput : Intestin, Rectum et Péritoine.

Picqué et Mauclaire : Articulations, muscles, etc. 2 vol.

P. Sebileau : Crâne.

F. Brun et X. Morax : Thérapeutique oculaire.

THÉRAPEUTIQUE OCULAIRE

THÉRAPEUTIQUE OCULAIRE

PAR MM. *9323.*

F. BRUN ET X. MORAX

F. BRUN
Professeur agrégé de la
Faculté de médecine de Paris,
Chirurgien des hôpitaux.

X. MORAX
Ancien interne des hôpitaux
de Paris.

Avec 60 figures dans le texte

PARIS

OCTAVE DOIN, ÉDITEUR

8, PLACE DE L'ODÉON, 8

—

1899

INTRODUCTION

Le but de ce Traité de thérapeutique oculaire étant avant tout de donner des indications pratiques, nous n'entrerons pas dans la description détaillée des procédés de diagnostic et des méthodes d'investigation utilisées en ophthalmologie. Ces indications sont reproduites dans tous les manuels et nous pensons devoir les considérer comme connues du lecteur. Nous insisterons au contraire sur des questions générales qui rentrent dans le domaine de l'hygiène et de la thérapeutique et qui ont plus spécialement trait à la prévention des maladies contagieuses et à la chirurgie oculaire.

Cette première partie de notre manuel comprendra :

La prophylaxie des affections oculaires contagieuses ;

L'asepsie et l'antisepsie dans la chirurgie oculaire ;

L'anesthésie locale ou générale.

La deuxième partie sera consacrée à la thérapeutique spéciale des différentes affections de l'appareil visuel.

Nous nous sommes dispensés d'énumérer tous les procédés thérapeutiques ou opératoires en nous contentant de décrire ceux qui nous semblent le plus pratique et qui sont applicables dans le plus grand nombre des cas. Nous avons également passé sous silence bon nombre d'applications thérapeutiques que l'expérience ne nous a pas encore paru justifier.

THÉRAPEUTIQUE OCULAIRE

PREMIÈRE PARTIE

PROPHYLAXIE DES AFFECTIONS OCULAIRES CONTAGIEUSES

Ce sont, presque exclusivement, les affections des membranes externes qui présentent des caractères de contagiosité, mais il ne faut pas oublier que ce sont aussi parmi les plus fréquentes des maladies oculaires et que la dissémination en est parfois telle qu'il se produit de véritables épidémies de conjonctivites. Le médecin devra connaître les moyens de limiter ces épidémies et d'en empêcher le développement. Comme il est, en outre, en contact journalier avec des malades dont les affections sont transmissibles, il est nécessaire qu'il sache dans quelles conditions cette transmission peut se faire et quelles sont les précautions qui permettent sûrement de l'éviter, autant pour lui-même que pour les autres malades qu'il aurait à examiner.

C'est pour ces raisons qu'il nous a paru utile d'indiquer d'abord les mesures prophylactiques applicables pour éviter la dissémination des affections contagieuses de l'appareil visuel.

Deux conditions sont nécessaires pour en réaliser utilement l'application : savoir reconnaître les affections transmissibles; connaître la manière dont la transmission se fait.

Nous avons tenu à bien séparer, à propos de la thérapeutique spéciale des maladies de la conjonctive et de la cornée, les affections contagieuses de celles qui ne le sont pas ou qui le sont peu et nous aurons plusieurs fois à revenir sur la nécessité de baser son diagnostic clinique sur l'étiologie de l'affection et non, comme on le fait habituellement, sur l'aspect catarrhal, purulent ou pseudo-membraneux de la sécrétion conjonctivale. Le diagnostic sera très souvent facilité par l'examen microscopique de la sécrétion conjonctivale et c'est pour cela que nous avons indiqué d'une manière aussi concise que possible la manière de pratiquer cet examen et les résultats qu'il peut fournir.

Il y a des degrés dans la contagiosité et la dissémination des conjonctivites. Une conjonctivite blennorrhagique est certainement une maladie contagieuse, mais si l'on observe souvent la transmission de l'inflammation d'une muqueuse à une autre ou d'un œil à l'autre chez le même sujet, il est beaucoup plus rare de voir l'affection atteindre plusieurs membres d'une même famille.

Dans la conjonctivite aiguë contagieuse, au contraire, il est presque constant de voir plusieurs personnes atteintes consécutivement de la même inflammation. Lorsqu'un enfant atteint de conjonctivite aiguë contagieuse continue à fréquenter l'école, on ne tarde pas à voir d'autres cas se déclarer. Les enfants communiquent l'affection à leurs parents et l'on voit alors se produire de petites épidémies de maison ou de quartier. Chez les enfants, cette conjonctivite aiguë contagieuse peut être si peu intense et d'apparence si bénigne qu'il ne semble pas que l'on doive interdire l'entrée de l'école à un élève qui ne présente pas de symptômes oculaires réactionnels évidents. Mais il a été démontré que la bénignité du cas d'origine n'impliquait nullement la bénignité des cas consécutifs et qu'il était aussi important de prendre des mesures prophylactiques contre un cas léger de conjonctivite aiguë contagieuse que contre des cas intenses et compliqués. Nous dirons même qu'il est souvent plus important au point de vue de la dissémination de l'affection de reconnaître ces cas légers, de les isoler à temps et surtout de leur interdire la fréquentation de l'école ou de l'asile.

La conjonctivite granuleuse, la conjonctivite à pneumocoque, la conjonctivite diphtérique donnent lieu aux mêmes considérations.

Une fois l'affection diagnostiquée, reconnue, il faudra prévenir le malade ou son entourage du danger de contamination et des précautions à prendre pour l'éviter.

Comment se fait cette contamination?

L'étude des conditions de vitalité et de résistance des micro-organismes qui causent le plus grand nombre des ophtalmies contagieuses (la conjonctivite granuleuse exceptée, dont le micro-organisme n'est pas connu), l'observation répétée des modes de transmission naturels nous ont permis de nous faire sur le mécanisme de la contamination des idées assez précises qui entraînent des mesures prophylactiques des plus simples.

La transmission indirecte par l'air des micro-organismes qui, comme le bacille de Weeks, le gonocoque, le diplobacille, le bacille diphtérique et d'autres encore, peuvent végéter sur la muqueuse conjonctivale et y provoquer des inflammations transmissibles, est très peu vraisemblable. A l'exception du bacille diphtérique qui offre une assez grande résistance à la dessiccation et peut à la rigueur conserver sa virulence pendant un temps assez long en dehors de l'organisme humain, les autres microbes pathogènes que nous avons signalés ne peuvent végéter en dehors de la muqueuse et sont d'une telle fragilité que leur vitalité hors de l'organisme ne saurait dépasser quelques jours. On peut en déduire que la contagion doit, dans le plus grand nombre des cas, se faire d'une manière directe. L'étude de la transmission de l'infection blennorrhagique de la muqueuse uréthrale à la muqueuse oculaire a mis en évidence le fait que la contamination se faisait, dans la grande majorité des cas, par transmission avec les doigts du pus uréthral. La transmission par les linges, les éponges, peut évidemment se produire, mais elle constitue la très grande exception. Dans les affections oculaires contagieuses, c'est surtout à ce transport par les doigts qu'est due la grande dissémination de ces maladies. La simple observation montre en effet que les malades portent continuellement leurs doigts au niveau de la fente palpébrale soit pour en chasser les sécrétions, soit pour calmer les sensations prurigineuses; les doigts souillés transmettent leur souillure aux mains des personnes qui sont en relations avec le malade et comme il arrive constamment que l'on se frotte les yeux, le microbe finit par retrouver sur la conjonctive le terrain de culture qui lui convient. Il suffit d'avoir été atteint d'une affection oculaire pour savoir combien il est difficile de ne pas porter les doigts aux paupières et d'éviter toutes les circonstances dans lesquelles la transmission de la sécrétion de main à main peut se faire. L'emploi du mouchoir pour enlever la sécrétion est tout aussi défectueux, car c'est encore un moyen de se souiller la main et les doigts avec la sécrétion conjonctivale. Le seul procédé pratique pour éviter la souillure des doigts et l'éviter d'une manière à peu près certaine consiste à remplacer le mouchoir par du coton hydrophile : lorsqu'on veut enlever la sécrétion, on se sert d'un petit tampon, que l'on jette aussitôt après l'avoir appliqué sur l'œil. Nous avons vu que les micro-organismes qui provoquent les ophtalmies contagieuses ne peuvent pas végéter en dehors de l'organisme et qu'il n'y a pas à craindre que l'application de cette mesure provoque une diffusion de la maladie.

Le savonnage fréquent des mains est aussi un des meilleurs moyens prophylactiques. Est-il nécessaire de faire la désinfection des mains au moyen d'un antiseptique ? Au point de vue pratique, cela nous paraît absolument inapplicable et inutile. Inapplicable, parce que dans les classes pauvres, où ces ophtalmies se propagent le plus souvent, l'antisepsie est un luxe que l'on ne peut exiger ; inutile, parce que la faible vitalité des micro-organismes contre lesquels on veut se préserver ne leur permet pas de résister à l'action de la solution savonneuse alcaline. Il est en outre facile de se procurer du savon et le meilleur marché n'est pas le moins actif au point de vue de la désinfection des mains. Plutôt que de compliquer les mesures prophylactiques par l'emploi de procédés que leur complexité rend inapplicables, il nous semble bien préférable de recourir à des mesures simples, qui sont à la portée de tous et que l'on aura plus de chance de voir entrer dans la pratique.

Nous avons déjà dit que les écoles, les asiles, les crèches sont des centres de dissémination des affections oculaires contagieuses (comme du reste d'un grand nombre de maladies transmissibles). Il ne serait cependant pas très difficile de diminuer la fréquence de ces contaminations. Il suffirait pour cela d'interdire la fréquentation de l'école ou de l'asile à tout enfant dont les yeux présenteraient le trouble le plus léger et à ne le laisser rentrer qu'avec un certificat médical, mais à la condition que le médecin sache qu'il n'y a aucun rapport entre l'intensité de la réaction conjonctivale, l'abondance de la sécrétion à laquelle elle donne lieu, et le degré de contagiosité de l'affection.

Dans les grands centres, où la conjonctivite aiguë contagieuse, la conjonctivite subaiguë, sont endémiques, ces mesures n'auront pas, cela va sans dire, l'importance qu'elles ont par contre dans les petites localités. Nous sommes persuadés qu'il y a un grand intérêt au point de vue de l'hygiène à ce que l'attention du médecin soit appelée sur ces faits.

L'ASEPSIE ET L'ANTISEPSIE
CHIRURGICALES

Toute intervention chirurgicale oculaire exige les mêmes précautions, et nous avons à envisager, dans ce chapitre, tout ce qui doit être fait pour éviter les complications septiques. Il est en effet démontré que tout traumatisme opératoire a une évolution bénigne lorsqu'aucune infection ne vient le compliquer ; le devoir de l'opérateur est non seulement de réaliser dans les meilleures conditions possibles l'acte opératoire qu'il s'est proposé, mais de prendre toutes les mesures nécessaires pour restreindre les chances d'infection.

A en juger par les statistiques, la chirurgie oculaire a bénéficié, dans une bien plus faible mesure que la chirurgie générale, de l'introduction des méthodes antiseptiques et aseptiques. Cela tient à plusieurs causes : tout d'abord le sac conjonctival est beaucoup moins exposé à la contamination que les surfaces cutanées par suite du lavage mécanique continu que produit la sécrétion lacrymale, par le fait aussi que, dans les différentes interventions sur le globe de l'œil, les doigts ne se mettent presque jamais en contact avec la plaie. Mais ces conditions favorables à l'intervention chirurgicale, avant l'ère pastorienne, ont fait que beaucoup d'oculistes n'ont pas cru devoir modifier leur manière de faire ancienne qui leur donnait déjà des résultats assez satisfaisants, ou, s'ils ont adopté d'une manière générale la méthode antiseptique, ils l'ont mise en pratique d'une manière très incomplète et très insuffisante.

Les résultats opératoires sont trop souvent encore compromis par des complications septiques que l'on aurait pu éviter. Nous ne prétendons pas par là que l'opérateur encoure toujours toute la responsabilité des suites fâcheuses de ses interventions, mais nous sommes persuadé que la stricte application des règles de l'asepsie en diminuerait certainement la fréquence.

Nous ne voulons pas entrer dans la discussion de l'opportunité de l'asepsie ou de l'antisepsie dans la chirurgie oculaire. L'opérateur doit faire tout le possible pour éviter de mettre en contact avec la plaie des substances ou objets dont la stérilité n'est pas parfaite. Cette stérilité peut être obtenue par des moyens chimiques (méthode antiseptique) ou par des moyens physiques, tels que la chaleur (méthode aseptique). Pour obtenir la stérilisation par les moyens chimiques, il faut que les substances dites antiseptiques soient en solution ou en vapeur et qu'elles prennent un contact intime avec les objets. Il faut, en outre, que ce contact s'exerce pendant un temps minimum donné pour chaque substance antiseptique. Pour obtenir la stérilisation par la chaleur, deux procédés peuvent être mis en usage, l'un qui a pour effet de porter l'objet à stériliser dans l'air chauffé à une température comprise entre 150° et 160° pendant une durée minima de 10 minutes ; ce procédé n'est pas applicable aux solutions, il ne s'adresse qu'aux objets métalliques : l'autre consiste à maintenir, pendant 20 minutes, dans la vapeur d'eau sous pression, à une température de 115°, les objets à stériliser. Ce procédé peut s'appliquer à tous les objets. Il présente cependant un certain inconvénient pour les lames d'acier qui peuvent subir un commencement d'oxydation. Tout objet stérilisé, qui est mis en contact avec un corps non stérilisé, doit être considéré comme souillé. La contamination des plaies oculaires par les poussières de l'air peut être considérée comme improbable.

Voici très brièvement résumés les principes qui devront présider à la préparation des instruments et objets de pansement et à la conduite de l'opération.

Ces principes, pour être plus ou moins connus de tous, n'en sont pas moins rarement appliqués dans leur intégralité et nous ne saurions trop insister sur l'importance qu'il y a à les observer en toute occasion et pour toute intervention, si minime qu'elle soit. Leur mise en pratique est des plus simples et nous allons envisager successivement :

La stérilisation des instruments ;

La stérilisation des collyres et objets de pansement ;

La désinfection des mains ;

La désinfection du champ opératoire ;

La disposition des instruments pour l'opération.

I. — Stérilisation des instruments.

a) *Stérilisation par la chaleur sèche.* — Les instruments exposés à l'action de la chaleur sèche doivent toujours avoir des manches métalliques. On les dispose dans des boîtes métalliques qui sont composées de telle sorte que les instruments à pointe ou à tranchant sont immobilisés et que la boîte contient exactement tous les instruments nécessaires à l'intervention. On peut avoir ainsi une boîte pour l'opération de la cataracte, une pour le strabisme, une pour les voies lacrymales et une autre, enfin, pour les opérations sur les paupières. La boîte, faite de préférence en nickel, ne doit présenter aucune soudure de manière à supporter sans altération la température de 150°; elle doit pouvoir se fermer

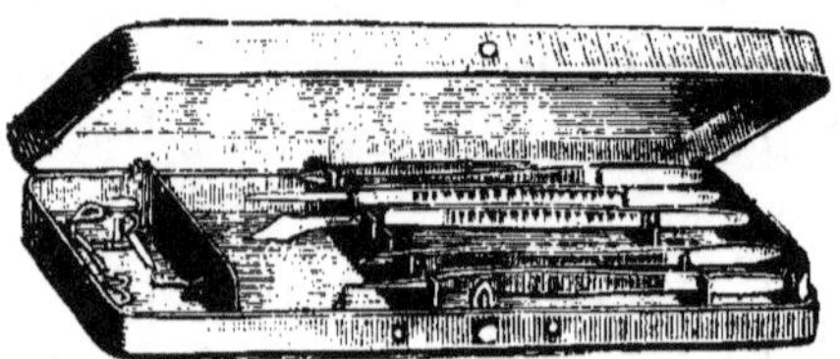

Fig. 1. — Boîte en nickel.

exactement. Une housse en peau de daim sert à la garantir et à empêcher l'introduction des poussières. Il va sans dire que cette housse sera retirée pendant la stérilisation pour être remise lorsque les boîtes seront redescendues à la température extérieure.

Pour stériliser les instruments par la chaleur, on aura de préférence recours au chauffage dans l'air sec, surtout s'il s'agit d'instruments piquants ou contondants. La vapeur d'eau, l'eau en ébullition, provoquent toujours un certain degré d'oxydation des lames, tandis que la chaleur sèche ne présente pas cet inconvénient. Une température trop élevée a, par contre, pour effet de détremper l'acier; mais si l'on ne dépasse pas une température comprise entre 150° et 160°, on ne court aucun risque et l'instrument pourra servir un grand nombre de fois sans être repassé.

Pour obtenir ce chauffage dans l'air sec, on se sert d'appareils métalliques qui ne sont que des modifications du four à flamber de Chamberland. Ils sont formés par une caisse à double paroi. La flamme

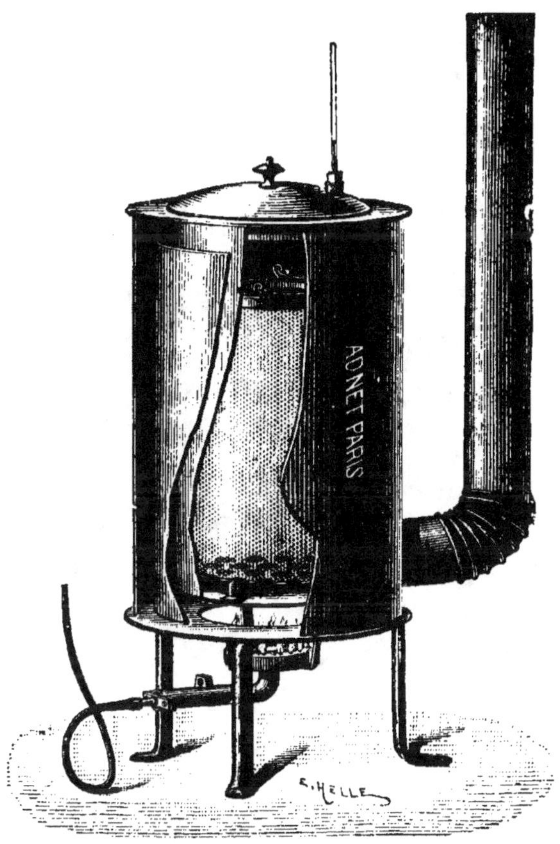

Fig. 2. — Four à flamber de Chamberland.

d'un bec de gaz chauffe la paroi inférieure, et l'air surchauffé circule dans l'espace compris entre les deux parois métalliques et échauffe l'air de la caisse intérieure. La grande difficulté dans les appareils de ce genre consiste à obtenir une répartition égale de

la chaleur dans toute l'étendue de la caisse. Les différentes modifications ont eu pour but d'obvier à
cet inconvénient, mais il n'a été supprimé qu'en
partie.

Les fours à stérilisation de Poupinel, d'Adnet, de

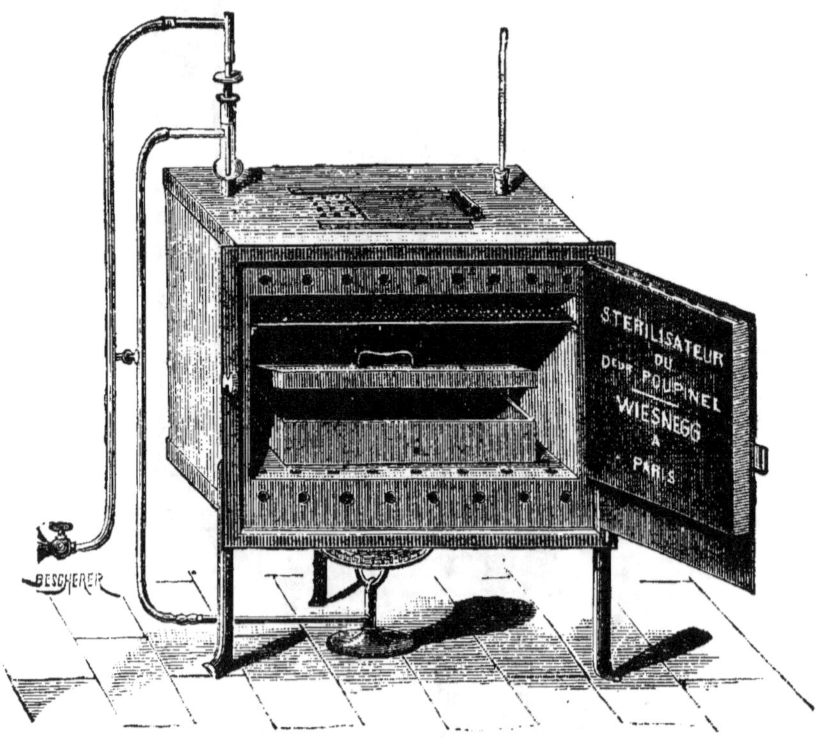

Fig. 3. — Four à flamber de Poupinel.

Morax, peuvent être utilisés. Avant d'en faire usage,
on aura soin, une fois pour toutes, de rechercher
l'étage de l'étuve où la température est la plus uniforme et on ne disposera les instruments à stériliser
que sur cet étage. Il faudra, en outre, que la personne chargée de surveiller la stérilisation n'aban-
donne pas l'appareil et suive exactement l'ascension

du thermomètre, jusqu'à ce que la température nécessaire soit obtenue.

Une température minima de 150° est nécessaire pour obtenir une stérilisation absolue. Il suffira que cette température soit maintenue pendant 5 minutes

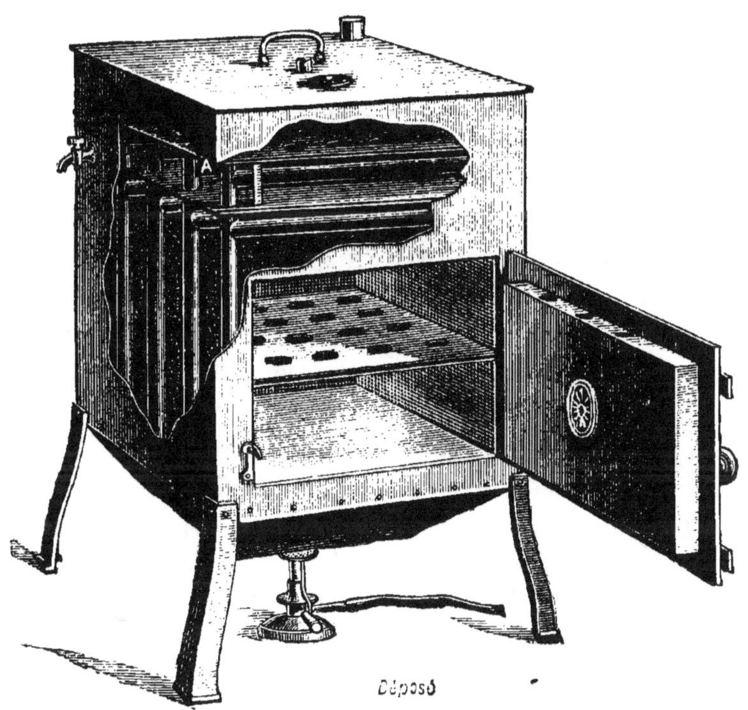

Fig. 4. — Four à flamber de Morax.

et il est préférable de ne pas dépasser 160°. Dans les différents appareils que nous avons indiqués, la température s'élève encore lorsque le gaz est éteint. On détermine une fois pour toutes de combien la colonne thermométrique s'élève encore après suppression de la source de chaleur et on en tiendra compte pour les stérilisations. Si, par exemple, on constate une élévation de 10°, on baissera la flamme du gaz dès que le thermomètre aura marqué 140° à 145°.

On veillera à ne pas élever trop brusquement la température du four et il sera toujours préférable de chauffer lentement pour que la différence de température au voisinage des parois et au centre du four ne soit pas trop considérable.

Lorsque la température s'est abaissée dans le four, on sort les boîtes ; les instruments qu'elle contient peuvent être considérés comme stérilisés tant que la boîte n'est pas ouverte, surtout si on la protège contre les poussières en la mettant dans sa gaine. Ils sont prêts à être utilisés et se conservent sans courir les risques d'une oxydation. Par ce procédé de stérilisation, on a le grand avantage de ne pas être forcé d'attendre avant chaque intervention que les instruments soient préparés.

Il va sans dire que les liquides ne 'peuvent être stérilisés par ce procédé, et que l'on devra éviter de porter dans le four à flamber tout objet humide. Lorsque la température extérieure est basse et l'air chargé d'humidité, il sera prudent de chauffer un peu le four avant d'y introduire les boîtes d'instrument et de laisser la boîte d'instrument s'échauffer un peu avant de la fermer et d'en faire la stérilisation. Sans cette précaution, la vapeur d'eau se condense sur les instruments froids et produit l'oxydation des lames et des pointes.

b) *Stérilisation dans l'eau bouillante.* — La stérilisation dans l'eau bouillante rend de grands services pour toutes les petites opérations qui ne nécessitent pas l'emploi d'instruments très acérés. Elle peut à la rigueur être utilisée pour le couteau à cataracte, ou autres instruments piquants ou contondants ;

mais, après une ou deux stérilisations dans l'eau bouillante, le tranchant en est presque complètement émoussé. Nous n'y avons recours qu'en cas d'urgence et ce ne peut être un procédé de choix, surtout lorsqu'on exerce loin du fabricant d'instruments.

L'addition de borax ou de carbonate de soude (2 0/0 diminue un peu l'action oxydante, sans cependant la faire disparaître complètement ; mais lorsqu'on a retiré les instruments de l'eau boratée ou carbonatée, il reste à leur surface des cristaux de ces sels et il faut alors les essuyer avec de l'ouate stérilisée ou les immerger dans de l'eau distillée stérilisée, ce qui est une complication.

Les instruments devront séjourner dix minutes au moins dans l'eau bouillante, à partir du moment où se produit l'ébullition.

c) *Stérilisation par les solutions antiseptiques*. — Nous indiquons ce procédé de stérilisation, bien que nous le jugions très défectueux et peu sûr. Pour être certain de son efficacité, il faut d'une part que le contact du liquide avec la surface métallique soit parfait, que toute substance grasse ou albuminoïde soit absente de l'instrument, il faut d'autre part que le contact soit prolongé pendant 20 minutes au moins. Comme l'immersion a toujours lieu avant l'intervention, on arrive presque toujours à réduire la durée de l'immersion et très souvent la stérilisation ne consiste plus qu'à plonger la pointe de l'instrument dans le liquide antiseptique et à l'en retirer aussitôt. Il va sans dire que l'on ne peut nullement, dans ces conditions, prétendre opérer avec des instruments stérilisés.

Parmi les antiseptiques préconisés, il faut renoncer d'emblée à tous ceux qui attaquent les métaux : ce sont, par exemple, le sublimé, le permanganate de potasse. Ceux qui provoquent de l'irritation conjonctivale comme l'eau phéniquée, le formol, ne peuvent être utilisés pratiquement, car il faudra avoir soin de plonger les instruments dans l'eau bouillie pour les débarrasser des gouttelettes et de la solution antiseptique. Il ne reste plus alors parmi les antiseptiques actifs que le cyanure de mercure, dont Chibret, de Clermont-Ferrand a préconisé l'emploi. Au début, Chibret se servait d'oxycyanure de mercure à 1 %. Mais l'oxycyanure n'est pas un sel d'une composition fixe et constante, et alors que certains échantillons ne déterminaient jamais l'oxydation des instruments, d'autres au contraire la provoquaient très rapidement. C'est pour cela qu'il préconise actuellement le cyanure de mercure en solution à 1 % pour la stérilisation des instruments qui doivent séjourner au moins 10 minutes dans le liquide.

Mais, nous le répétons, on ne peut avoir dans la stérilisation par les antiseptiques une confiance aussi absolue que celle que donne la stérilisation par la chaleur sèche ou humide, et nous ne considérons ces procédés de stérilisation que comme un pis-aller.

II. — Stérilisation des collyres ou objets de pansement.

Le procédé le plus parfait de stérilisation des collyres, liquides de lavage, objets de pansement consiste dans l'emploi de la vapeur d'eau sous pression et de l'autoclave de Chamberland.

L'autoclave n'est qu'une modification de la mar-

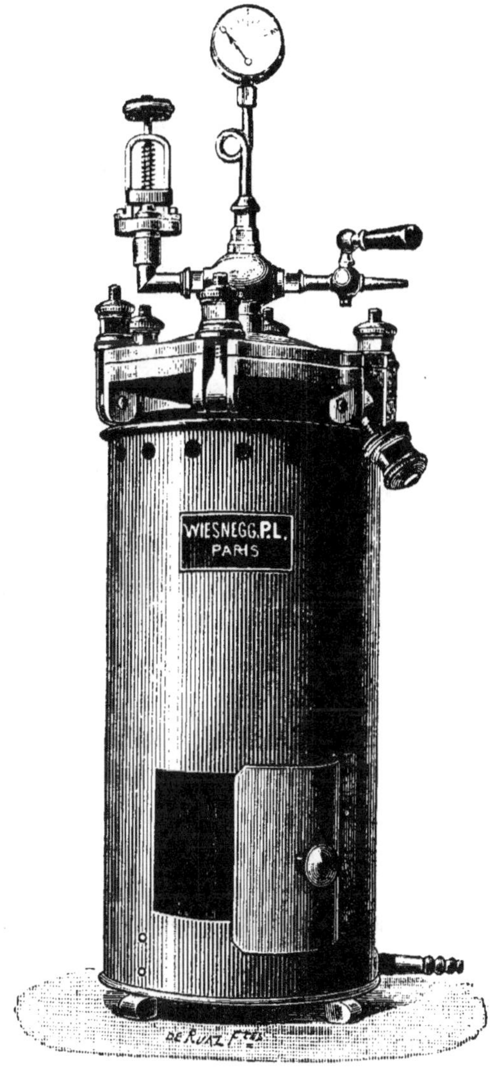

Fig. 5. — Autoclave de Chamberland.

mite de Papin. Il consiste dans une chaudière à parois résistantes, dont le couvercle s'adapte exactement et est maintenu par des boulons. Ce couvercle porte un robinet pour l'échappement de l'air ou de la vapeur d'eau, un manomètre et une soupape de sûreté. Dans l'intérieur de la chaudière, on introduit une certaine quantité d'eau, de telle sorte que le fond du panier en fil de fer qui y est placé se trouve un peu au-dessus du niveau du liquide. Cette chaudière est placée au-dessus d'une rampe simple ou double de becs de gaz, ce qui permet un chauffage assez rapide.

Voici comment on manœuvre l'autoclave : on s'assure tout d'abord qu'il y a une quantité d'eau suffisante ; on dispose les objets à stériliser dans le panier. On met le couvercle en serrant les boulons à la main, et en laissant le robinet d'échappement ouvert. On allume la rampe de gaz et on attend que l'ébullition se produise, et que la vapeur sorte avec force par le robinet. On ferme alors le robinet, et on baisse un peu la flamme du gaz en surveillant le déplacement de l'aiguille du manomètre. Lorsque l'aiguille marque 115 degrés (une atmosphère 1/2), on baisse encore la flamme du gaz, et on maintient cette température pendant 20 minutes, puis on éteint. On aura soin de n'ouvrir le robinet d'échappement que lorsque l'aiguille du manomètre sera revenue au zéro, ce qui demande 5 à 8 minutes. On peut alors retirer les objets stérilisés.

Lorsqu'on stérilise les objets en caoutchouc (flacons de lavages avec bouchons ou tubes en caoutchouc, etc.), on maintiendra la température entre 110° et 115°, en évitant une température supérieure qui modifierait trop le caoutchouc, mais on prolongera un peu la durée de la stérilisation (30 minutes au moins).

Les collyres peuvent être stérilisés de cette manière, et nous n'avons jamais constaté de modifications de leurs propriétés par le chauffage.

La stérilisation des collyres est surtout nécessaire
lorsqu'il s'agit de collyres utilisés au cours d'une
intervention. On avait cru pouvoir attribuer l'action

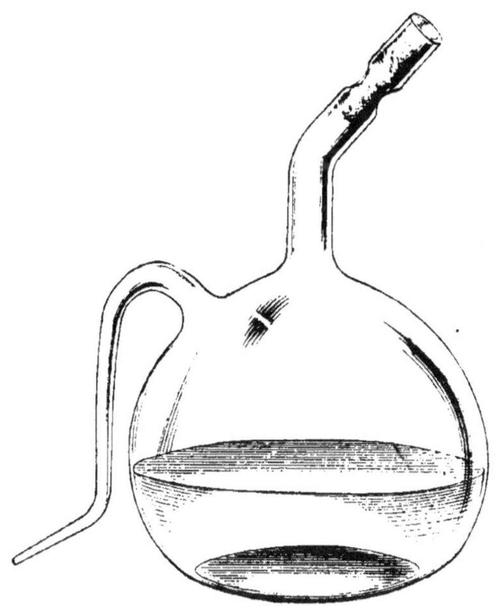

Fig. 6. — Flacon compte-goutte de Morax.

irritante de certains collyres (atropine) au développement de moisissures dans le liquide, mais il a été
démontré que cette hypothèse était erronée.

On peut utiliser des flacons compte-goutte de
différents modèles. Le petit flacon compte-goutte
(réduction du matras distributeur de Pasteur), dont
nous nous servons habituellement, permet de conserver longtemps le collyre stérilisé à l'abri de la
contamination par les moisissures.

Le flacon compte-goutte en verre soufflé présente deux tubulures : l'une supérieure fermée par une bourre de coton, et destinée au passage de l'air; l'autre recourbée, et par laquelle se fait l'écoulement du liquide. Le flacon est rempli par aspiration. Il est préférable de ne pas le remplir complètement.

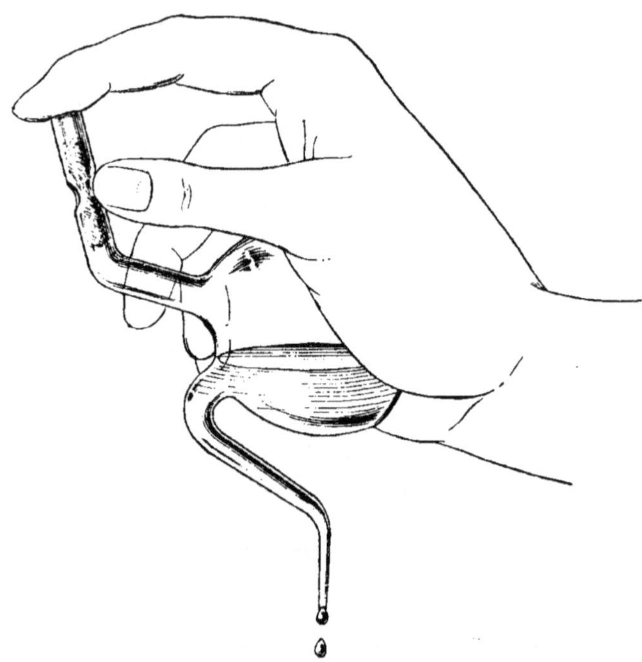

Fig. 7. — Manière de se servir du compte-goutte.

Pour obtenir l'écoulement du liquide, il faut prendre le flacon dans la main, fermer avec l'index l'orifice du tube supérieur, et placer le flacon de telle sorte, que le tube d'écoulement devienne vertical. La chaleur de la main dilate l'air contenu dans le ballon; celui-ci, ne pouvant s'échapper par la tubulure supérieure fermée par le doigt, agit sur le liquide qui est forcé de s'écouler par la tubulure latérale. Si l'on a soin de ne pas mouiller la bourre de coton de la tubulure supérieure, la conservation du liquide à l'abri des moisissures est presque indéfinie, ce qui n'est pas le cas avec les compte-gouttes ordinaires.

Les compresses en tarlatane, les tampons de coton hydrophile, nécessaires aux opérations seront disposés dans des boîtes en nickel ou dans des flacons de verres à large ouverture et stérilisés de la même manière. Il faudra toujours avoir soin d'in-

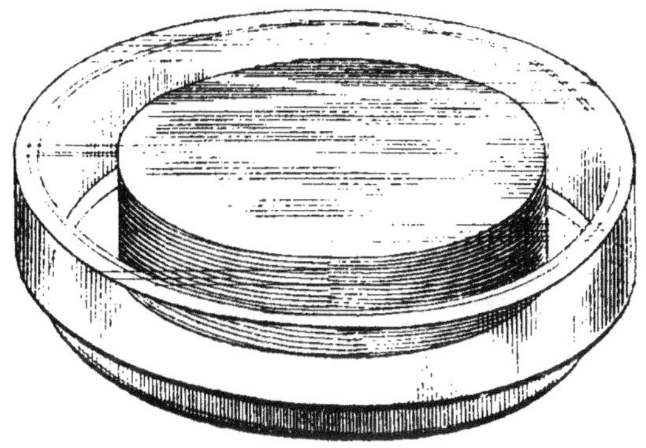

Fig. 8. — Boîte de Petri contenant des rondelles de lint.

troduire dans le flacon quelques centimètres cubes d'eau. Des tampons de coton hydrophile, très facilement stérilisables, remplaceront toujours avec avantage les éponges beaucoup plus dispendieuses et dont la stérilisation est fort compliquée.

Les rondelles de lint ou de gaze qui servent au pansement peuvent être disposées dans de petites boîtes en métal ou en verre (boîte de Petri) et stérilisées par le même procédé.

Enfin, les liquides destinés au lavage peuvent être stérilisés dans des flacons ordinaires, fermés avec un tampon d'ouate non hydrophile.

On peut aussi les stériliser dans un flacon semblable aux flacons utilisés pour l'injection du sérum artificiel.

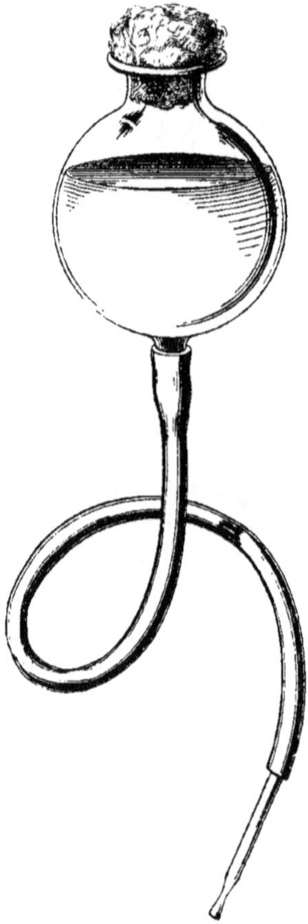

Fig. 9. — Appareil pour le lavage du sac conjonctival.

On peut encore stériliser le flacon isolément dans une boîte métallique et ne le remplir qu'au moment de s'en servir des solutions destinées au lavage.

Un appareil plus simple consiste dans un entonnoir en verre auquel est adapté un tube de caoutchouc terminé par une petite canule en verre aplatie ou par la canule de Kalt.

Les fils à suture, les crins de Florence seront stérilisés de la même manière.

La préparation du catgut est trop spéciale pour que nous puissions nous y arrêter.

Le catgut stérilisé dans l'alcool surchauffé (catgut de Répin) offre toutes les garanties de stérilité désirables. Il n'en est pas de même des catguts soi-disant aseptiques du commerce, et des accidents graves ont été observés (infection charbonneuse).

Lorsqu'on ne dispose pas d'un autoclave, on pourra se contenter pour la stérilisation des collyres, tampons, compresses, etc., du chauffage dans l'eau bouillante pendant 15 minutes. On dispose le tout dans une marmite en tôle émaillée à couvercle et on laisse l'ébullition se produire pendant 15 minutes au moins. Le couvercle n'est retiré qu'au moment de l'opération.

Cette pratique est bien plus sûre et préférable à l'emploi des antiseptiques. Les solutions antiseptiques dans lesquelles les objets de pansement, les compresses et les tampons seront immergés si l'on ne veut pas recourir à la chaleur sont : la solution d'oxycyanure de mercure à 5/1000 ou la solution de sublimé à 1/1000. L'immersion devra durer un quart d'heure au moins et il faudra, après l'immersion et avec des mains aseptiques, exprimer des tampons et compresses le liquide antiseptique qui serait trop irritant pour les muqueuses.

Désinfection des mains.

Pour les instruments, objets de pansement, collyres, etc., nous avons pu parler de stérilisation et d'asepsie absolue : pour les mains de l'opérateur, pour le champ opératoire nous sommes forcés de parler de désinfection et d'asepsie relative.

L'épiderme n'est pas susceptible en effet d'une désinfection absolue et, quelle que soit la durée du brossage ou de l'immersion dans les liquides antiseptiques, il persiste toujours dans les replis cutanés, dans les conduits glandulaires, des micro-organismes divers. Mais ces hôtes normaux de la peau ne sont pas dangereux à l'état normal. Par contre, si le derme est enflammé, s'il existe des lésions pyodermiques, lymphangitiques ou autres, la peau renfermera, en outre, des organismes pathogènes et, quel que soit le procédé employé, la désinfection sera très problématique ; il sera préférable de différer l'opération tant que dureront ces lésions cutanées soit chez l'opérateur, soit chez l'opéré. Le but de la désinfection des mains n'est ni de détruire les parasites normaux du derme, ni de détruire les micro-organismes qui ont pu y développer des inflammations, mais d'empêcher le transport des micro-organismes pathogènes, qui, par suite des contacts multiples auxquels les mains et les doigts sont exposés, pourraient être apportés sur la plaie et y déterminer des complications septiques.

Grâce aux sécrétions grasses de la surface cutanée, ces micro-organismes de surface résistent souvent aux moyens employés pour les détruire, et la première précaution que devra prendre un opérateur sera d'éviter autant que possible, avant toute intervention chirurgicale, les contacts septiques.

Quant à la désinfection des mains qui précède l'opération, elle se fera de la manière suivante.

Les ongles étant coupés court, on commence par faire dans de l'eau chaude un savonnage et un brossage des mains et des doigts pendant quelques minutes. Les mains seront ensuite rincées dans de l'eau bouillie chaude, puis immergées pendant 1 à 2 minutes dans une solution d'oxycyanure de mercure à 5/1000 ou de sublimé à 1/1000.

Après l'immersion dans la solution antiseptique, la main et les doigts ne devront être mis en contact qu'avec des objets stérilisés et si l'on tient à se sécher les mains, on ne devra employer pour cela qu'une compresse ou une serviette stérilisée.

Tout contact avec un linge ou un objet non stérilisé nécessite un nouveau savonnage ou une nouvelle désinfection des mains.

Désinfection du champ opératoire.

Ce que nous venons de dire touchant la désinfection des mains s'applique en partie à la désinfection du champ opératoire. La question est cependant un peu plus compliquée, car la muqueuse oculaire ne supporte pas le contact de solutions antiseptiques aussi actives que celles que l'on emploie pour la désinfection des mains. En outre, les conditions de contamination sont un peu différentes.

Dans les culs-de-sac conjonctivaux d'un œil normal dont les voies lacrymales sont perméables, les microbes pathogènes ne se rencontrent qu'assez rarement : ce qui, dans une certaine mesure, nous explique les succès de la chirurgie oculaire avant l'antisepsie à une époque où toutes les interventions chirurgicales étaient si fréquemment suivies de complications septiques. On y trouve, cela va sans dire, des organismes saprophytes, mais les microbes pyogènes ne s'y rencontrent qu'accidentellement par suite du mauvais milieu de culture que constitue la sécrétion lacrymale et aussi par suite du balayage mécanique exercé par cette sécrétion.

D'autre part, la muqueuse conjonctivale est en continuité de surface avec la muqueuse nasale par la muqueuse des voies lacrymales. Si à l'état normal l'ascension des microbes de la fosse nasale à la conjonctive ne se produit pas, il n'en est plus de même lorsqu'il existe une lésion des voies lacrymales.

Dans la désinfection du champ opératoire, nous avons donc à tenir compte d'une part de la présence possible de microbes pathogènes dans les culs-de-sac; d'autre part de l'ascension possible de microbes pathogènes des fosses nasales vers la conjonctive, si l'appareil lacrymal ne fonctionne pas d'une manière normale.

Avant toute intervention sur le globe oculaire, il est nécessaire de faire un examen attentif des paupières, de la conjonctive et des voies lacrymales. Si ces différents organes sont le siège d'une inflammation, la première indication sera de combattre cette inflammation par les moyens thérapeutiques appropriés. On se préoccupera surtout de l'état des fosses nasales et des voies lacrymales. Les inflammations de leur muqueuse sont habituellement causées par le streptocoque, quelquefois par le pneumocoque, et ces deux microbes sont ceux qu'il faut le plus redouter.

Il sera préférable de différer l'opération tant qu'il existera un état inflammatoire des voies lacrymales, et tant que l'écoulement normal des larmes n'aura pas été obtenu. La désinfection de la conjonctive permettrait d'éviter une infection opératoire. Mais il persisterait les risques d'une infection secondaire, aussi grave pour l'opéré.

On a conseillé de faire, avant toute intervention sur le globe un pansement d'épreuve, c'est-à-dire de faire l'occlusion de l'œil pendant 12 heures, et de se baser sur l'absence ou la présence d'une sécrétion conjonctivale pour se rendre compte de l'état infectieux ou non des culs-de-sac. C'est là un procédé trompeur, d'autant que certaines conjonctives normales réagissent très vivement sous la seule influence de l'occlusion. Nous croyons que le danger vient surtout des voies lacrymales, et qu'il sera prudent, dans tous les cas où l'on a à intervenir sur le globe oculaire, de s'assurer par l'inspection de la perméabilité des voies lacrymales, d'interroger le malade au point de vue de l'intégrité de ses fosses nasales, et de traiter toute inflammation susceptible de se propager à la muqueuse oculaire.

Voyons maintenant dans quelles conditions nous pouvons obtenir la désinfection des culs-de-sac conjonctivaux et des paupières.

.Nous avons l'habitude de faire, la veille de l'intervention, un lavage des sacs conjonctivaux avec la solution salée physiologique stérilisée. On fait couler un quart de litre de solution tiédie, ce qui n'entraîne aucune réaction conjonctivale.

Aussitôt avant l'opération et après désinfection des mains, l'aide ou l'opérateur fait une instillation de cocaïne dans l'œil, puis, avec un tampon de coton stérilisé et du savon (1), un savonnage de la région palpébrale, en évitant de faire pénétrer le savon dans le sac conjonctival, et en ayant soin de bien frotter le bord ciliaire de la paupière. Avec un tampon exprimé, on enlève le savon, on rince à l'eau et on fait couler sur toute la région palpébrale un peu de solution antiseptique tiède (sublimé à 1 pour 1000, ou oxycyanure de mercure à 5 pour 1000). Un tampon imprégné de cette solution est promené sur le bord ciliaire. On instille alors une goutte de cocaïne, et on procède au lavage des culs-de-sac avec la solution salée physiologique stérilisée. Le

(1) Il n'est pas nécessaire de se servir de savons antiseptiques. Un savon ordinaire peut être employé à la condition d'en nettoyer la surface par une immersion rapide dans de l'eau bouillante, suivie d'un essuyage avec une compresse stérilisée. On donnera la préférence cependant au savon liquide.

jet doit avoir une certaine force, ce qui peut être obtenu soit avec l'appareil que nous avons signalé plus haut, soit avec une seringue stérilisable (seringue de Roux ou autre), soit avec un écarteur perforé (modèle Brun, Lagrange ou autre), réuni par un tube de caoutchouc à un entonnoir, le tout étant stérilisé. Un quart de litre suffit. On peut ensuite instiller quelques gouttes d'une solution antiseptique faible (solution de sublimé au 1/4000 ou

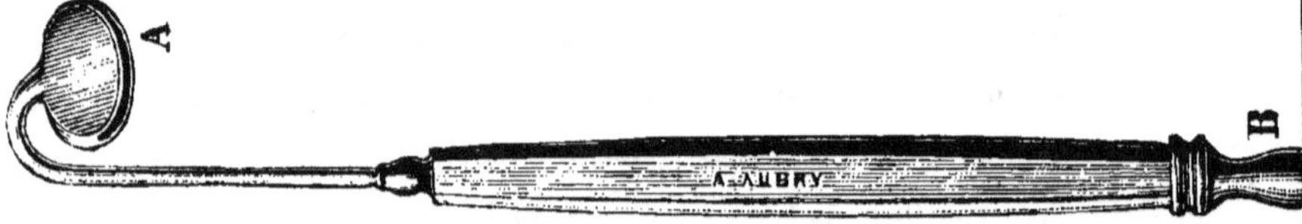

Fig. 10. — Écarteur perforé du Dr Brun.

oxycyanure au 1/5000). On évitera des solutions plus fortes qui entraîneraient une irritation trop considérable de la conjonctive.

L'opération peut alors être faite en toute sécurité, et dans ces conditions, les complications septiques sont presque sûrement évitées.

Lorsqu'on opère sur le globe oculaire ou sur les paupières, il est parfois utile de limiter le champ opératoire au moyen de compresses stérilisées. Nous avons toujours l'habitude de le faire dans les opérations sur les paupières, ou dans l'opération du strabisme pour éviter que les fils ne traînent sur la joue ou sur les cheveux. Dans les opérations où l'on ne fait pas de suture (cataracte, iridectomie, etc.), l'emploi des compresses est inutile et même gênant.

Disposition des instruments
pour l'opération.

Les instruments stérilisés suivant les procédés que nous avons indiqués doivent être disposés de telle sorte que le chirurgien les saisisse facilement et les remette en place sans risquer d'en altérer les pointes ou les tranchants. Nous pensons que, suivant en cela les préceptes du professeur Terrier, les aides doivent être réduits au strict nécessaire, et qu'il sera toujours préférable de ne pas multiplier les contacts, et, par conséquent, les chances de contamination.

Il n'est nullement nécessaire d'immerger les instruments stérilisés dans des solutions antiseptiques ou dans une solution quelconque, et il est bien préférable d'avoir des instruments secs. On se servira d'un plateau à fond plat de 20 centimètres environ à bords peu élevés (les cuvettes à photographies remplissent toutes les conditions désirées), sur lequel on dispose une ou deux compresses stérilisées. Les instruments sont sortis de la boîte avec une pince flambée, disposés sur la compresse.

Un autre plateau, également recouvert d'une compresse, recevra les autres objets stérilisés : tampons, compresses, rondelles pour le pansement.

Salle d'opération.

Où doit-on opérer ? Il a été reconnu que d'une manière générale pour les opérations chirurgicales, il était utile d'opérer dans des salles construites à cet effet. Chaque fois qu'on le pourra, il sera évi-

demment préférable d'opérer dans une salle d'opération confortablement et chirurgicalement installée ; mais les opérations de chirurgie oculaire se
font bien souvent au domicile du malade, et nous ne
croyons pas que cela présente d'inconvénients au
moins pour les opérations sur le globe oculaire.

Quoi qu'il en soit, nous n'avons nullement l'intention de nous arrêter aux règles qui doivent présider
à l'installation d'une salle d'opération, ni à la disposition des appareils, des lits ou des tables.

Nous envisagerons, au contraire, une intervention
faite en dehors de la salle d'opération, et nous supposons que l'on nous demande ce qu'il faut prépa-
rer pour rendre l'opération possible. Nous attachons
peu d'importance à la présence de tentures, de
tapis. On choisira une chambre bien éclairée et où
le soleil ne donnera pas au moment de l'opération.
Un lit bas, une chaise longue ou une table recouverte d'un matelas et de draps propres, forment une
table d'opération des plus suffisantes. Une table
légère, disposée à côté du lit, recevra les plateaux
d'instruments et d'objets de pansement. Un seau
de toilette sera placé à proximité pour recevoir les
tampons utilisés. Une autre table ou une chaise,
supportera une cuvette contenant une solution antiseptique. Pour la toilette des chirurgiens, on aura
fait bouillir à l'avance 5 litres d'eau dans une cas-
serole en tôle émaillée, munie d'un couvercle; 2 ou
3 cuvettes seront disposées sur une table ou sur le
lavabo pour la désinfection des mains. On se servira
pour cela de l'eau bouillie refroidie.

Dans ces conditions, l'intervention peut être faite
avec autant de chances de succès que dans la salle
d'opération la mieux installée. Ceci s'applique,

nous tenons à le répéter aux opérations oculaires, qui ne nécessitent pas une assistance nombreuse ou des appareils compliqués.

Du pansement dans les opérations oculaires.

Pendant longtemps, on a attaché une grande importance au pansement, et on l'a compliqué de mille manières.

Aujourd'hui, au contraire, on a tendance, suivant en cela, ce qui s'est fait dans la chirurgie générale, à le simplifier autant que possible, et même à le supprimer complètement.

Nous avons vu qu'une plaie faite dans des conditions aseptiques se cicatrisait avec rapidité et guérissait sans complication en quelques jours. En général, les plaies oculaires n'entraînent pas d'hémorrhagie ou d'exsudation importante, et il n'y a pas lieu d'exercer sur la région qui a subi le traumatisme opératoire, une pression à l'aide du pansement. Le rôle compressif ou hémostatique du pansement n'existe pas, sauf pour quelques interventions sur les paupières.

D'autre part les plaies de l'œil sont à l'abri des contacts des vêtements ou des doigts de telle sorte que leur contamination secondaire est rare. Certains opérateurs (Hjort) ont supprimé tout pansemeut après les opérations sur le globe oculaire, et n'ont pas eu de résultats inférieurs à ceux qu'on obtient avec le pansement occlusif.

Nous ne croyons cependant pas que l'on doive adopter d'une manière absolue la manière de faire de ces praticiens. L'occlusion des yeux par le pansement est utile pour les raisons que nous allons indiquer, mais nous sommes persuadés que pour des petites interventions on peut avec avantage se dispenser de tout pansement.

Une plaie se cicatrise plus rapidement lorsque la région où elle est produite n'est pas soumise à des mouvements ou à des frottements continuels. Les plaies oculaires obéissent à cette loi ; l'immobilité relative du globe doit être recherchée après toute intervention et c'est à ce point de vue seul que le pansement occlusif conserve son utilité, mais à la condition que l'occlusion porte sur les deux yeux. Il préserve en outre dans une certaine mesure le globe contre les pressions extérieures.

Se basant sur les considérations que nous venons de développer, les opérateurs se sont ingéniés à modifier le pansement. Snellen applique au-devant de l'orbite une coque métallique maintenue par une bande. Fuchs place un treillage de fil de fer reposant sur l'arcade sourcilière, la base du nez et la saillie du malaire, et fixé au moyen d'attaches. D'autres utilisent une monture de lunettes qui maintient au-devant des paupières deux rondelles de coton.

Nous n'attachons pas grande importance à ces différentes manières de faire et nous rappellerons seulement que le seul principe qui doive guider dans l'application du pansement, c'est que ce qui est mis en contact direct avec les paupières doit être aseptique. Que ce soit une rondelle de lint, de gaze ou un tampon de coton, il faut que ces objets aient été rendus aseptiques par un des procédés que nous avons indiqué : chaleur humide ou sèche, immersion dans une solution antiseptique. Les solutions antiseptiques exercent souvent sur les paupières une action irritante, aussi donnons-nous la préférence pour le pansement à la stérilisation par la chaleur.

Sur la rondelle de lint ou de gaze, on mettra une rondelle de coton ordinaire non hydrophile et on maintiendra le tout soit avec un des appareils indiqués plus haut, soit plus simplement avec une bande en flanelle, en laine ou en coton de 3 à 4 mètres et disposée en monocle ou en binocle. Les bandes en crêpe Velpeau sont tout particulièrement recommandables en raison de leur légèreté et de leur élasticité.

Pour que le binocle soit solidement fixé, on commence par faire deux tours de bande autour de la tête et à la hauteur du front; puis la bande passe sous le lobule de l'oreille droite, passe au-devant de l'œil droit, gagne la région frontale gauche, passe au-dessus de l'oreille gauche, revient au-dessus de l'oreille droite, passe au-devant de l'orbite gauche, au-dessous de l'oreille gauche et ainsi de suite. Trois ou quatre épingles retiennent les différents tours de bande et les empêchent de s'échapper.

L'ANESTHÉSIE EN CHIRURGIE OCULAIRE

Depuis la découverte de la cocaïne, l'anesthésie locale a presque complètement remplacé l'anesthésie générale pour les opérations sur le globe oculaire. Celle-ci trouve cependant encore des indications : aussi devons-nous nous y arrêter un instant.

Anesthésie générale.

Le chloroforme, l'éther et le bromure d'éthyle sont, en chirurgie générale, les substances habituellement employées pour produire l'anesthésie générale. En chirurgie oculaire, le chloroforme seul peut être utilisé. Le bromure d'éthyle donne une anesthésie de courte durée, insuffisante le plus souvent pour la plupart des interventions oculaires ou palpébrales où l'anesthésie générale est nécessairé ; quant à l'éther, dont le mode d'administration le plus commode nécessite l'emploi du masque de Julliard, il est moins commode à appliquer dans les interventions de la région faciale.

Certains opérateurs lui donnent cependant la préférence.

Le chloroforme est par contre le plus pratique des anesthésiques généraux ; mais il expose, quel que soit le procédé d'administration, à des accidents, qui pour être rares n'en doivent pas moins entrer en ligne de compte, lorsqu'il s'agit de choisir entre l'anesthésie locale et l'anesthésie générale.

Nous sommes partisans de l'administration continue à petites doses telle qu'elle est préconisée par notre maître le Pr Terrier ; mais, nous le répétons, ce procédé pas plus que les autres ne met sûrement à l'abri de la syncope, seul accident chloroformique que le chirurgien ne puisse pas prévenir.

L'anesthésie générale est indiquée dans les interventions sur le globe oculaire ou sur les paupières chez les enfants. Dans l'opération du strabisme, il sera préférable, chaque fois que la docilité de l'enfant le permettra, de se contenter de l'anesthésie locale.

Chez l'adulte, la plupart des interventions sur le globe se fait avec l'anesthésie locale seule. L'anesthésie générale est indiquée cependant lorsque l'intervention se fait sur un œil irrité et ne subissant que très incomplètement l'action anesthésique de la cocaïne ; c'est ainsi que, pour exécuter l'iridectomie sur un œil atteint de glaucome aigu, il y aura grand avantage, au point de vue de la régularité de l'intervention et des réactions douloureuses qu'elle provoque et qui ne sont pas exemptes de danger, de recourir à l'anesthésie générale par le chloroforme.

Il en est de même dans l'énucléation d'un œil irrité.

L'anesthésie chloroformique est encore nécessaire dans certaines opérations blépharoplastiques, dans les interventions orbitaires et dans l'extraction des corps étrangers intraoculaires au moyen de l'aimant.

Anesthésie locale.

La découverte de la cocaïne a considérablement simplifié la chirurgie oculaire surtout en raison de son absorption facile et rapide par la muqueuse conjonctivale.

Pour la plupart des interventions sur le globe oculaire l'anesthésie locale obtenue par l'instillation d'une solution de cocaïne suffira parfaitement à rendre l'opération indolore. Il faudra instiller 2 à 3 fois à 2 minutes d'intervalle un collyre au 1/20. L'anesthésie est complète au bout de 5 minutes et elle persiste pendant un temps amplement suffisant pour la plupart des interventions.

Dans ces derniers temps on a préconisé une série de nouvelles substances qui, comme la cocaïne, sont douées de propriétés anesthésiques : ce sont l'eucaïne, l'holocaïne etc., mais leur supériorité sur la cocaïne ne semble pas encore nettement établie et leur toxicité est un peu plus grande.

D'ailleurs les accidents toxiques notés après l'instillation de cocaïne sur la conjonctive sont tout à fait exceptionnels et discutables. Pour notre part, nous n'avons jamais eu l'occasion d'en observer.

Dans les opérations sur les muscles oculaires, ténotomie, avancement, on peut compléter l'anesthésie locale obtenue par l'instillation du collyre de cocaïne en pratiquant sous la conjonctive une injection d'un demi-centimètre d'une solution de cocaïne au 1/100. Il faudra attendre 3 ou 4 minutes que l'effet anesthésique maximum soit obtenu. On pourra même dans certains cas faire l'énucléation du globe de l'œil par ce procédé sans recourir à l'anesthésie générale. On pratiquera 4 injections sous-conjonctives d'un quart de seringue de Pravaz dans les 4 méridiens principaux ; puis, lorsqu'on aura libéré les insertions musculaires, on fera une injection profonde d'un demi-centimètre cube de la même solution de cocaïne au centième.

Dans les opérations sur les paupières, l'anesthésie locale peut aussi être obtenue par l'injection interstitielle de cocaïne au centième, combinée à l'instillation, s'il s'agit par exemple d'un chalazion opérable par la conjonctive.

Pour cette petite opération qui, en raison de la sensibilité extrême des paupières, est très douloureuse, on commence par instiller quelques gouttes de la solution de cocaïne au 1 20. On répète cette instillation après une minute et on attend une à deux minutes que l'anesthésie se soit produite. Avec la seringue de Pravaz armée d'une très fine aiguille on injecte dans la conjonctive palpébrale une ou deux gouttes de la solution de cocaïne au centième ; après quelques instants, on fait une seconde injection plus profonde de chaque côté du point où se trouve le chalazion. L'anesthésie ainsi obtenue n'est cependant pas complète, mais elle est suffisante pour rendre l'incision et le curettage de la tumeur supportables.

Lorsqu'on veut faire une intervention plus étendue sur les paupières par la face cutanée, il faudra injecter une seringue entière de la solution au centième en faisant une série de petites injections le long du trait de l'incision. Il est toujours nécessaire d'attendre 5 minutes au moins après l'injection que l'anesthésie maxima se soit produite. On pourra encore anesthésier la surface cutanée avec un jet de

chlorure d'éthyle pour rendre les piqûres indo-
lores.

Le chlorure d'éthyle peut sans inconvénient être

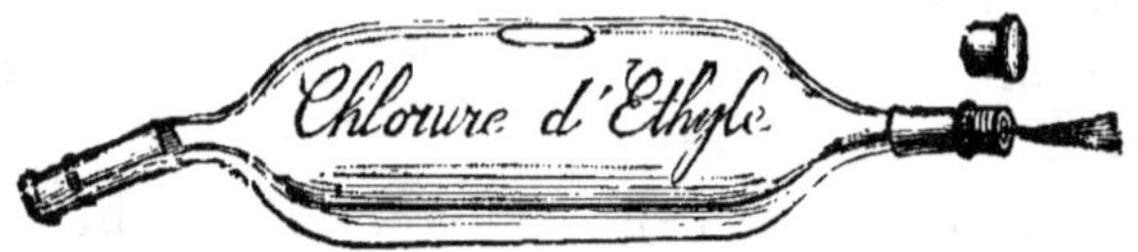

Fig. 11. — Tube de chlorure d'éthyle pour l'anesthésie locale.

utilisé pour les petites interventions superficielles
des paupières. Il faut seulement éviter de projeter
le jet sur le globe oculaire. Il suffit pour cela de se
servir de la corne introduite entre la paupière et le
globe oculaire.

PETITE CHIRURGIE OPHTHALMOLOGIQUE

Nous décrirons ici quelques petites manœuvres ou opérations courantes qui trouvent leurs indications dans différentes affections oculaires.

Instillations. — Pour instiller un collyre, on fera asseoir le malade sur un siège un peu bas. On écartera les paupières avec l'index et le pouce après les avoir séchées au moyen d'un tampon de coton hydrophile et en engageant le malade à renverser la tête, on laissera tomber la goutte de collyre avec le compte-goutte dans la fente palpébrale.

Lorsqu'il s'agit d'enfants, on fait asseoir l'aide sur une chaise un peu plus basse que celle sur laquelle est assis le médecin. L'enfant est couché sur les genoux de l'aide, les jambes sous le bras droit de celui-ci, la tête étant placée et maintenue entre les genoux du médecin. L'aide tient les poignets de l'enfant et maintient ses jambes avec le coude et le bras droit. L'enfant est ainsi solidement immobilisé et le médecin a toute liberté de ses mains. Un seul aide peut, de cette manière, maintenir les enfants les plus indociles.

Pour les instillations, on peut se servir de compte-gouttes ou de flacons compte-gouttes.

Le compte-goutte ordinaire peut être facilement aseptisé par immersion dans l'eau bouillante.

Irrigations. — Pour les irrigations, la position horizontale est nécessaire. Le patient sera étendu sur son lit, la tête basse. On maintient contre la joue un bassin haricot ; et si l'irrigation est faite avec du permanganate, on fera bien d'oindre de vaseline la surface cutanée des paupières et la joue de manière à empêcher l'action du permanganate sur la peau. Un bock ou un entonnoir muni d'un tube de caoutchouc servira à l'irrigation. La hauteur du niveau d'eau au-dessus de l'œil ne devra pas dépasser 25 à 30 centimètres. Comme canule d'irrigation on peut se servir de l'entonnoir laveur de Kalt ; c'est une petite canule en verre dont l'ouverture s'élargit en pavillon et qui s'introduit entre les paupières. On introduit tout d'abord le pavillon sous la paupière inférieure en évitant autant que possible toute pression et tout frottement sur la cornée ; puis en soulevant la paupière supérieure il est facile d'introduire l'autre moitié du pavillon. Celui-ci se trouve alors maintenu par la pression des paupières et ne peut s'échapper.

Il sera souvent nécessaire d'instiller une goutte de cocaïne pour rendre l'introduction de la canule moins pénible.

Massage. — Le massage du globe oculaire trouve son indication dans quelques cas de lésions douloureuses de la cornée ou du globe oculaire.

Le médecin aura soin de se laver les mains, puis il introduira dans le cul-de-sac conjonctival un excipient gras (vaseline ou lanoline) additionnée ou non de substance médicamenteuse. Les paupières sont maintenues fermées et on fait avec le pouce et sur la paupière supérieure des mouvements horizontaux en exerçant une pression aussi faible que possible. Le massage ne doit pas durer plus de quelques minutes.

Le massage de la conjonctive avec l'acide borique a été préconisé dans le trachome. Pour le pratiquer on retourne la paupière et avec de l'acide borique on masse directement la conjonctive avec le pouce.

Scarification. — Pour faire la scarification de la conjonctive, on se servira du scarificateur de Desmares ou d'un couteau de de Graefe. Les incisions de la muqueuse parallèle au bord libre des paupières seront toujours superficielles. On rapprochera plus ou moins les incisions suivant l'effet que l'on veut obtenir. L'anesthésie cocaïnique sera toujours indiquée.

Péritomie. — La péritomie n'est pas autre chose qu'une scarification de la conjonctive bulbaire au voisinage du limbe cornéen. L'incision est faite circulairement à 1 ou 2 millimètres de la cornée.

Injections sous-conjonctivales. — Les injections sous-conjonctivales de sels mercuriels ou autres sont très fréquemment appliquées. La technique de l'injection en elle-même est fort simple. On instille une goutte de cocaïne, puis après quelques secondes on engage le malade à regarder en haut. Avec la pointe de l'aiguille (que l'on aura soin de choisir aussi fine que possible), on pique la conjonctive aussi loin que possible de la cornée d'un petit coup sec et tangentiellement au globe oculaire. On pousse alors le piston doucement et on voit se former une boule d'œdème soulevant la conjonctive bulbaire. Les injections de solutions mercurielles (oxycyanure, sublimé) sont douloureuses. Aussitôt après l'injection on appliquera une compresse chaude sur les paupières de manière à atténuer un peu la douleur. A. Dufour conseille de tiédir la solution à injecter (40-45°), ce qui la rendrait moins douloureuse. L'immobilité des globes oculaires obtenue par l'alitement et l'application d'un bandeau occlusif sur les deux yeux pendant douze heures, sans être nécessaire, est néanmoins utile au point de vue de la diminution des phénomènes douloureux.

Comme liquide, on injectera de préférence une solution de sublimé ou d'oxycyanure de mercure à 1 pour 2.000. La quantité injectée ne dépassera pas 1/4 ou 1/3 de centimètre cube.

Voici la dernière formule indiquée par Darier :

        Cyanure de mercure................. 0,10 centigr.
        Chlorure de sodium.................. 10 gr.
        Eau distillée....................... 500 —

Injecter un quart ou une demi-seringue.

Lorsqu'on pratique l'injection sous-conjonctivale sur un œil irrité et douloureux, dans le cas d'ulcère serpigineux de la cornée par exemple, la douleur est si violente qu'il nous paraît utile de la faire précéder par une injection sous-cutanée de 0,005 ou 0,01 de chlorhydrate de morphine. Cette injection sera faite une demi-heure avant [l'injection sous-conjonctivale.

Ignipuncture. — L'ignipuncture est indiquée dans certains ulcères cornéens : elle a pour but de s'opposer à la progression du processus ulcératif; l'ignipuncture de la sclérotique trouve des indications dans certaines sclérites.

Elle se pratique habituellement avec le galvanocautère ou plus simplement avec une petite tige de fer ou de platine rougie à la flamme.

L'anesthésie est obtenue par l'instillation d'une ou deux gouttes de cocaïne. La surface cornéenne ou conjonctivale est séchée au moyen d'un petit tampon de coton hydrophile et le fer rouge est appliqué délicatement à la surface de la conjonctive ou sur les bords de l'ulcère.

C'est un simple attouchement; il faut éviter de maintenir le contact, ce qui aurait pour conséquence ultérieure un leucome très accusé. On n'oubliera pas, en effet, que tout point cautérisé devient le siège d'une opacité cicatricielle.

DEUXIÈME PARTIE

THÉRAPEUTIQUE SPÉCIALE

MALADIES DES PAUPIÈRES

Nous aurons à envisager successivement dans ce chapitre les inflammations palpébrales, les néoformations inflammatoires ou néoplasiques, et enfin les lésions cicatricielles traumatiques ou inflammatoires.

I. — INFLAMMATIONS DES PAUPIÈRES.

Des inflammations de nature variée peuvent se localiser à la partie cutanée des paupières. La plupart d'entre elles ne sont pas spéciales à cette région, et jusqu'à présent, nous ne connaissons pas encore d'affection spécifique de la face cutanée de cette membrane. Un grand nombre de dermatoses peuvent donner lieu à des localisations palpébrales, et bien que leur traitement ne diffère pas essentiellement de celui qui est mis en œuvre dans leurs autres localisations, nous en indiquerons brièvement la thérapeutique.

Les inflammations du bord ciliaire des paupières

présentent cependant, au point de vue clinique, une individualité propre ; mais il faut reconnaître que leur différenciation purement anatomique, manque absolument de précision. Leur étiologie encore obscure, ne permet pas d'établir des indications thérapeutiques rationnelles.

L'inflammation des paupières se traduit objectivement par des lésions plus ou moins marquées du bord palpébral, ou de toute la face cutanée des paupières. Ces lésions peuvent consister en une simple congestion vasculaire sans modification apparente de la peau sus-jacente, en une rougeur érythémateuse diffuse, en lésions circonscrites autour des follicules pileux des cils, en érosions ou en ulcérations du derme ; quelquefois même, il se produit de petits abcès dans l'épaisseur de la paupière. Les troubles subjectifs qui accompagnent ces lésions sont variables et sont souvent en désaccord avec l'intensité des lésions ; c'est presque toujours une gêne visuelle avec sensation de cuisson, de démangeaisons, etc. La sécrétion est en général minime, lorsque la conjonctive n'est pas intéressée. L'agglutinement ne se produit que dans les cas où l'inflammation conjonctivale coïncide avec la blépharite. Lorsqu'il existe, il est en général peu marqué.

En présence d'une affection palpébrale, il faudra toujours faire l'examen de la conjonctive et des voies lacrymales. Dans quelques cas d'hyperhémie simple, la correction des vices de réfraction pourra apporter un soulagement marqué, et il faudra par conséquent déterminer la réfraction.

Certaines blépharites érythémateuses ou ulcéreuses résultent de la propagation d'une infection conjonctivale aux paupières. La conjonctivite subaiguë diplobacillaire, par exemple, s'accompagne fréquemment de lésions palpébrales limitées ou généralisées, et qui disparaissent assez rapidement par un traitement approprié. Le larmoiement résultant d'une obstruction lacrymale peut aussi provoquer des lésions cutanées. Certaines blépharites lacrymales ne cèdent que lorsque l'écoulement normal des larmes est rétabli. Ici encore, par conséquent, il sera de toute importance de chercher, pour chaque cas particulier, à connaître la cause de l'affection et de ne se résoudre à un traitement empirique que si le résultat de ces investigations est négatif.

Hyperhémie du bord palpébral.

Bien que peu accusée chez certains sujets, l'hyperhémie du bord libre des paupières peut provoquer une gêne très marquée, surtout chez les névropathes.

Traitement.

Le vent, la poussière, la fumée et les vapeurs irritantes provoquent, chez les personnes atteintes d'hyperhémie du bord libre, une exacerbation des troubles subjectifs. Il en est de même de la fixation prolongée chez les sujets atteints de vice de réfraction. On conseillera d'éviter, autant que possible, toutes les causes irritantes, et en cas d'amétropie marquée, on corrigera la réfraction par des verres appropriés. Les applications chaudes (compresses d'eau boriquée ou d'infusion de camomille, cataplasmes de fécule, atténueront la gêne oculaire. L'eau boriquée est parfois un peu irritante dans ces cas d'hyperhémie du bord palpébral. On pourra le remplacer par une solution physiologique d'eau salée. Lorsque l'hyperhémie est très marquée et que les troubles qui en résultent sont très gênants, on pourra faire des scarifications superficielles du bord palpébral avec le scarificateur de Vidal ou de Desmares.

Blépharite ciliaire.

L'inflammation du bord ciliaire des paupières se traduisant par de l'injection et des concrétions plus ou moins épaisses au point d'implantation des cils peut relever de causes multiples.

C'est ainsi que, chez les enfants, on observe le plus souvent des poussées blépharitiques aiguës, en même temps que les lésions impétigineuses de la face, des narines ou du sillon rétro-auriculaire. C'est à cette forme de blépharite que l'on donne le nom de *blépharite ciliaire lymphatique* ou *impétigineuse*.

Chez l'adulte, par contre, les causes de la blépharite sont encore mal connues. Au point de vue des lésions, on distingue la blépharite squameuse et la blépharite ulcéreuse.

Dans certains cas, les lésions palpébrales sont causées par la présence de parasites, animaux ou végétaux. On peut distinguer ainsi la *blépharite parasitaire acarienne* ou *phthiriasique* et la *blépharite parasitaire favique* ou *trichophytique*.

Nous laisserons de côté ici la blépharite qui accompagne la conjonctivite subaiguë. Cette affection assez fréquente sera étudiée en même temps que l'affection conjonctivale dont elle dépend, et nous y indiquerons le traitement qui s'adresse à la fois à la conjonctive et à la paupière.

Traitement de la blépharite impétigineuse.

Lorsque la blépharite impétigineuse s'accompagne d'une inflammation de même nature du côté de la conjonctive, le meilleur traitement pendant la période d'acuité consistera dans une instillation quotidienne de nitrate d'argent en solution au 1/40. L'enfant sera couché horizontalement, la tête sur les genoux du médecin qui laissera tomber quelques gouttes de la solution argentique dans la fente palpébrale et sur la paupière, de manière que cette solution entre en contact intime avec toutes les parties malades des paupières et de la conjonctive, puis on enlève la solution avec un tampon de coton hydrophile. Il va sans dire que s'il existait des croûtes, il serait nécessaire, avant toute cautérisation, de faire des applications plusieurs fois renouvelées de ouate hydrophile imbibée d'une solution salée ou boriquée tiède, de manière à ramollir ces concrétions et à les enlever facilement. On continuera ces instillations quotidiennes pendant toute la période d'acuité en prescrivant en outre des lotions fréquentes avec la solution boriquée, ou avec de l'eau blanche (XV gouttes d'extrait de saturne dans un verre d'eau tiède).

Lorsque la période aiguë est terminée, et dans les cas où l'affection ne présente pas au début cette poussée aiguë, on aura recours aux applications locales de pommades. Celles-ci ne se feront que sur la paupière préalablement nettoyée par des applications humides. On aura le choix entre différentes formules de pommades. C'est cependant la pommade au précipité jaune qui donne les meilleurs résultats.

Vaseline...................... ⎫ ãa 5 gr.
Lanoline...................... ⎭
Oxyde jaune de mercure......... 0,30 centigr. à 1 gr.

On pourra essayer de la pommade à l'icthyol.

Vaseline...................... ⎫ ãa 5 gr.
Lanoline...................... ⎭
Oxyde de zinc................. 1 gr.
Ichthyol amon................. 0,50 centigr.

Il est important de pratiquer un léger massage de la paupière au moment de l'application des pommades. Cette application se fera matin et soir.

Quant au traitement général, il est classique de conseiller les bains salés, répétés deux fois par semaine et à l'intérieur : le sirop iodo-tannique ou l'huile de foie de morue, le sirop d'iodure de fer, etc.

<h3 style="text-align:center">Traitement des blépharites parasitaires acarienne ou phthiriasique.</h3>

Après avoir reconnu la présence des parasites à l'aide de la loupe, il suffira de faire quelques applications humides pour ramollir les croûtes et d'étendre sur le bord des paupières un peu de lanoline hydrargyrique. Cette application sera répétée pendant quelques jours consécutifs.

<h3 style="text-align:center">Traitement des blépharites parasitaires, trichophytiques et faviques.</h3>

L'épilation des cils malades sera suivie d'applications locales, au pinceau, de teinture d'iode ou de glycérine au sublimé.

Dans le favus des paupières, on aura recours au traitement recommandé pour le favus du cuir chevelu. Tous les soirs on appliquera un peu de la pommade suivante :

    Huile de cade........................... 4 gr.
    Acide salicylique........................ 1 —
    Soufre précipité.................. ...... 3 —
    Lanoline .... 10 —

Cette pommade sera enlevée le matin par un savonnage au savon de naphtol, puis on appliquera au pinceau un peu du liniment suivant :

    Alcool.................................. 20 gr.
    Acide acétique.......................... 0,20 centigr.
    Acide lactique .... 0,40 centigr.
    Chloroforme............................ 1 gr.

Traitement de la blépharite squameuse.

Cette variété de blépharite, qui se rencontre plus habituellement chez l'adulte, se reconnaît à la présence de petites pellicules blanches ou grises, analogues à celles qui accompagnent la séborrhée sèche du cuir chevelu.

On commencera par débarrasser le bord ciliaire de la sécrétion qui le recouvre par un savonnage au savon de naphtol ou de panama ou avec des jaunes d'œufs battus dans l'eau tiède.

On applique ensuite, avant de se coucher, un peu de la pommade suivante :

    Lanoline .... ⎰ ãã 5 gr.
    Vaseline .... ⎱
    Soufre précipité.. .... 1 —
    Acide salicylique........................ ⎰ ãã 0,10 centigr.
    Résorcine .... ⎱

Dans le jour, on fera faire des applications de pommade à l'oxyde de zinc.

Vaseline........................... } $\tilde{aa}$ 5 gr.
Lanoline .... }
Oxyde de zinc.....................   1 —

On peut aussi appliquer avec un pinceau les lotions suivantes que l'on laisse sécher en ayant soin de conserver la couche de soufre toute la nuit :

Soufre précipité.....................   1 gr.
Alcool camphré.....................   3 —
Eau de rose........................ } $\tilde{aa}$ 10 gr.
Eau distillée....................... }

On évitera d'en introduire dans le sac conjonctival.

Traitement de la blépharite ulcéreuse.

Nous n'avons pas ici en vue la blépharite impétigineuse, affection dont nous avons indiqué le traitement plus haut, et où les ulcérations du derme sont fréquentes. La blépharite ulcéreuse de l'adulte est une maladie beaucoup plus tenace. Elle accompagne fréquemment des affections nasales, et il n'est pas rare de l'observer chez des personnes dont la lèvre supérieure présente, au voisinage des narines, des lésions analogues.

Dans cette forme de blépharite, les cils présentent presque constamment des altérations notables. Les lésions du derme entraînent souvent des cicatrices qui, en déviant les cils, peuvent donner lieu à des complications cornéennes graves: Elle aboutit fréquemment à l'ectropion et à la chute complète des cils. Lorsqu'ils ont tous disparu, l'affection cesse.

Dans cette forme de blépharite, il est nécessaire de recourir à l'épilation des cils. L'épilation portera plus particulièrement sur les cils à la base desquels on constate un petit abcès ou une ulcéra-ration. Le traitement consiste, en outre, dans l'attouchement du bord palpébral avec des substances caustiques. On pourra se servir du crayon de nitrate d'argent ou d'une solution forte au $\frac{1}{30}$ ou au $\frac{1}{40}$ appliquée avec un pinceau sur le bord cutané seulement. Ces cautérisations ne devront pas être trop rapprochées et on laissera un intervalle de deux à trois jours entre chaque attouchement. Dans certains cas, les solutions de sublimé au $\frac{1}{50}$ ou au $\frac{1}{100}$ peuvent remplacer avantageusement le nitrate d'argent. Entre les applications on prescrira des onctions avec la pommade au précipité blanc.

Vaseline	) ãa 5 gr.
Lanoline..............................	)
Calomel..............................	1 —

Érysipèle des paupières.

L'érysipèle des paupières est une affection assez fréquente qui se traduit par une teinte rosée et un léger œdème de la peau. La plaque érysipélateuse débute en général au voisinage de l'angle interne, puis s'étend aux paupières et s'y localise ou envahit ultérieurement toute la face. Parfois les deux côtés seront atteints simultanément. On le confond facilement avec l'eczéma des paupières. On évitera cette erreur en se basant sur l'état de la température.

Le traitement consistera dans le repos. L'affection évoluera habituellement en quelques jours vers la guérison. Pour en prévenir le retour, on devra faire un examen approfondi des voies lacrymales et des fosses nasales, qui sont souvent le siège de lésions ulcéreuses au niveau desquelles l'infection streptococcique s'est produite. Si l'érysipèle a une allure grave, on aura recours à l'injection de sérum antistreptococcique de Marmorek.

Lésions syphilitiques des paupières.

Le chancre induré s'observe parfois à l'angle interne et au niveau du bord libre de la paupière. Le traitement local consiste uniquement dans l'application de poudre de calomel si la surface en était très sécrétante. Les plaques muqueuses peuvent également ment affecter la commissure interne ou externe ou le bord libre. En dehors du traitement général, on fera un attouchement avec la solution de nitrate d'argent au $\frac{1}{40}$.

Moins rares sont les manifestations gommeuses de la vérole au niveau des paupières, et l'on observe des ulcérations à bords taillés à pic et ayant succédé à des indurations profondes confondues le plus ordinairement avec des chalazions.

Le traitement local consiste tout simplement dans l'application d'un petit morceau d'emplâtre de Vigo, ce qui ne dispensera pas, cela va sans dire, du traitement général antisyphilitique.

Lésions tuberculeuses des paupières.

On peut observer l'ulcération tuberculeuse primitive des paupières, mais les cas en sont rares. Par contre, la tuberculose cutanée secondaire à une lésion osseuse sous-jacente est moins exceptionnelle. Les lésions lupiques sont celles que l'on a le plus souvent l'occasion de traiter. Certains lupus qui ont pour origine un lupus de la muqueuse nasale et des voies lacrymales débutent dans la région lacrymale de la paupière inférieure pour s'étendre à une partie plus ou moins étendue de la face. Le traitement général sera celui de la tuberculose en général (cure d'air, huile de foie de morue, suralimentation). Le traitement local est particulièrement délicat, car les interventions chirurgicales (curettage, galvanopuncture) devront être faites avec discrétion, de manière à éviter une cicatrice trop étendue qui provoquerait de l'ectropion. On n'aura recours à ces moyens que si les scarifications répétées, l'électrolyse ne suffisait pas à enrayer le processus inflammatoire. Dans certains cas, lorsque la lésion lupique est circonscrite, on gagnera du temps en pratiquant l'excision du foyer et en comblant la perte de substance par une opération autoplastique.

Eczéma des paupières.

L'eczéma circonscrit des paupières est très souvent méconnu. Il peut présenter des variations notables dans l'intensité des phénomènes subjectifs ou des lésions. On le reconnaîtra à la modification de coloration de la peau, à la sensation de cuisson et de gêne qui accompagne la poussée et enfin à la bilatéralité d'emblée fréquente de la manifestaton cutanée. Ajoutons qu'il est rare de constater un suintement très marqué et des lésions aussi accusées que dans les éruptions eczémateuses des autres régions cutanées.

Le traitement local consistera en applications de cataplasmes de fécule ou d'amidon fréquemment renouvelées. Les cataplasmes ne devront être appliqués que tièdes ou froids. Deux ou trois fois par jour, il sera fait, en outre, des lotions avec une infusion de camomille ou avec de l'eau d'amidon. Dès que l'état inflammatoire aura un peu diminué, on appliquera la pommade suivante :

<pre>
Vaseline........................ ....   20 gr.
Oxyde de zinc.......................   2 —
</pre>

ou la pommade préconisée par Besnier :

<pre>
Acide salicylique...................   0,50 centigr.
Oxyde de zinc................. ....)
Amidon ....)
Lanoline.. ....   ) ãa 10 gr.
Vaseline...........................)
</pre>

Pendant la poussée, on prescrira en outre des purgatifs légers et le régime lacté. Le traitement général, en dehors des poussées et pour en éviter le retour, sera celui des eczémateux en général. On supprimera de l'alimentation le vin, le café, les liqueurs, les viandes faisandées, la charcuterie, les poissons, les crustacés. On prescrira les alcalins aux arthritiques : bicarbonate de soude, benzoate de soude, eaux minérales de Vichy, Vals, Royat, Renlaigue. Aux goutteux et aux lithiasiques, on donne le carbonate ou le benzoate de lithine, les eaux de Vittel, Contréxeville.

Zona palpébral.

L'éruption palpébrale dans le zona ophtalmique accompagne habituellement des lésions analogues du front et des troubles oculaires. Dans certains cas d'un diagnostic plus difficile, le zona peut se limiter à la paupière supérieure. Les caractères de l'éruption, les phénomènes douloureux qui la précèdent ou l'accompagnent permettront le diagnostic.

Le traitement local consistera tout simplement dans l'application de poudre d'amidon ou d'oxyde de zinc. Il faut éviter tout topique irritant. On combattra les phénomènes douloureux par une injection de morphine, par le sulfonal ou l'antipyrine.

Orgeolet.

L'orgeolet est une infection circonscrite du bord palpébral, mais accompagnée de phénomènes inflammatoires diffus qui peuvent atteindre non seulement la paupière, mais aussi la conjonctive, ce qui explique la confusion fréquente de l'orgeolet avec une inflammation conjonctivale. Ce qui permet toujours de reconnaître l'orgeolet, c'est l'existence d'un point excessivement douloureux à la pression et correspondant au siège de l'inflammation. L'évolution de cette affection est assez rapide. En deux ou trois jours le petit foyer purulent s'ouvre au dehors. Pendant la période de développement, on prescrira l'application de cataplasmes de fécule ou des douches de vapeur. Si l'abcès est apparent, on en hâtera l'évolution en pratiquant une petite incision du bord ciliaire. Cette incision très douloureuse sera faite après anesthésie du bord palpébral, à l'aide du chlorure d'éthyle.

Abcès des paupières.

En dehors de l'orgeolet, qui est le furoncle de la paupière, on observe souvent, au cours des blépharites, de petits accès circonscrits et limités aux glandes de Meibomius. Ces abcès peuvent persister longtemps sans tendance à l'ouverture spontanée. Ces petits abcès seront traités par une ponction avec un couteau de De Graefe.

Des abcès plus volumineux et siégeant dans le corps de la paupière peuvent se développer au décours des fièvres éruptives, notamment la rougeole et la scarlatine. Dès qu'on aura reconnu la présence du pus, on fera, après anesthésie locale au chlorure d'éthyle, l'incision de la poche. Pansement humide renouvelé matin et soir.

OEdème des paupières.

L'œdème des paupières peut être causé par des affections diverses. Il peut être provoqué par une piqûre d'insecte, par un corps étranger siégeant sous la paupière, et par une inflammation conjonctivale, oculaire ou orbitaire. Il n'a aucune signification pronostique et n'est pas justiciable d'un traitement spécial.

En dehors de ces cas, on peut observer l'œdème palpébral au cours de l'albuminurie ou des affections cardiaques. Le traitement s'adressera donc aussi, dans ce cas, à l'état général.

Les poussées d'eczéma laissent parfois après elles un œdème palpébral léger qui n'a pas de tendance à disparaître spontanément. Le massage des paupières sera justifié dans ces cas-là seulement.

Dans certains cas, enfin, on voit se développer un œdème chronique sans cause locale ou générale. Dans deux cas de ce genre, où l'œdème gênait les mouvements des paupières et créait une difformité marquée, Deschamps a eu recours aux injections en plein tissu œdématié d'une solution de chlorure de zinc au vingtième. On injecte à chaque séance trois gouttes de la solution, le plus loin possible du derme. On peut faire dans la même séance une injection à la paupière supérieure et une à la paupière inférieure et on les renouvellera tous les 8 jours. En 2 ou 6 séances on obtiendra la disparition de l'œdème. La douleur qui suit l'injection est très supportable et ne se prolonge pas au delà d'une demi-heure.

II. — TRAUMATISMES PALPÉBRAUX

Ecchymoses.

La lésion traumatique la plus fréquente est celle qui résulte d'une contusion : l'ecchymose palpébrale.

La disparition de cette ecchymose exige toujours un certain temps qui varie avec l'importance de la suffusion sanguine.

Il faut en moyenne de 5 à 10 jours pour que la paupière ait repris sa coloration normale.

Le traitement consiste dans des applications de compresses imbibées d'eau blanche (15 gouttes d'extrait de saturne dans un verre d'eau) répétées 3 fois par jour pendant un quart d'heure.

Emphysème palpébral.

L'emphysème palpébral se développe presque toujours à la suite d'une fracture de la paroi interne de l'orbite, soit que celle-ci résulte d'une contusion de l'orbite ou seulement du globe oculaire, soit qu'elle succède à une pression trop forte dans les fosses nasales dans l'acte de se moucher ou d'éternuer.

L'emphysème se reconnaît à son apparition brusque et à la crépitation neigeuse qne provoque la pression digitale.

Un massage léger des paupières accélérera la résorption de l'air. On recommandera au malade de ne pas se moucher violemment pendant quelque temps.

Plaies des paupières.

Les solutions de continuité causées par des instruments contondants ou par des éclats de verre seront traitées comme une plaie cutanée quelconque.

La peau sera nettoyée par un savonnage délicat, lotionnée avec de l'eau bouillie ou une solution antiseptique peu irritante (eau boriquée, sublimé au 1/2000). S'il s'agit d'une petite plaie parallèle aux fibres musculaires et dont les lèvres ne s'entr'ouvrent pas, la suture n'est pas nécessaire. On se contentera d'appliquer un peu de coton stérilisé que l'on maintiendra avec du collodion ou du diachylon.

Si la plaie bâille, il est nécessaire de recourir à la suture immédiate. Celle-ci est toujours indiquée lorsque la solution de continuité atteint le bord palpébral. On veillera, en mettant les points de suture, à les placer en dehors ou en dedans des cils pour éviter qu'une cicatrice causée par le passage du fil ne détermine ultérieurement une déviation du cil.

Il va sans dire que l'on aura toujours soin d'explorer la plaie au point de vue de la présence possible d'un corps étranger.

Lorsque la plaie a été souillée par de la terre, on peut redouter l'apparition ultérieure du tétanos. Lorsque les symptômes tétaniques apparaissent, il est en général trop tard pour intervenir d'une manière efficace ; par contre, une injection sous-cutanée de 5 centimètres cubes de sérum antitétanique, faite avant le développement des premiers symptômes, prévient sûrement leur apparition. Cette injection absolument inoffensive sera pratiquée sous la peau de l'abdomen.

Si la plaie palpébrale est déjà infectée lorsqu'on est appelé à intervenir, il faudra chercher à limiter l'infection, et pour cela la première indication, s'il s'agit d'une plaie profonde dont les lésions se sont refermées, consistera à désunir la plaie et à faire un nettoyage avec une solution phéniquée à 2 0/0. Puis on maintiendra la béance de la plaie par l'interposition d'une petite mèche de gaze iodoformée, ou plus simplement et mieux de gaze stérilisée par l'ébullition. Le pansement sera renouvelé tous les jours. S'il y a des collections suppurées à distance, on les incisera largement.

III. — **NÉOFORMATIONS DES PAUPIÈRES**

Les tumeurs malignes des paupières sont relativement rares. Par contre, il y a toute une série de néoformations de nature bénigne que l'on a fréquemment l'occasion d'observer et de traiter parce qu'elles créent une difformité très apparente. C'est ce qui nous engage à insister sur ces petites lésions.

Angiomes. Tumeurs érectiles.

L'angiome artériel des paupières est assez fréquent. Il se traduit par une petite tache rosée siégeant dans la peau elle-même. Les angiomes veineux, au contraire, siègent plus profondément et forment une tache bleuâtre. Ces tumeurs peuvent prendre un développement très considérable dans la suite. Il est prudent, par conséquent, de les traiter dès qu'elles seront diagnostiquées. Le traitement le plus efficace est l'électrolyse. Voici comment on procédera. L'électrode positive étant placée sur la nuque, on introduit l'aiguille reliée au pôle à travers l'épiderme jusque dans le tissu vasculaire ; après avoir anesthesié la surface cutanée avec un jet de chlorure d'éthyle, on établit le contact et on élève peu à peu l'intensité du courant jusqu'à ce que l'aiguille du galvanomètre marque 4 ou 5 milliampères. On laisse le courant agir pendant une ou deux minutes ; puis on interrompt le courant et on procède de même pour un autre point de la tumeur. On répétera les séances d'électrolyse tous les 8 jours jusqu'à disparition complète de toute ectasie vasculaire. L'électrolyse a sur la galvanopuncture l'avantage de ne pas entraîner de cicatrice rétractile importante.

Papillomes. Verrues.

Les verrues et les papillomes sont assez fréquents et lorsqu'ils siègent sur le bord libre de la paupière supérieure, ils peuvent occasionner un peu de gêne visuelle. On les excisera d'un coup de ciseaux et on appliquera sur la surface de section la pointe du crayon de nitrate d'argent.

Molluscum contagiosum.

Le molluscum contagiosum se localise fréquemment aux paupières. Il y forme une petite saillie régulière, hémisphérique et de couleur blanchâtre, qui parfois s'entoure d'une zone érythémateuse. Lorsqu'il se développe au voisinage du bord palpébral, il cause souvent un peu d'irritation conjonctivale. On enlèvera ces petites tumeurs à la curette, après avoir déchiré avec une aiguille la fine pellicule qui les enveloppe. Il est nécessaire de les enlever toutes pour en prévenir la repullulation.

Kystes sébacés.

Les kystes sébacés s'observent de préférence au voisinage du sourcil. Ils peuvent prendre un assez grand développement, on en pratiquera l'incision et le curettage, et l'on excisera la poche lorsque cela sera possible. L'excision entraine souvent une hémorrhagie assez abondante, que l'on arrêtera, au besoin, en plaçant une ou deux pinces à forcipressure.

Kystes transparents.

Les kystes transparents ont leur siège de prédilection sur le bord libre des paupières. Ils n'acquièrent jamais un développement très considérable; on les excisera avec la pince et les ciseaux.

Xanthelasma.

Le xanthelasma est une tumeur aplatie, d'un jaune pâle, spéciale aux paupières et formant au-dessus de la peau une saillie très légère. La tumeur est souvent symétrique.

Lorsque le malade se plaint de la difformité que ces néoformations entraînent, on peut les enlever en les disséquant.

Chalazion.

Le chalazion est de toutes les néoformations palpébrales celle pour laquelle on a le plus souvent à intervenir. La nature exacte de l'inflammation de la glande de Meibomius qui aboutit au chalazion nous est inconnue. Il y a toujours au début une phase pendant laquelle le contenu du kyste glandulaire est liquide et d'aspect purulent; puis, lorsque le kyste n'a pas été incisé, le contenu en devient plus épais et il peut prendre une consistance fibreuse. Parfois cependant, avant d'atteindre ce dernier stade, il devient le siège d'une poussée inflammatoire aiguë qui peut amener l'ouverture spontanée et l'évacuation du kyste.

Lorsque le chalazion est dans la période inflammatoire du début de son évolution, on pourra attendre quelques jours avant d'en pratiquer l'incision. On prescrira des applications de compresses fraiches imbibées d'eau blanche. Il arrive quelquefois que le petit kyste purulent se résorbe. Dans toute autre circonstance, il faudra pratiquer l'incision et le grattage du chalazion, si son contenu est liquide ou visqueux, l'excision si le chalazion forme une masse organisée.

Le chalazion de la paupière supérieure sera incisé par la face conjonctivale après instillation de cocaïne. Lorsqu'il forme à la face externe de la paupière une saillie très volumineuse, il est préférable de l'exciser par la face externe. On préparera pour cette pe-

Fig. 12. — Curette à chalazion.

tite opération : deux pinces à griffe, un bistouri, une curette et la pince de Desmarres ou une spatule en métal. Il sera utile d'avoir un aide pour maintenir la corne ou la pince de Desmarres, écarter une des lèvres de l'incision et éponger le sang avec du coton hydrophile.

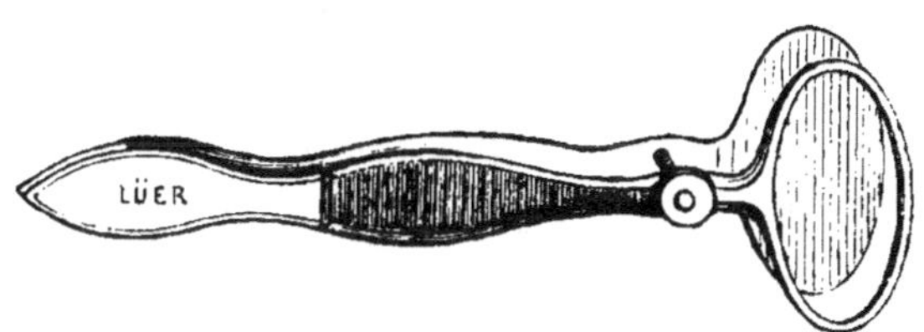

Fig. 13. — Pince de Desmarres.

Nous croyons utile d'indiquer les moyens d'anesthésie qui nous paraissent les plus aptes à rendre cette petite opération moins douloureuse. On instille quelques gouttes de cocaïne dans le sac conjonctival, on dirige ensuite un jet de chlorure d'éthyle sur la face cutanée de la paupière, au niveau de la saillie. On obtient ainsi très rapidement la congélation du derme, on en profite pour injecter dans le derme et parallèlement au bord palpébral quelques gouttes d'une solution de cocaïne au $\frac{1}{100}$, puis on termine par une injection profonde. Une fois l'injection faite, on attend trois minutes et l'on procède alors seulement à l'incision de la peau parallèlement au bord libre et à la dissection de la poche qui sera sectionnée au ras du cartilage. Il ne faut pas oublier que le chalazion se développe primitivement dans l'épaisseur du fibro-cartilage et qu'il forme par conséquent une tumeur sessile. La dissection complète du kyste entraînerait une perte de substance de toute l'épaisseur de la paupière. Cet accident ne présente, il est vrai, aucun inconvénient; mais mieux vaut, sectionner avec les ciseaux ou le bistouri au ras du cartilage et terminer l'ablation avec la curette. Il est inutile de réunir les lèvres de l'incision par un fil. Une rondelle de lint aseptisée par l'ébullition et un petit pansement compressif maintenu pendant 24 heures assureront la réunion parfaite de la plaie. Il faudra attendre quelques jours pour juger de l'effet de l'opération, car dans ces chalazions volumineux il arrive souvent que les parties voisines du tarse ont subi une hyperplasie inflammatoire qui ne disparaît que lentement.

Lorsque le chalazion siège à la paupière inférieure et fait saillie du côté de la conjonctive, on fera l'anesthésie par l'instillation de cocaïne au $\frac{1}{20}$ et l'injection sous la conjonctive tarsienne de quelques gouttes de cocaïne au $\frac{1}{100}$. On saisit alors le chalazion avec le crochet à chalazion, on fait une double incision de la conjonctive de chaque côté du crochet en ayant soin que les deux extrémités des incisions se rejoignent ; en soulevant légèrement le crochet on fait saillir la petite tumeur, qu'il ne reste plus qu'à détacher par quelques coups de bistouri.

Les chalazions siégeant au voisinage du bord libre et faisant saillie sous la peau sont souvent beaucoup plus difficiles à enlever en raison de la difficulté que l'on a à obtenir une anesthésie complète de cette région. On est quelquefois obligé d'avoir recours à l'anesthésie générale par le chloroforme.

Tumeurs malignes des paupières.

L'épithélioma est de beaucoup la plus fréquente des tumeurs malignes des paupières ; le sarcome, mélanique ou non, est exceptionnel.

L'épithélioma apparaît, en général, sur le bord libre de la paupière au niveau des commissures ou de sa portion moyenne. Tantôt la tumeur devient rapidement végétante et envahissante, tantôt, au contraire, l'évolution en est excessivement lente.

C'est à cette forme que l'on donne le nom de cancroïde.

Le traitement de l'épithélioma de la paupière (d'origine cutanée ou d'origine meibomienne) est essentiellement chirurgical, si l'on en distrait le cancroïde pour lequel diverses méthodes de traitement médical peuvent être avantageusement employées.

Le traitement chirurgical consiste dans l'ablation la plus large possible du néoplasme en enlevant une certaine étendue des tissus sains environnants. Cette ablation large sera suivie d'une blépharoplastie à lambeaux. Il va sans dire que si les ganglions préauriculaires ou sous-maxillaires sont déjà envahis, l'intervention chirurgicale sera contre-indiquée.

La cautérisation ignée avec le galvano-cautère

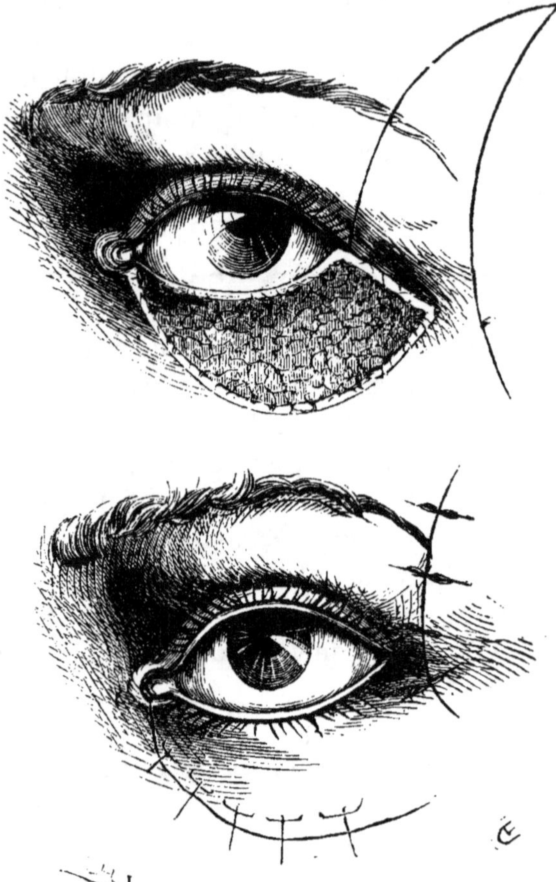

Fig. 14. — Blépharoplastie par glissement pour tumeur.

peut être utile à la condition de cautériser complè-tement tout le tissu néoplasique. On peut encore se servir du caustique de Manec :

Acide arsénieux........................... 2 gr.
Sulfure de mercure...................... 6 —
Eponge calcinée........................ 12 —

que l'on délaie dans l'eau jusqu'à consistance de
pâte molle, et dont on recouvre la lésion cutanée

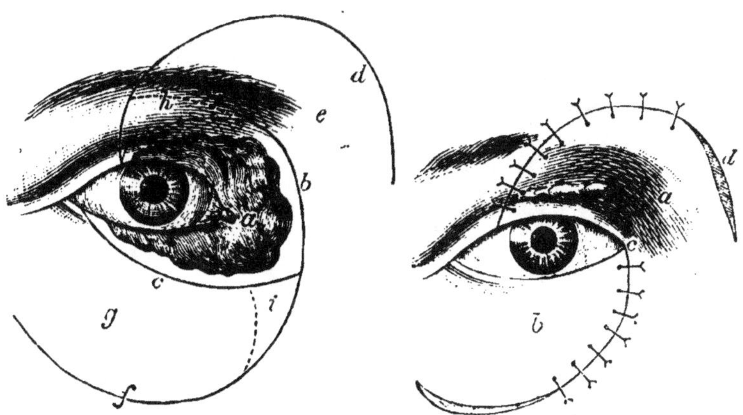

Fig. 15. — Blépharoplastie par glissement.

après avoir enlevé les croûtes superficielles au
moyen d'applications humides. La pâte est laissée
en place jusqu'à ce qu'elle se détache spontanément,

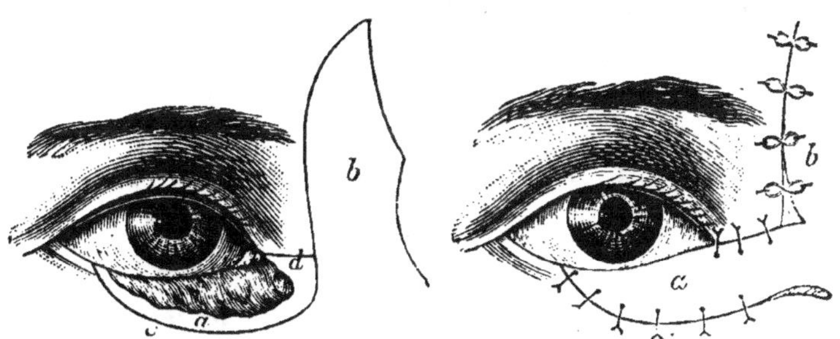

Fig. 16. — Blépharoplastie par glissement.

ce qui se produira après un nombre variable de jours.
  On peut encore, lorsque la tumeur est limitée et
superficielle, en faire le raclage avec la curette tranchante en le faisant suivre d'une application de
poudre de chlorate de potasse.

Dans certains cas, enfin, on a pu obtenir un arrêt dans l'évolution de cancroïdes superficiels par les injections de bleu de méthylène faites dans le tissu

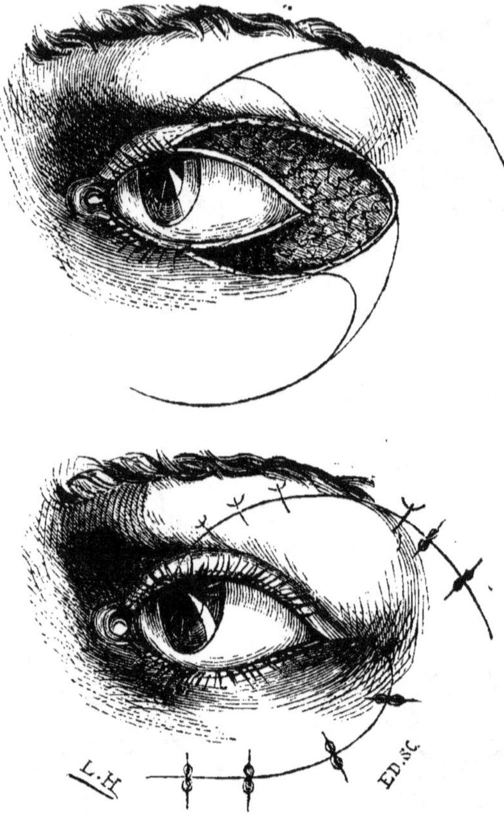

Fig. 17. — Blépharoplastie par glissement.

même de la néoplasie et dans les tissus avoisinants. On se servira avec avantage de la solution phéniquée de bleu de méthylène :

Eau phéniquée à 2 %.....................	100 gr.
Bleu de méthylène	2 —
Alcool.................................	Q. S.

Les injections interstitielles seront répétées tous les huit ou dix jours.

Clavelier et Landrevie conseillent de procéder de la manière suivante :

D'abord, compresses de sublimé à 1/1000, pour détacher les croûtes ; la plaie est ensuite recouverte de lamelles de coton imbibées d'une solution à 1/50 de chlorhydrate de cocaïne. Puis, curettage de la plaie ; les tissus morbides sont mous et faciles à détacher. On obtient, par des irrigations froides, l'arrêt complet de l'hémorrhagie en nappe, et on applique alors une légère couche de bleu de méthylène en poudre ou en pâte ; on couvre la plaie d'un pansement à renouveler tous les deux ou trois jours pendant les premières semaines, après lavage et nettoyage, suppression à la curette des points saillants douteux ; si le travail de réparation semble se ralentir, attouchements avec une solution d'acide chromique à 1/5 ou 10.

IV. — DÉVIATIONS ET DÉFORMATIONS DES PAUPIÈRES.

A. — Anomalies congénitales.

Les anomalies congénitales peuvent être considérées comme des lésions cicatricielles d'affections survenues au cours du développement intra-utérin. Ces anomalies sont assez rares. — Dans la crypto-phtalmie ou soudure complète des paupières, on s'assurera avant toute intervention de la présence du globe oculaire derrière les paupières, car il peut avoir subi un arrêt de développement. La brièveté congénitale des paupières, le colobome caractérisé par une fente divisant la paupière perpendiculairement à son bord libre, seront susceptibles d'être traités par des opérations autoplastiques. Dans l'épicanthus résultant d'un vice de développement de la base du nez et caractérisé par l'existence d'un repli cutané vertical au-devant de l'angle interne des paupières, on pourra intervenir par l'ablation d'un lambeau cutané vertical sur la face dorsale du nez et suivi de la suture des lèvres de l'incision. Le traitement du symblépharon, de l'ectropion et de l'entropion congénital ne diffèrent pas essentiellement de celui que nous indiquons pour les lésions acquises.

B. — Déformations acquises.

Trichiasis.

Le trichiasis ou déviation des cils en dedans résulte le plus souvent d'une inflammation conjonctivale terminée par cicatrice (conjonctivite granuleuse, cautérisation avec le crayon de nitrate d'argent, etc.).

L'épilation des cils déviés est le moyen de traitement le plus simple, surtout lorsque la déviation ne porte que sur quelques cils. Mais il est nécessaire de le répéter tous les mois et ce n'est, par conséquent, qu'un traitement palliatif.

La cautérisation du bulbe pileux avec une aiguille rougie ou sa destruction par l'électrolyse donneront des résultats plus durables. L'électrolyse n'est pas toujours facile, car son application à la paupière est assez douloureuse. Il sera souvent nécessaire de faire plusieurs séances pour obtenir la destruction d'un

follicule pileux. Un des points délicats de l'électrolyse réside dans l'implantation de l'aiguille à électrolyse. Il faudra faire pénétrer celle-ci parallèlement au bulbe pileux et à 1 ou 1,5 millimètre de
profondeur.

Voici comment on procède : après instillation
d'une goutte de cocaïne dans le cul-de-sac, on place
la corne sous la paupière et on dirige un jet de
chlorure d'éthyle sur le bord libre. On profite de
l'anesthésie ainsi produite pour introduire l'aiguille
à électrolyse. L'électrode positive étant fixée sur la
nuque, on met alors l'aiguille en rapport avec le pôle
négatif, et on augmente lentement l'intensité du courant jusqu'à ce que le galvanomètre marque 5 à
6 milliampères. On maintient cette intensité pendant
une minute, puis on diminue progressivement l'intensité et lorsqu'on a ramené le galvanomètre au
zéro, on retire l'aiguille.

Lorsqu'un grand nombre de cils sont déviés, il
sera préférable de recourir à une des opérations
marginoplastiques que nous décrirons à propos de
l'entropion de la paupière supérieure.

Entropion.

On désigne par ce terme le renversement en dedans du bord libre de la paupière. La paupière supérieure et l'inférieure peuvent être atteintes d'entropion ; mais, à la paupière inférieure, il y a lieu
de distinguer, au point de vue thérapeutique, un
entropion spasmodique et un' entropion cicatriciel.

Entropion spasmodique.

L'entropion spasmodique se développe assez souvent chez les vieillards sous l'influence d'une irritation oculaire ou conjonctivale. C'est ainsi que chez les opérés de cataracte, il n'est pas rare de voir se développer sous le bandeau un entropion spasmodique, parfois très gênant. Il disparaît habituellement quelques jours après la suppression du bandeau ; l'instillation de cocaïne, en diminuant les phénomènes d'irritation oculaire, en favorise aussi la disparition.

Lorsqu'il ne cède pas, on essayera de l'application sur la paupière inférieure, parallèlement au bord ciliaire d'une couche de collodion non riciné... Si ces moyens ne réussissent pas, une intervention chirurgicale deviendra nécessaire : la plus simple consistera dans l'application de sutures de Gaillard. Après anesthésie de la paupière par une injection de cocaïne, on passe le fil dans le tissu sous-cutané en faisant pénétrer l'aiguille au-devant des cils et en la faisant ressortir dans la partie moyenne ou inférieure de la paupière, du côté de la face cutanée. Les deux chefs sont noués au-devant de la paupière, et le fil est laissé en place jusqu'à sa chute spontanée ; on met 3 à 4 fils à égale distance les uns des autres.

Après la chute du fil, il n'est pas rare de voir l'entropion se reproduire pendant 8 à 15 jours, mais au bout de ce temps, l'effet des cicatrices verticales ainsi produites se manifeste, et l'entropion disparaît. La modification de Arlt consiste à passer un fil, dont les deux chefs armés d'une aiguille sont introduits au niveau du bord libre et en avant des cils, et vont ressortir après avoir cheminé parallèlement au niveau de la limite inférieure de la paupière inférieure. Ils sont unis l'un à l'autre sur un petit rouleau de gaze, de manière à ne pas laisser de cicatrice apparente.

Dans certains cas, la canthoplastie (incision horizontale de la commissure externe avec suture de la muqueuse à la plaie cutanée) donne d'excellents résultats. Si ces procédés échouaient, on pourrait encore faire l'excision d'un lambeau cutané parallèle au rebord palpébral avec ou sans excision d'un faisceau correspondant de fibres de l'orbiculaire.

Entropion cicatriciel.

L'entropion cicatriciel de la paupière inférieure peut, lorsqu'il n'est pas très accusé, bénéficier des mêmes procédés thérapeutiques que l'entropion spasmodique. Lorsqu'il atteint un certain degré, on aura recours à l'opération de Gillet de Grandmont. On arme un fil un peu fin de deux aiguilles que l'on introduit par deux points rapprochés du cul-de-sac conjonctival inférieur en les dirigeant de telle sorte qu'après avoir passé au-devant du cartilage tarse, elles viennent ressortir au niveau du bord libre de la paupière en avant des cils, et on serre les deux chefs du fil sur un bourrelet de gaze. On place ainsi deux ou trois sutures.

En cas d'insuccès, il resterait encore la ressource de faire une opération autoplastique.

L'entropion cicatriciel est beaucoup plus fréquent à la paupière supérieure, et nombreux sont les pro-

cédés indiqués pour le combattre. Il sera presque
toujours indiqué de faire précéder l'opération de

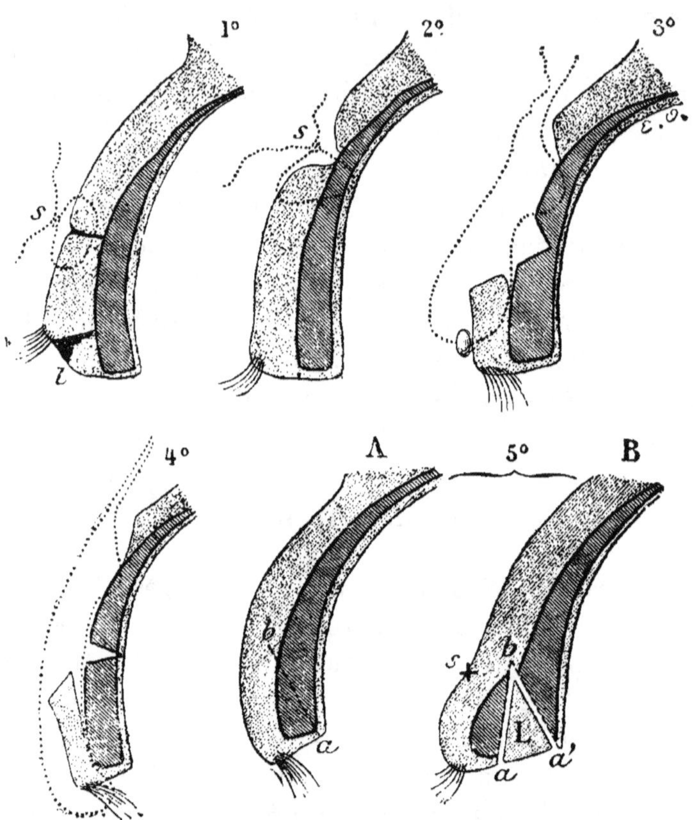

Fig. 18. — Opération du trichiasis et de l'entropion. Coupes
verticales schématiques indiquant quelques-uns des procédés.
1° Transplantation du sol ciliaire (Iæsche-Arlt). En *s*, excision
du lambeau qui est greffé en *l*. — 2° Relèvement du sol ciliaire
(Hotz). 3° Opération de Snellen. 4° Opération de Panas. 5° Procédé de Gayet-Truc : Insertion dans la marge ciliaire incisée
suivant le trait *a b* d'un lambeau (L) pédiculé emprunté à la
paupière en *s*.

l'entropion proprement dite par une canthoplastie.

Cette opération pratiquée, il sera facile de déterminer la nature de l'intervention qu'il restera à
faire. Les troubles oculaires sont-ils surtout le

fait de la déviation du sol ciliaire? Le trichiasis, en d'autres termes, est-il le symptôme dominant? On aura recours de préférence à une des nombreuses opérations qui ont pour but le déplacement du sol ciliaire.

Si le trichiasis se complique d'une incurvation marquée du cartilage, comme c'est souvent le cas chez les vieux granuleux, si le bord palpébral exerce sur le globe oculaire une pression même après la cantoplastie, il deviendra nécessaire de pratiquer un des procédés opératoires qui ont pour but de modifier la direction du tarse.

OPÉRATIONS AYANT POUR BUT LE DÉPLACEMENT
DU SOL CILIAIRE

Les procédés sont si nombreux, que nous renonçons à les décrire tous. Nous nous contenterons

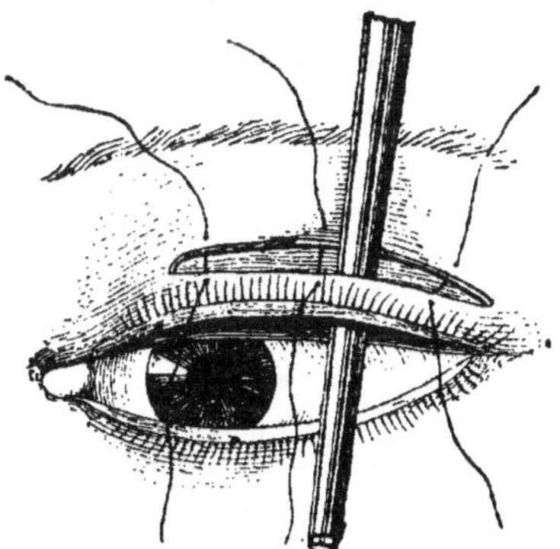

Fig. 19. — Trichiasis. Procédé de Iæsche-Arlt. La sonde cannelée est engagée sous le lambeau formé par le bord ciliaire. Le lambeau supérieur a été excisé.

d'indiquer les procédés d'Arlt et de Spencer Watson. Sans grands frais d'imagination, il est facile, pour chaque cas particulier, de modifier un peu ces procédés opératoires. Pour procéder à la transplantation du sol ciliaire, d'après **Iæsche-Arlt**, on commence par inciser le liséré intermarginal, de manière à diviser le bord ciliaire en deux feuillets. Par une incision parallèle au bord libre et placée à 3 millimètres au-dessus on libère le sol ciliaire qui ne reste adhérent que par ses deux extrémités. On résèque alors un lambeau elliptique en faisant une nouvelle incision légèrement arquée à quelques millimètres au-dessus. On réunit par deux à trois fils de suture la surface palpébrale dont on a excisé le lambeau cutané. Le sol ciliaire est attiré en haut. La plaie intermarginale s'entre-bâille et on la comble avec le lambeau excisé à la paupière ou, s'il est insuffisant, avec des lambeaux dermiques empruntés à la face postérieure du pavillon de l'oreille.

L'opération de **Spencer Watson** se pratique de la manière suivante :

A l'aide d'un couteau de De Graefe, dont la pointe est introduite dans le liséré intermarginal et ressort à 1 millim. au-dessus de la ligne d'implantation des cils, on sépare le sol ciliaire du cartilage tarse dans une certaine étendue du bord libre de la paupière, de manière à en former un lambeau pédiculé à une de ses extrémités. Puis, on forme un second lambeau cutané semblable au premier, mais dont le pédicule adhérent correspond à l'extrémité libre du lambeau ciliaire. On pratique pour cela, à quelques millimètres au-dessus du premier lambeau, une incision parallèle à la première et de même longueur. Ce lambeau palpébral est abaissé, tandis que le lambeau ciliaire est relevé, et il ne reste plus alors qu'à les fixer dans leur nouvelle position par quelques points de suture. Si la déviation des cils n'existe que dans une moitié du bord libre, l'incision du sol ciliaire ne portera que sur cette moitié. Si, au contraire, elle est étendue à tout le bord palpébral, il faudra faire deux lambeaux. L'autoplastie à lambeaux dermiques, empruntés à la face postérieure du pavillon de l'oreille, rend de grands services et permet de compléter l'intervention.

OPÉRATIONS AYANT POUR BUT LE REDRESSEMENT DU CARTILAGE TARSE

Nous n'indiquerons que le procédé de Snellen et celui de Panas.

Procédé de Snellen. — A 2 millim. au-dessus du bord libre de la paupière supérieure, on fait une

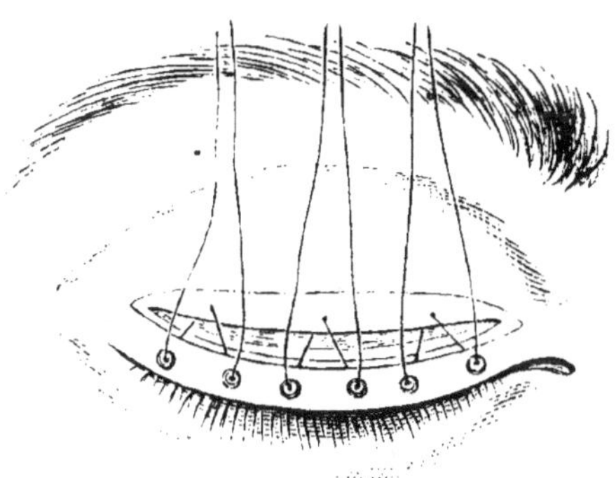

Fig. 20. — Opération de Snellen.

incision allant d'un bord à l'autre de la paupière, et comprenant la peau et les fibres de l'orbiculaire jusqu'au cartilage dont on excise une languette en forme de coin, dont la base est tournée en dehors, et dont le sommet correspond à la face conjonctivale du tarse. Il ne reste plus qu'à réunir les deux faces de sections du cartilage, ce qui s'obtient à l'aide de sutures en anses, avec des fils armés de deux aiguilles. Par la plaie, les aiguilles pénètrent dans le bord supérieur du tarse et ressortent à la face antérieure du segment supérieur du cartilage. On les dirige verticalement en bas au-devant du segment inférieur et sous la peau pour les faire ressortir au voisinage du bord libre de la paupière, où on les noue sur une perle ou un petit bourrelet de gaze. On en rabat les chefs au-dessus des sourcils où ils sont fixés au moyen de sparadrap. Il n'est pas nécessaire de réunir les lèvres de la plaie.

Kronis a modifié ce procédé de la manière suivante : au lieu d'exciser un triangle de tarse, il y creuse une gouttière parallèle au bord libre en enlevant de petites lames de cartilage avec un couteau de de Graefe. Cet amincissement du tarse rend son renversement en dehors facile au moyen de 3 ou 4 sutures verticales.

Procédé Anagnostakis-Panas. — Dans ce procédé, l'incision cutanée ne diffère pas de celle du procédé de Snellen, mais le cartilage est disséqué dans toute sa hauteur et incisé parallèlement au bord libre dans toute son épaisseur, y compris la conjonctive. De cette manière, la partie inférieure du cartilage devient mobile et peut être fixée par des sutures, de telle manière que les cils ne soient plus dirigés du côté du globe oculaire.

Voici, d'une manière plus précise, les différents temps de cette opération : le malade est chloroformé. Un aide maintient fortement la corne contre la face postérieure de la paupière. Le premier temps comprend l'incision de la peau parallèlement au bord libre et à 2 millimètres au-dessus de lui. Deuxième temps : dissection du cartilage tarse et du ligament

suspenseur en haut en reclinant fortement l'orbiculaire. Troisième temps : dissection du tarse en bas
vers le bord libre, jusqu'à ce qu'on reconnaisse

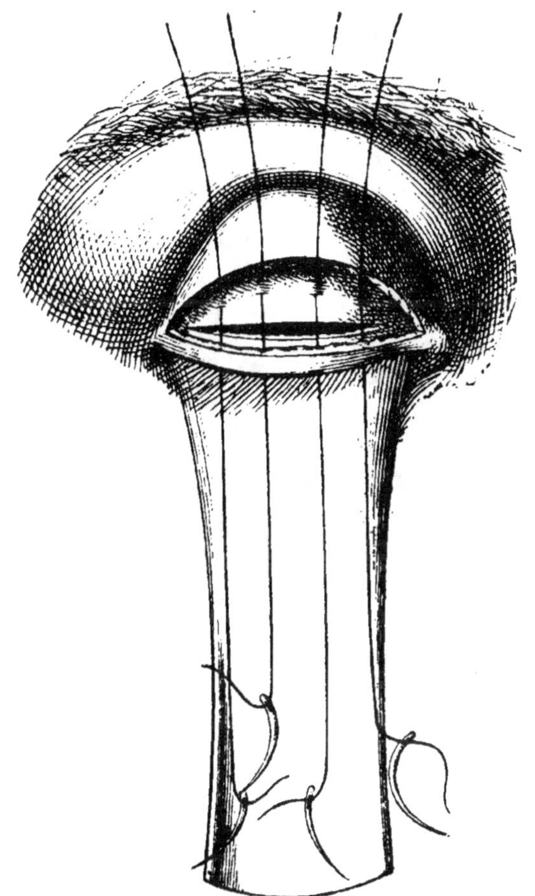

Fig. 21. — Opération de Panas pour le trichiasis.

nettement à leur piqueté noir le voisinage des bulbes
pileux. Quatrième temps : incision du tarse au niveau
de son incurvation anormale. Cette incision doit
comprendre le tarse et la conjonctive. Enfin, le cinquième temps n'est pas le moins délicat. Il consiste

à placer les sutures (4 ou 5) de manière à faire bas-culer le bord libre du tarse en avant. Avec l'aiguille courbe on embroche superficiellement le ligament suspenseur et le tarse dans une direction verticale et suivant une petite étendue de manière à avoir un point d'appui à la face antérieure et supérieure du tarse. L'aiguille ressort dans la plaie, passe entre

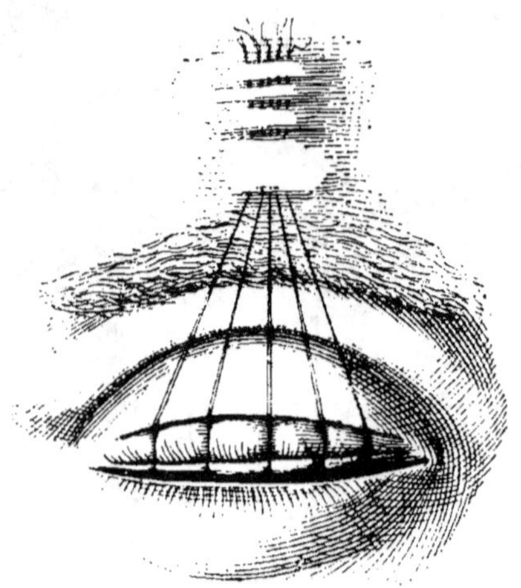

Fig. 22. — Opération de Panas pour le trichiasis.
Application des sutures.

le tarse et la face cutanée du bord palpébral pour sortir dans le liséré intermarginal, derrière la ran-gée des cils. En nouant les deux chefs de chaque fil, on fait basculer le bord ciliaire en avant. On ne sec-tionne pas les fils, mais on les fixe sur le front avec du collodion de manière à rapprocher les deux lèvres de la plaie cutanée. On enlève les fils après 4 ou 5 jours.

Nous ne voulons pas revenir ici sur les précau-tions antiseptiques nécessaires dans toute interven-tion chirurgicale. Nous les avons indiquées dans un

chapitre spécial. Mais il ne sera pas inutile de rappeler que le succès de ces interventions sur les
paupières dépend très souvent, pour une grande
partie, de l'observation rigoureuse des règles de
l'asepsie. L'infection même légère de la plaie ou du
fil de suture entraîne des lésions cicatricielles, qui
non seulement compromettent le résultat de l'opération, mais compliquent singulièrement une intervention ultérieure. Parce que ces petites opérations
n'ont entraîné que rarement des complications
septiques graves, on néglige souvent les précautions
les plus élémentaires. Nous pensons au contraire
qu'il est nécessaire d'observer les mêmes règles
dans tout acte chirurgical, si simple et si banal qu'il
soit, si l'on veut être certain non seulement d'être
utile à son malade, mais encore de ne pas lui nuire.

Ectropion.

Il est nécessaire de distinguer au point de vue
thérapeutique différents types d'ectropion : le renversement du bord libre de la paupière, qui s'observe presque uniquement à la paupière inférieure,
peut être la conséquence d'un état spasmodique de
l'orbiculaire (dans certais cas de tic de la face) ou au
contraire d'un état paralytique de ce muscle (ectropion de la paralysie faciale). Il peut résulter d'une
inflammation chronique de la conjonctive ou d'une
inflammation portant à la fois sur la conjonctive et
sur le bord palpébral. Il n'est pas rare de le voir se
développer dans la conjonctivite subaiguë ou dans
certaines blépharo-conjonctivites liées au rétrécissement des voies lacrymales. Enfin les cicatrices cutanées primitives ou secondaires de la joue sont fré-

quemment la cause d'un ectropion qui dans ce cas est dit cicatriciel.

Lorsque l'*ectropion est lié à une affection lacrymale ou conjonctivale*, on commencera par soigner l'affection primitive dont la guérison produit souvent aussi la disparition de l'ectropion. Dans l'ectropion lacrymal, le cathétérisme, les instillations de nitrate d'argent en collyre au 1/40 dans le sac conjonctival conduisent souvent à ce résultat. Dans les blépharo-conjonctivites avec ectropion on aura, aussi recours au nitrate d'argent ou aux pommades à l'ichtyol et à l'oxyde de zinc (voir *Conjonctivite subaiguë*). Si l'ectropion n'est pas modifié par ce traitement, on sera autorisé, mais alors seulement, à intervenir chirurgicalement.

Dans l'*ectropion spasmodique* et d'une manière générale, lorsque l'ectropion n'est pas lié à une cicatrice cutanée ou à un relàchement complet de l'orbiculaire, le procédé opératoire le plus simple recommandé par Parinaud, Jocqs, etc., consiste à déterminer du côté de la conjonctive des brides cicatricielles au moyen de raies de feu. Après anesthésie à la cocaïne, on fait trois cautérisations verticales avec la pointe du galvanocautère, en ayant soin de pénétrer un peu avant dans le cul-de-sac inférieur et à aboutir au bord libre de la paupière. L'effet de l'opération ne se manifeste qu'après 3 ou 4 semaines, mais le résultat est parfait et l'opération des plus faciles.

On peut encore obtenir de bons résultats au moyen des sutures de Snellen. On prépare deux fils armés chacun de deux aiguilles. Par le point le plus élevé de la conjonctive ectropionnée on introduit une des aiguilles qui traverse le cartilage

tarse et, se dirigeant en bas sous la peau de la paupière et parallèlement à sa surface, vient ressortir
du côté de la peau au niveau du bord orbitaire inférieur. L'autre aiguille est introduite à côté de la
première. Les deux extrémités du
fil sont nouées sur la face cutanée
et le résultat de cette ligature
est d'attirer en bas la conjonctive et de produire un degré d'entropion qui ne se maintient pas
après ablation des fils. Chacune
des anses est placée à la réunion
du tiers moyen de la paupière
avec les deux tiers externe et
interne.

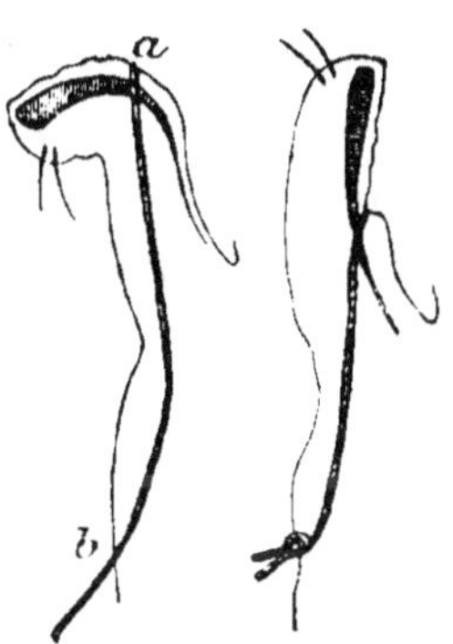

Fig. 23. — Suture de
Snellen contre l'ec-
tropion de la pau-
pière inférieure.
a, point d'entrée mu-
queuse du fil. — b,
point de sortie cuta-
née. A droite, la
figure montre le re-
dressement obtenu
après que le nœud
a été serré.

L'*ectropion paralytique* sera com-
battu par le procédé opératoire
indiqué par A. Terson. Ce procédé consiste à réséquer tout le
bourrelet conjonctival de la commissure externe à la commissure
interne en arrière du canalicule
lacrymal; puis à enlever, dans
la région voisine de la commissure externe et sans y
toucher, un triangle de peau dont la base est tournée vers la commissure externe et dont l'étendue
une fois suturée corrige l'ectropion. Pour déterminer l'étendue approximative de ce triangle de peau,
il suffit de pincer la peau et de noter le redressement palpébral que ce pincement provoque. Ablation
des fils au 4ᵉ ou 5ᵉ jour. Ce procédé opératoire est
également applicable à d'autres variétés d'ectropion,
mais il nous paraît plus particulièrement indiqué
dans les cas où la paupière inférieure est relâchée.

L'*ectropion cicatriciel* est causé le plus souvent par une brûlure de la face ayant entraîné une destruction plus ou moins étendue de la peau à laquelle a succédé une rétraction cicatricielle.

Il peut être aussi le résultat d'une lésion cutanée inflammatoire : lupus, gomme ; d'un traumatisme suivi d'accidents septiques ; de l'ablation chirurgicale d'une néoplasie ; ou enfin d'une lésion osseuse du maxillaire supérieur.

Quelle que soit son origine, il est nécessaire, pour en combattre les inconvénients, de reconstituer l'étendue de la surface cutanée au moyen d'un lambeau cutané emprunté au voisinage ou à distance. On donne le nom de blépharoplastie à cette opération.

On sait que la greffe cutanée peut être obtenue de deux manières, soit qu'on conserve au lambeau un pédicule assurant sa nutrition jusqu'à sa soudure complète, soit qu'on détache un lambeau cutané et qu'on le greffe sans pédicule. Dans le premier cas, on peut avoir recours à deux méthodes différentes : la méthode indienne dans laquelle le lambeau est taillé au voisinage de la plaie à recouvrir, puis rabattu sur la plaie par torsion du pédicule ou par glissement (les méthodes de Celse, de Denonvilliers se rattachent à la méthode indienne) ; la méthode italienne qui emprunte le lambeau cutané au bras en le laissant adhérent par un pédicule jusqu'à la soudure du lambeau.

Dans la greffe sans pédicule, on emprunte les lambeaux à une partie couverte du corps et on greffe un seul grand lambeau recouvrant toute la plaie ou un certain nombre de petits lambeaux qui sont disposés les uns à côté des autres.

Lorsqu'on est en présence d'un cas d'ectropion

cicatriciel, il importe tout d'abord de se rendre compte de l'étendue de la rétraction et de la destruction ou non du bord palpébral. Lorsque le bord palpébral existe encore, la première partie de l'intervention devra toujours consister dans la suture des bords palpébraux (blépharorrhaphie). On libère les bords par une incision parallèle au bord libre de la paupière et située à 2 ou 3 millimètres de ce bord, on avive au moyen de ciseaux ou du couteau de De Graefe la partie muqueuse de ce bord que l'on fixe au bord correspondant de la paupière supérieure également avivée, par deux ou trois points de suture.

Les bords palpébraux suturés, on se rend facilement compte de la perte de substance à réparer. Il faut alors la combler par un ou plusieurs lambeaux et ici se pose la question de la méthode à adopter.

Nous ne nous arrêterons pas longtemps à la méthode italienne. Elle peut donner d'excellents résultats, mais elle est en somme d'une exécution compliquée et nous croyons qu'il est possible d'obtenir par des méthodes plus simples des résultats non moins parfaits. Nous réservons la méthode italienne aux cas de brûlure très étendue avec cicatrices rétractiles du front, de la tempe et des joues. Les indications en sont assez rares. Sans entrer dans la description complète du procédé opératoire, nous rappellerons que les points les plus importants consistent dans la disposition de l'appareil qui maintient le bras fixé audevant du front, dans la détermination de l'emplacement et de la disposition du lambeau. Le bras doit être maintenu pendant 6 à 7 jours, puis le pédicule est sectionné.

C'est à la méthode indienne et à la greffe cutanée

sans pédicule que l'on aura recours le plus habituellement.

Lorsque la cicatrice est limitée à une paupière supérieure ou inférieure, que la peau de la région temporale est intacte, on fera de préférence une blépharoplastie en empruntant le lambeau à cette région et en ayant soin de laisser au pédicule autant de largeur que possible.

Si l'on n'a pas un peu l'habitude de ces interventions, on fera un patron en toile de la perte de substance à combler, et on le reportera sur la région temporale en ayant soin de donner un peu plus de largeur au lambeau.

L'incision du côté interne du lambeau doit aboutir à la partie la plus externe de l'incision libératrice de l'ectropion. Il suffit alors de faire pivoter le lambeau, de l'adapter par quelques points de suture au crin de Florence aux lèvres de la plaie palpébrale, et à réunir les lèvres de la plaie d'emprunt du lambeau.

Cette opération est fort simple et réussit très bien lorsqu'on a soin de la faire aseptiquement, de ne laisser adhérent au lambeau que le minimum de tissu cellulo-adipeux possible et de faire une hémostase soignée. Le procédé d'hémostase préconisé par Carnot consistant dans l'emploi de la gélatine (gélatine blanche en solution à 10 0/0) nous a semblé très utile dans ces interventions. La gélatine stérilisée est versée sur la plaie, ou appliquée au moyen de tampons qui en sont imprégnés. Le suintement sanguin en est considérablement diminué, ce qui est une condition favorable à la prise du lambeau. Le pansement aseptique nous paraît toujours préférable dans les plaies non infectées. Une simple compresse ou quelques doubles de gaze stérilisée sont appliqués sur les téguments. A l'aide de la ouate on fait par-dessus un pansement compressif. Le pansement sera laissé en place pendant 6 à 7 jours, s'il n'y a pas de réaction thermique. Au bout de ce temps on enlèvera les fils et on supprimera le pansement, ou on le remplacera par un pansement léger au collodion. Lorsque l'opération est faite aseptiquement et qu'il ne se produit pas de suppuration de la plaie, les cicatrices temporales ou palpébrales sont peu marquées et s'effacent partiellement dans le cours des années.

C'est à cette méthode de blépharoplastie à lambeau pédiculé emprunté à la région temporale que l'on aura recours chaque fois qu'elle sera applicable. On modifiera la dimension, la disposition du lambeau et du pédicule suivant la réparation que l'on désirera faire.

Lorsque la rétraction cicatricielle atteint la partie interne de la paupière, on pourra dans quelques cas se servir d'un procédé analogue en empruntant le lambeau à la région frontale médiane et en le faisant pivoter de manière à l'amener en contact avec la plaie à recouvrir.

Lorsque la région temporo-frontale est le siège de lésions cicatricielles étendues, que le lambeau cutané ne peut lui être emprunté, on aura alors recours de préférence à la méthode de greffe sans pédicule.

Pour cela on fait une incision de la paupière ectropionnée parallèle au bord libre, de manière à mobiliser ce bord et à pouvoir faire la blépharoplastie; puis on comble la perte de substance par un ou plusieurs lambeaux cutanés pris dans une région non visible du malade (face interne de l'avant-bras, région lombaire, face interne de la cuisse); le lam-

beau transplanté est disséqué ou plus simplement
encore enlevé à l'aide d'un rasoir. Que le lambeau
soit disséqué ou détaché au rasoir, il est un point
important pour que la greffe prenne : c'est d'enlever
tout le tissu adipeux adhérent à la face profonde du
derme.

Il nous a paru préférable de ne pas tailler de
grands lambeaux, mais de disposer sur la perte de
substance un certain nombre de petits lambeaux.
La suture de ces lambeaux n'est pas nécessaire,
mais il est très important de faire l'hémostase parfaite et d'attendre que la transsudation sanguine se
soit arrêtée pour appliquer les lambeaux. L'hémostase à l'aide de la gélatine nous a semblé utile dans
ces cas aussi. L'opération aura d'autant plus de
chances de succès qu'elle aura été faite aseptiquement. Les antiseptiques agissent toujours sur la vitalité cellulaire, et il vaut mieux n'en pas abuser
dans toutes ces interventions autoplastiques. On applique sur la greffe une rondelle de lint stérilisée
qu'on laisse en place pendant six à sept jours, si la
courbe thermique atteste l'évolution aseptique de la
plaie. Le pansement sera renouvelé au bout de ce
temps. On aura soin de mouiller la rondelle de lint
avant de la retirer, pour ne pas entraîner les lambeaux dont l'adhérence est encore très relative.
Quant à la plaie d'emprunt des lambeaux greffés,
on cherchera autant que possible à en réunir les
lèvres par la suture au crin de Florence.

Symblépharon.

On donne le nom de symblépharon à la soudure
des paupières au globe oculaire. Cette déformation

résulte habituellement de brûlures de la conjonctive tarsienne et bulbaire par des agents caustiques ou par des éclats métalliques chauds. Plus rarement elle résulte de lésions inflammatoires on éruptives (pemphigus) de la conjonctive.

Lorsque l'adhérence est totale, le traitement en est fort difficile. On essayera cependant de créer des culs-de-sac par la greffe de petits lambeaux de muqueuse (empruntés à la muqueuse labiale ou au sac conjonctival du côté opposé). Après avoir incisé une partie de l'adhérence, on introduira deux petits lambeaux en contact par leur face épithéliale et dont la face profonde de l'un correspondra au globe oculaire, la face profonde de l'autre à la paupière. Les sutures ne sont pas nécessaires. Si le lambeau se rétracte trop, on pourra mettre un seul point de suture à chaque extrémité. On fera un pansement occlusif et on aura soin de faire l'occlusion des deux yeux pendant un minimum de trois à quatre jours, pour éviter autant que possible le mouvement des globes oculaires et des paupières qui s'opposeraient à la bonne réussite de la greffe. Avec de la patience on arrivera ainsi à obtenir une libération partielle des adhérences. Lorsque le symblépharon est partiel, l'application du même procédé thérapeutique donnera d'excellents résultats.

V. — TROUBLES DE LA MOTILITÉ DES PAUPIÈRES

Tic convulsif. Blépharospasme clonique.

La contraction brusque des paupières d'un ou de deux côtés accompagne souvent d'autres contractions musculaires dans la maladie des tics ; elle peut constituer à elle seule toute la maladie. Ce blépharospasme clonique peut entraîner à la longue un ectropion spasmodique de la paupière inférieure. Le traitement qui s'adresse, cela va sans dire, à l'état général n'est guère efficace. L'emploi des bromures, l'hydrothérapie ne provoquent que très rarement une amélioration.

Blépharospasme tonique.

Nous laissons de côté le blépharospasme léger qui accompagne les manifestations oculaires douloureuses et qui s'observe fréquemment chez les enfants atteints de lésions cornéennes. Ce blépharospasme ne constitue pas à lui seul une maladie, et il disparaît par le traitement de la maladie oculaire qui le provoque.

Il n'en est pas de même du blépharospasme que nous avons en vue et qui constitue toujours une manifestation de l'hystérie. Il débute souvent à la suite d'un trouble oculaire ; mais ici l'intensité du spasme n'est nullement en rapport avec le trouble qui lui a donné naissance et il persiste longtemps après la cause qui l'a fait éclore. Des zones d'anesthésie ou d'hyperesthésie cutanée correspondant à l'orbite, l'existence d'autres manifestations hystériques, les antécédents et les anamnestiques rendent le diagnostic aisé dans la plupart des cas.

Traitement. — Il est important de faire un diagnostic précoce, car l'affection est souvent d'autant plus difficile à guérir qu'elle dure depuis longtemps et qu'une thérapeutique variée a été mise en jeu. On recherchera avec soin la cause primitive du trouble

oculaire qui a été le point de départ d'une autosug-
gestion. On agira surtout par la suggestion à l'état
de veille, et pour cela tous les moyens locaux peuvent être bons ; mais il est préférable de s'abstenir
des moyens chirurgicaux (névrotomie ou autres). Il
est parfois nécessaire de recourir à la suggestion dans
le sommeil hypnotique. Cela dépendra des sujets, et
la conduite du médecin devra s'inspirer des conditions particulières de chaque cas. Elle ne peut être
précisée autrement.

Lagophthalmos.

Le lagophthalmos résulte de la paralysie de l'orbiculaire. C'est l'accompagnement habituel de la
paralysie faciale par lésion périphérique, et nous
n'avons pas à envisager les cas où le lagophthalmos
guérit en même temps que la paralysie faciale dont
il est un des symptômes.

Dans le cas où la paralysie faciale ne guérit pas, il
est parfois nécessaire de remédier aux troubles provoqués par l'immobilité des paupières et l'inocclu-
sion de l'œil. Nous nous en sommes déjà occupés à
propos de l'ectropion paralytique. Le traitement
consiste à faire une blépharorrhaphie par avivement
et suture de la partie externe des bords palpébraux.

Ptosis.

Le ptosis ou chute de la paupière supérieure est
la conséquence de la paralysie du muscle releveur
palpébral. On distingue au point de vue clinique et
thérapeutique le ptosis congénital du ptosis acquis,
plus spécialement désigné sous le nom de ptosis pa-

ralytique. Il n'y a en somme qu'une différence de degré entre ces deux variétés de ptosis et le ptosis congénital peut être comparé au ptosis résultant d'une parésie du releveur, avec cette différence que, dans le ptosis congénital, il n'y a pas à espérer une disparition ou une diminution du trouble neuro-moteur qui lui a donné naissance.

Ptosis paralytique.

Avant de procéder aux interventions chirurgicales qui ont pour but de remédier aux inconvénients résultant de la chute de la paupière, il faudra, s'il s'agit d'un trouble récent, chercher à en déterminer exactement l'étiologie pour établir le traitement médical s'il y a lieu. La paralysie du releveur résulte-t-elle d'une lésion du tronc de la troisième paire ou seulement du rameau du releveur palpébral ? S'agit-il d'une lésion périphérique ou centrale : traumatique, néoplasique, syphilitique ou autre ? Le diagnostic exact permettra d'établir le pronostic. Si le ptosis ne doit pas se modifier, on pourra sans trop tarder proposer l'intervention chirurgicale : c'est le cas dans le ptosis succédant à certaines fractures de la base du crâne. Dans les cas où l'on espère obtenir l'atténuation ou la disparition du ptosis par le traitement médical, on attendra aussi longtemps que possible avant d'intervenir. C'est dans l'attente de l'amélioration ou de l'intervention qu'il poura être utile au malade de se servir d'une pince à ptosis. Cet instrument, dont il existe différents modèles, est disposé sur la paupière supérieure de manière à pincer un pli cutané qui a pour effet de raccourcir la paupière supérieure et de maintenir l'ouverture de la fente palpébrale.

Quand l'intervention est devenue nécessaire, l'opérateur a le choix entre de nombreux procédés.

On s'assurera tout d'abord de l'intégrité du droit supérieur : si ce muscle n'est pas paralysé, on donnera la préférence aux procédés récemment indiqués par M. Motais, puis par M. Parinaud, et qui sont basés

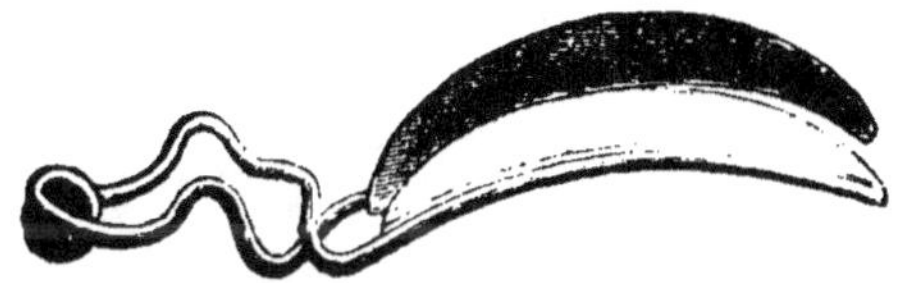

Fig. 24. — Pince à ptosis.

sur le principe de la suppléance du releveur par le droit supérieur. Si le droit supérieur est paralysé (comme cela se voit souvent dans les paralysies de la troisième paire avec ptosis), il faudra alors établir une suppléance du releveur par le muscle frontal (opération de Pagenstecher, Dransart, Panas, ou encore diminuer la hauteur de la paupière par la résection d'une portion plus ou moins étendue des parties résistantes de la paupière (plan musculaire et cartilage).

Nous nous contenterons d'indiquer les procédés opératoires qui nous semblent les plus faciles à exécuter sans entrer dans le détail des modifications multiples que l'on a imaginées.

Opération de Parinaud. — L'opération consiste à passer une anse de fil sous le muscle droit supérieur du globe mis à nu et à faire sortir les extrémités du fil au niveau des cils, l'aiguille glissant entre le cartilage et la peau. Instruments nécessaires : deux pinces à fixation, une pince à griffes

sans verrou, une paire de ciseaux, un porte-aiguille, un fil assez fort, armé de deux aiguilles
demi-courbes. On procède de la manière suivante :
avec une pince à fixation, on saisit la conjonctive

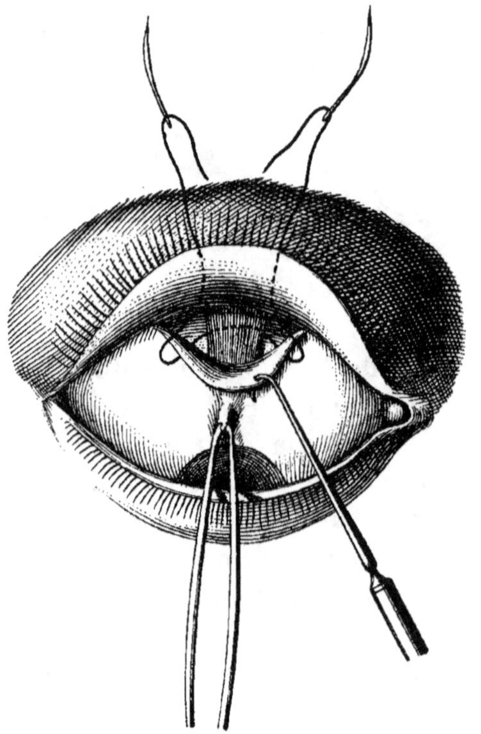

Fig. 25. — Opération du ptosis d'après Parinaud.

au-dessus de la cornée, et l'on abaisse fortement
le globe oculaire. On retourne la paupière supérieure et, avec la seconde pince, on saisit le bord
supérieur du cartilage. Avec la pince sans verrou, on saisit la conjonctive au niveau du bord
du cartilage, on pratique avec les ciseaux, parallèlement à ce bord, une incision de 15 millim. ; on libère
la conjonctive de ses adhérences, de manière à

découvrir le globe oculaire et le muscle droit supérieur ; on saisit celui-ci avec la pince, et l'on passe l'une des aiguilles au-dessous du muscle en comprenant la capsule avoisinante. Dans un troisième temps, chacune des aiguilles est passée d'abord dans le bord du lambeau conjonctival, puis traversant le tendon du muscle releveur de la paupière, glisse entre le cartilage et la peau pour venir sortir au niveau des cils. Les deux aiguilles doivent sortir à 7 ou 8 millimètres de distance l'une de l'autre. On noue les fils sur un bourrelet de coton et en serrant suffisamment, on découvre non seulement la pupille, mais toute la cornée.

Le fil est enlevé du 4e au 6e jour suivant l'effet que l'on veut obtenir. L'opération peut se faire sans chloroforme et avec l'anesthésie par instillation de cocaïne.

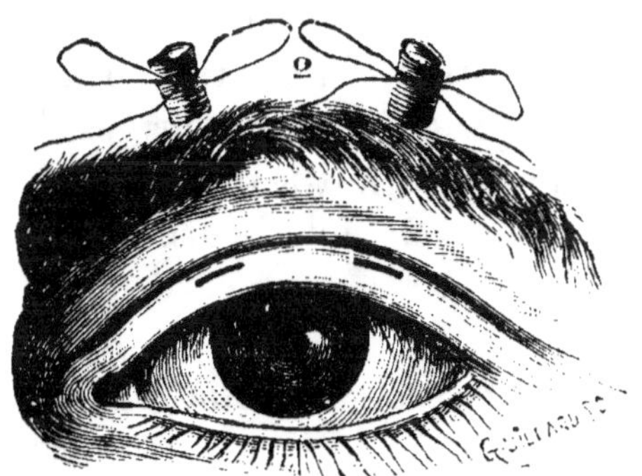

Fig. 26. — Opération du ptosis de Pagenstecher.

Opération de Pagenstecher. — Suppléance du releveur par le muscle frontal. On enfonce l'une des aiguilles d'un fil doublement armé, au-dessus du bord libre de la paupière supérieure, puis on le pousse en haut entre la peau et les tissus sous-jacents, jusqu'au-dessus du sourcil où on le fait sortir. On procède de même pour l'autre aiguille. Les deux fils sont noués au niveau de la région frontale sur un bourrelet de coton. On enlève les fils après 8 jours lorsqu'il s'est produit au niveau

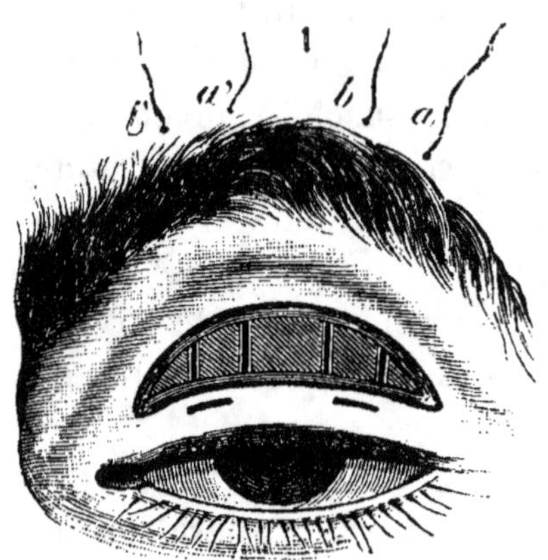

Fig. 27. — Opération du ptosis de De Wecker.

de leur trajet une légère réaction qui entraînera à sa suite, la formation d'une bride cicatricielle. On peut encore compléter l'effet des brides cicatricielles en excisant, ainsi que le fait de De Wecker, un lambeau ovalaire de peau et de muscle orbiculaire à la paupière supérieure.

Ptosis congénital.

Dans le ptosis congénital, on s'adressera de préférence au procédé de Parinaud. On attendra que l'enfant ait 4 ou 5 ans pour intervenir.

MALADIES DE L'APPAREIL LACRYMAL

I. — MALADIES
DE LA GLANDE LACRYMALE

Les maladies des glandes lacrymales sont, en somme, assez rares; on observe des inflammations aiguës ou dacryoadénites analogues à la parotidite des oreillons, des inflammations chroniques, notamment la tuberculose. Elles peuvent être le siège de néoplasies. Enfin, on observe parfois des troubles fonctionnels tels que l'hypersécrétion.

Dacryoadénite aiguë.

La dacryoadénite aiguë, qui s'observe au cours des oreillons ou de certaines pyrexies (fièvre typhoïde, rougeole, influenza), ne nécessite pas de traitement local. Elle évolue spontanément vers la guérison. S'il se produit une collection suppurée, la seule indication sera de l'inciser profondément dès qu'on l'aura reconnue. Si le siège du foyer purulent le permet, on incisera de préférence par la conjonctive à la partie externe du cul-de-sac supérieur.

Dacryoadénite chronique.

Les lésions syphilitiques de la glande lacrymale ne sont pas connues; par contre, on a décrit un certain nombre de cas de tuberculose de la glande lacrymale orbitaire. Lorsque, par son volume, la glande détermine des troubles oculaires, on est en droit d'en pratiquer l'extirpation, d'autant que son absence ne paraît pas modifier le fonctionnement régulier de l'appareil visuel. On aura aussi recours à l'extirpation dans certaines hypertrophies de la glande, dont la nature n'est pas encore connue et qui sont habituellement symétriques.

Extirpation de la glande lacrymale orbitaire — L'extirpation de la glande orbitaire est une opération simple qui, pratiquée dans les conditions d'asepsie nécessaires à toute intervention chirurgicale, est exempte de danger. Pour découvrir la glande, on incise la peau au-dessous du sourcil et à la partie supéro-externe du bord orbitaire. On rencontre un tissu cellulaire peu vasculaire, puis une aponévrose, le ligament large de l'orbite. En l'incisant au voisinage du bord orbitaire, on tombe sur le bord antérieur de la glande qu'il est facile d'énucléer. Les lèvres de la plaie seront suturées avec des crins de Florence, et si l'opération a été conduite aseptiquement, on aura une réunion par première intention, et une cicatrice linéaire, très peu apparente.

Grenouillette lacrymale.

On observe parfois des kystes par rétention développés dans les conduits principaux ou accessoires des glandes lacrymales. Ces kystes font saillie dans le cul-de-sac supérieur. Il suffit de faire l'excision d'une partie du kyste avec les ciseaux par la face conjonctivale, pour obtenir la guérison de cette petite affection sans gravité.

Hypersécrétion lacrymale.

L'hypersécrétion lacrymale est le plus souvent un trouble névropathique et s'observe dans le tabes et dans l'hystérie. On l'observe encore en dehors de ces affections nerveuses, et c'est dans ces cas que l'on peut combattre la gêne qui en résulte en faisant l'extirpation de la glande lacrymale accessoire.

Extirpation de la glande lacrymale accessoire. — Voici comment de De Wecker conseille de procéder : à l'aide de l'écarteur, on relève la partie externe de la paupière supérieure, en invitant le malade à regarder en bas et en dedans. Si on tend la commissure externe, la glande fait saillie sous la forme d'un bourrelet, ayant l'aspect d'une fève aplatie. On incise la conjonctive suivant le grand axe de la glande, et on la dissèque avec des ciseaux courbes. On isole l'extrémité interne par la face profonde et on termine par l'extrémité externe. Il n'est pas nécessaire de mettre des points de suture. L'opération peut se faire à la cocaïne appliquée en instillations.

II. — MALADIES DES VOIES D'EXCRÉTION DE L'APPAREIL LACRYMAL

Considérations générales.

L'étiologie des maladies des voies lacrymales est encore peu avancée, et l'on se contente de confondre, sous une même désignation, des affections dont l'origine est fort différente. On n'envisage habituellement que le rétrécissement plus ou moins accusé du canal lacrymo-nasal, et les complications auxquelles ce trouble peut donner lieu. Il y aurait lieu de rechercher la cause de l'inflammation primitive, dont ce rétrécissement n'est que la conséquence, d'autant que cette inflammation persiste souvent encore lorsqu'on entreprend le traitement. Ce sont, avant tout, les inflammations de la muqueuse nasale qui, en se propageant au canal nasal, créent l'obstacle à l'écoulement des larmes. Quelques-unes nous sont connues, telles sont : l'ozène, le lupus, la syphilis ; mais le plus grand nombre sont confondues sous la désignation vague de rhinite chronique.

La grande majorité des rétrécissements des voies lacrymales sont des rétrécissements membraneux. Les rétrécissements par lésions osseuses résultant de traumatismes (fractures du nez) ou d'inflammations syphilitiques ou tuberculeuses sont certainement les moins fréquents. Nous envisagerons tout d'abord, au point de vue thérapeutique, le rétrécissement simple, puis le rétrécissement inflammatoire et enfin les différentes complications inflammatoires ou non qui peuvent se développer au cours des affections des voies lacrymales.

Mais, avant d'envisager la question au point de vue thérapeutique, il est nécessaire de nous arrêter un instant aux procédés qui nous permettent de reconnaître la sténose lacrymale.

L'existence d'un larmoiement accusé par le malade n'est pas suffisant pour porter le diagnostic de rétrécissement. Il faut constater par l'injection, par le cathétérisme, la sténose ; il faut chercher à en fixer le siège, la nature et l'étendue.

Il faut s'assurer tout d'abord que l'obstacle à l'écoulement des larmes ne tient pas à une éversion du point lacrymal par hypertrophie de la caroncule ou par lésion cicatricielle.

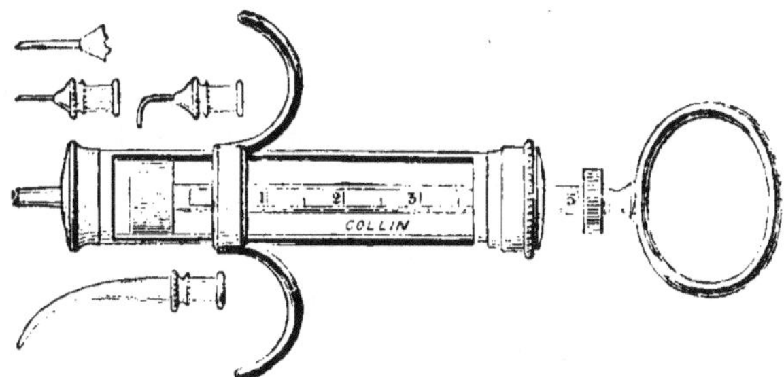

Fig. 28. — Seringue d'Anel,
modèle stérilisable à piston de Roux.

Voici comment nous procédons : nous instillons tout d'abord une goutte de cocaïne pour insensibiliser la conjonctive ; si le point lacrymal inférieur est peu visible, nous le dilatons légèrement en intro-

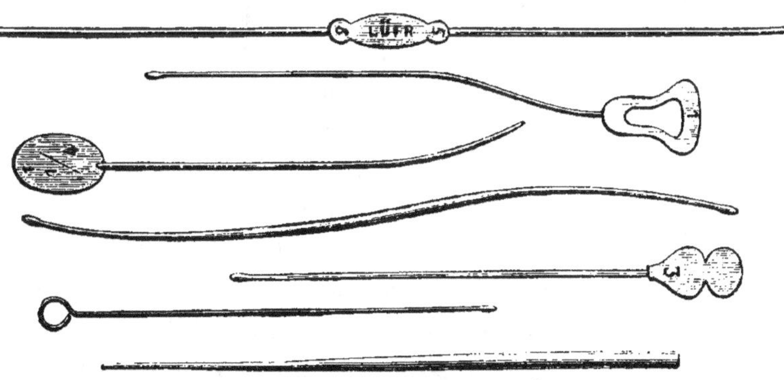

Fig. 29. — Stylets et sondes
pour le cathétérisme des voies lacrymales.

duisant le stylet ou une épingle stérilisée. La fine canule de la seringue d'Anel (modèle stérilisable) est introduit dans le canalicule pendant que l'index de la main gauche tend la commissure interne, le malade regardant en haut ; on pousse alors doucement une injection d'eau salée bouillie dans le conduit lacrymal. On note si le liquide reflue ou non par le point lacrymal supérieur ; s'il se produit une saillie au niveau du sac lacrymal sous l'influence de l'injection ; si le liquide passe faiblement ou abondamment dans la fosse nasale correspondante, ou si le liquide injecté chasse par le point lacrymal supérieur un liquide purulent ou muqueux. Cet examen a-t-il donné des présomptions de rétrécissement, on le complète par le cathétérisme explorateur. Le point lacrymal est dilaté avec le stylet, de manière à permettre l'introduction d'une sonde de Bowmann n° 2. Si la dilatation n'est pas possible, on fait avec le couteau de De Weber une petite incision du point lacrymal, en ayant soin que l'incision soit horizontale et tournée vers la face conjonctivale de la paupière. Cette sonde stérilisée dans l'eau bouillante est enduite d'un peu de vaseline et poussée dans les voies lacrymales, horizontalement d'abord jusqu'à la rencontre du plan résistant formé par la branche montante du maxillaire supérieur, puis verticalement et un peu en arrière, mais sans violence et en exerçant la pression la plus faible possible. On se rend compte ainsi du siège et de l'étendue de la sténose. Comme dans

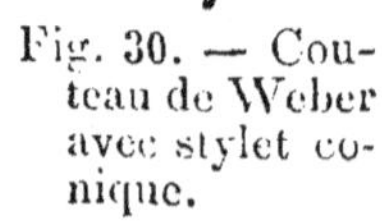

Fig. 30. — Couteau de Weber avec stylet conique.

l'injection, l'index de la main gauche doit tendre la commissure interne, jusqu'à ce que l'extrémité de la sonde ait pénétré dans le sac lacrymal.

Rétrécissements simples des voies lacrymales.

La sténose peut siéger dans toutes les parties des voies lacrymales. Nous envisagerons d'une part le cas où le rétrécissement siège au niveau de l'abouchement du canalicule lacrymal dans le sac, d'autre part les cas où le rétrécissement siège dans une partie du canal nasal.

Lorsqu'on aura constaté la présence du rétrécissement supérieur, on fera porter la dilatation progressive par les sondes sur la partie coarctée seulement. La dilatation progressive avec la sonde conique est indiquée ici, et nous rejetons complètement le cathétérisme total dans ces cas-là. L'introduction d'une sonde métallique, même lorsqu'elle est faite par une main habile, constitue un traumatisme brutal pour la surface de la muqueuse. La sonde sera introduite sans violence, et le cathétérisme sera répété pendant quelques jours consécutifs, jusqu'à ce qu'on ait obtenu le degré de dilatation voulu. Alors les séances seront espacées, et dès que cela sera possible, on cessera tout cathétérisme. La dilatation mécanique dans ces cas constituera tout le traitement.

Lorsque le retrécissement siège dans le canal nasal, c'est encore à la dilatation mécanique progressive que l'on aura recours, à moins qu'un état inflammatoire de la muqueuse ne nécessite une thérapeutique spéciale que nous envisagerons plus loin.

On commencera par introduire une sonde de Bowmann n°s 1 ou 2. Il est habituellement nécessaire de faire précéder le cathétérisme de la section ou de la dilatation du point lacrymal. Certains confrères préconisent la dilatation et condamnent l'incision. Nous ne nous attarderons pas à discuter ce point, qui n'a d'ailleurs aucune importance. Nous n'avons jamais vu l'incision du point lacrymal constituer un inconvénient et le cathétérisme en est souvent facilité.

La sonde de Bowmann sera stérilisée dans l'eau bouillante avant chaque cathétérisme et enduite de vaseline ou de glycérine pour en faciliter le glissement. Lorsque l'on sent l'extrémité de la sonde au contact de la partie sténosée, on procédera avec beaucoup de délicatesse et on s'assurera par quelques mouvements verticaux que l'on est dans la bonne voie. C'est une question de toucher qui s'acquiert vite avec l'exercice. Une fois le retrécissement franchi, on pousse la sonde à fond et après l'avoir laissée une minute on la retire. Si elle passe facilement, on passe aussitôt après la sonde du calibre supérieur. Si la sténose est très marquée, on répétera les séances de cathétérisme tous les jours jusqu'à ce que la sonde n°s 2 ou 3 passe facilement, puis on espacera les séances de 2, 3 ou 4 jours et enfin de 8 ou de 15 jours jusqu'à ce que le larmoiement ait complètement disparu. Il n'est pas nécessaire, dans la majorité des cas, de se servir de sondes d'un calibre supérieur aux numéros 3 et 4.

Rétrécissement inflammatoire
des voies lacrymales.

Lorsque le retrécissement s'accompagne ou résulte d'un état inflammatoire de la muqueuse, la simple dilatation ne suffit souvent pas pour amener la guérison ; bien plus, le cathétérisme simple provoque dans certains cas une poussée inflammatoire plus vive au niveau du canal nasal, du sac lacrymal ou même de la conjonctive. Dans l'état de nos connaissances, nous ne pouvons pas prévoir la manière dont se compor-

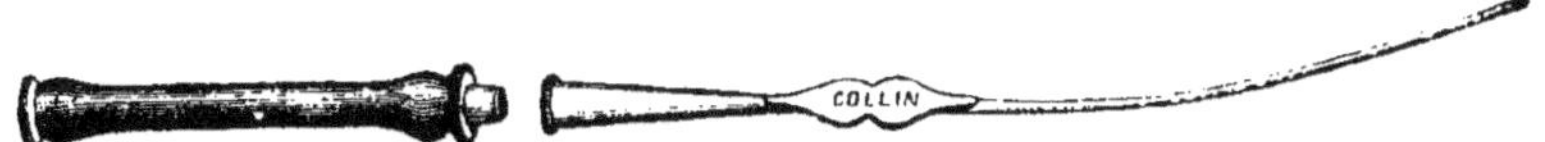

Fig. 31. — Sonde creuse de de Wecker.

tera tel ou tel cas sous l'influence du cathétérisme. Si l'on constate un léger état sécrétoire du sac ou du canal nasal, il faudra recourir aux injections modificatrices, jointes au cathétérisme, si l'injection simple par le point lacrymal n'est pas possible. On se servira pour cela de la sonde creuse de De Wecker et le liquide injecté sera de préférence la solution de nitrate d'argent au $\frac{1}{100}$, $\frac{1}{50}$ ou au $\frac{1}{40}$. Il est facile de pratiquer cette injection sans irriter la conjonctive et sans provoquer de douleur vive. Voici comment on procède : On instille une ou deux gouttes de cocaïne dans le sac conjonctival ; puis, après une ou deux minutes, on introduira entre les paupières et dans le cul-de-sac un peu de vaseline pure. La sonde de de Wecker n° 1 ou 2 est introduite avec son mandrin jusque dans la narine correspondante. On enlève le mandrin, on s'assure par une injection d'eau que le liquide passe bien ; puis, la seringue étant chargée de la solution de nitrate d'argent à injecter, on fixe l'ajustage à la sonde et on injecte doucement en retirant la sonde tout en continuant à pousser l'injection. De cette manière le liquide est mis en contact avec toute la surface de la muqueuse et si, à la fin de l'injection, un peu de liquide reflue dans le sac conjonctival, la vaseline protège la muqueuse contre son action pénible.

Les résultats obtenus par ces injections de nitrate d'argent sont souvent surprenants. Si plusieurs injections sont nécessaires, il faudra toujours laisser un intervalle de quelques jours entre les injections. On peut prendre des sondes de de Wecker de calibre progressivement croissant si la sténose ne se modifiait pas sous l'influence des seules injections avec la sonde de plus petit calibre. Il faudra toujours éviter de faire une injection par le point lacrymal, après avoir pratiqué le cathétérisme avec une sonde ordinaire ; il peut arriver en effet qu'après un cathétérisme en apparence inoffensif, on ait produit une déchirure de la muqueuse. Le liquide injecté peut alors s'infiltrer dans les tissus avoisinants et provoquer, après des douleurs vives, une tuméfaction de la région maxillaire. Cet accident, sans être toujours grave, doit cependant être évité avec soin.

C'est dans ces cas de rétrécissement inflammatoire des voies lacrymales que l'électrolyse a donné de bons résultats (Gorecki-Lagrange). On se sert pour cela d'une sonde à électrolyse (modèle de Lagrange), dont la partie supérieure qui entre en contact avec la région du sac est entourée d'un enduit isolant. Une fois la sonde en place, on applique l'électrode positive dans la narine correspondante et on met la sonde en rapport avec le conducteur du pôle négatif.

Il est utile d'avoir un galvanomètre et d'élever progressivement l'intensité du courant jusqu'à 4 à

Fig. 32. — Sonde de Lagrange
pour l'électrolyse des voies lacrymales.

5 millampères que l'on ne doit pas dépasser. La séance d'électrolyse durera 5 minutes et ne sera répétée qu'à quelques jours d'intervalle si on le juge nécessaire. Dans ces conditions, l'opération n'est pas douloureuse.

Complications de la sténose des voies lacrymales

Dilatation simple du sac lacrymal.

La distension simple du sac lacrymal est une complication bénigne en rapport avec le dégré de la sténose, sa durée et surtout son siège (rétrécissement inférieur). La pression sur le sac fait refluer un peu de liquide muqueux ou non par les points lacrymaux. Cette dilatation disparaîtra le plus souvent sans autre traitement que celui du retrécissement qui lui a donné naissance.

Dacryocystite aiguë.

Dans un sac lacrymal antérieurement distendu ou non encore dilaté, il se produit parfois une infec tion aiguë, un véritable abcès qu'il ne faut pas confondre avec la péricystite qui se développe au contraire dans le tissu cellulaire qui entoure le sac lacrymal. Ces suppurations aiguës développées dans l'intérieur du sac lacrymal sont moins fréquentes que les précédentes et ne reconnaissent pas toujours les mêmes causes étiologiques. Tandis que les péricystites sont toujours le résultat d'une infection streptococcique, la suppuration du sac peut être causée par le pneumocoque, le pneumo-bacille de Friedlænder, le streptocoque ou d'autres micro-organismes, non encore étudiés.

La première indication, si la pression sur le sac ne fait pas refluer le pus par le point lacrymal, sera d'inciser le point et le canalicule lacrymal inférieur pour permettre à la sonde de pénétrer dans le sac. De cette manière, on pourra donner issue au pus sans créer de fistule cutanée. On fera ensuite une injection dans le sac avec une solution antiseptique : nitrate d'argent ou oxycyanure de mercure; et si l'introduction de la sonde n'est pas trop douloureuse, on achèvera de faire le cathétérisme pour rétablir, en partie du moins, la perméabilité du canal nasal. Si l'on a de la peine à trouver l'orifice du canal nasal dans le sac dilaté, mieux vaudra s'abstenir, car une fausse route effectuée dans ces conditions pourrait avoir des conséquences graves.

Si l'on soupçonne, ou mieux si l'on constate la présence du streptocoque dans le pus du sac lacrymal, on sera autorisé à faire une injection de 10 centimètres cubes de sérum de Marmorek dans les tissus de la paroi abdominale.

La plupart de ces infections ayant une origine nasale, on prescrira les douches nasales avec le siphon de Weber : le liquide employé sera la solution physiologique de chlorure de sodium ou l'eau boriquée à 4 %. On aura recours aussi aux inhalations de menthol. S'il existe des lésions nasales nécessitant un traitement spécial, on prendra l'avis d'un rhinologiste.

Péricystite lacrymale.

L'abcès développé autour du sac (Parinaud) est toujours l'indice d'une sténose des voies lacrymales: mais cette sténose peut être très peu accusée et ne se traduire que par un peu de larmoiement. La formation de l'abcès est accompagnée des phénomènes généraux habituels. Son évolution est rapide. Il est toujours causé par une infection streptococcique et l'on pourra avec avantage essayer de l'injection de sérum antistreptococcique avant même que l'abcès soit formé alors qu'il n'existe que de la rougeur et une vive sensibilité. Sous l'influence du sérum, les phénomènes inflammatoires peuvent s'amender et l'on peut, dans certains cas, empêcher la formation de l'abcès. Lorsque celui-ci est formé, l'injection de sérum sera encore utile ; mais elle ne dispensera pas de l'incision cutanée de l'abcès que l'on fera aussi précoce que possible pour diminuer les phénomènes douloureux. L'anesthésie locale avec le chlorure d'éthyle rendra la ponction moins pénible.

Un pansement humide, renouvelé une ou deux fois par jour, sera maintenu pendant la période aiguë seulement.

Dès que les phénomènes inflammatoires auront disparu, il faudra entreprendre le traitement de la sténose lacrymale de manière à prévenir de nouvelles poussées de péricystite.

Dacryocystite chronique.

La suppuration chronique du sac lacrymal s'observe chez des personnes dont l'affection lacrymale a été négligée ou mal soignée ; mais elle tient surtout à la nature de l'inflammation des voies lacrymales. Beaucoup de ces cas de distension du sac, avec végétations de la muqueuse ou suppuration chronique sont probablement des cas de lupus des voies lacrymales, ou des cas de propagation, à la muqueuse du sac, de cette inflammation ozéneuse de la pituitaire, dont la nature ne nous est encore que très incomplètement connue. Gourfein a démontré récemment la nature morveuse d'un cas de dacryocystite chronique. C'est, nous le répétons, un chapitre de pathologie à refaire complètement au point de vue étiologique.

Le traitement de la dacryocystite chronique est encore mal défini. Telle intervention, qui réussit dans un cas, ne donnera qu'une aggravation dans un autre. Il ne faudra pas se presser d'intervenir chirurgicalement et l'on n'aura recours au curettage, à la cautérisation ignée, à l'ablation partielle ou totale du sac, que lorsque tous les autres moyens employés dans le traitement de la sténose lacrymale auront échoué.

Aux injections de nitrate d'argent on pourra substituer, ainsi que le conseille Frœhlich, les injections de chlorure de zinc à 10 0/0.

Cette injection nécessite quelques précautions, car il faut, avant tout, limiter l'action caustique aux parois du sac et éviter qu'elle se produise sur la conjonctive. On instille de la cocaïne, puis de la vaseline dans le sac conjonctival, et on injectera quelques gouttes de chlorure de zinc à 10 0/0 dans le sac lacrymal. On laisse agir pendant deux ou trois minutes, et on exprime le sac par pression, en neutralisant avec une solution de carbonate de soude à 4 0/0 le liquide qui refluera dans le sac conjonctival.

Ces injections sont suivies de quelques douleurs qui seront calmées par des applications chaudes. On fait les jours suivants les injections dans les voies lacrymales.

La guérison peut être obtenue après un seule injection de chlorure de zinc. Quelquefois il faut pratiquer une deuxième injection de chlorure de zinc ; si celle-ci échoue, on essayera d'un autre procédé thérapeutique.

En cas d'insuccès, on aura recours au curettage du sac fait par les voies naturelles ou plus complètement par une incision

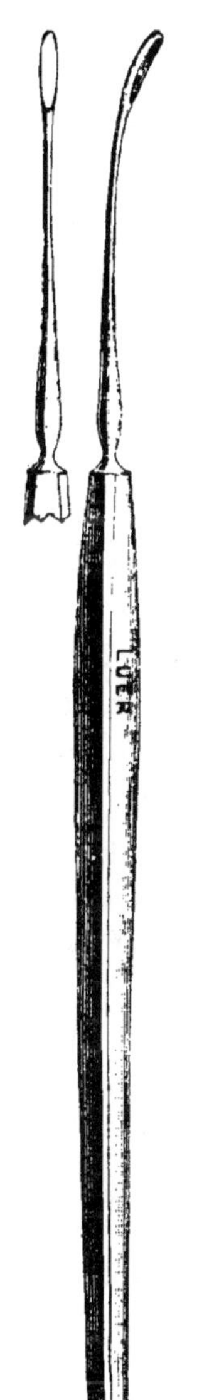

Fig. 33. — Curette de Terson pour les voies lacrymales.

cutanée. Pour faire le *curettage* sans incision cutanée, Terson anesthésie la conjonctive avec la cocaïne, sectionne le point lacrymal supérieur et introduit dans le sac et dans le canal nasal une curette étroite et fenêtrée. On pratique le curettage sans trop de violence, on fait une injection pour chasser les produits du curettage et le sang, et on applique un pansement compressif.

La *cautérisation* ignée du sac se fait avec le galvanocautère. Il sera préférable de pratiquer l'anesthésie générale. L'application de la pointe du galvanocautère sur la muqueuse du sac se fera après incision préalable au bistouri des téguments.

L'*ablation du sac*, partielle ou totale, nous semble être une mauvaise opération, car elle amène presque fatalement l'oblitération complète des voies lacrymales. Or, même dans des cas anciens de dacryocystite, on peut obtenir sinon la guérison complète, du moins un état préférable à l'obstruction complète des voies d'écoulement de la sécrétion lacrymale.

Voici comment on procède à cette opération : on exerce une légère traction sur la commissure externe, de manière à faire saillir le tendon direct de l'orbiculaire. On incise la peau au bistouri suivant une ligne verticale de 10 à 12 millim. même immédiatement au-dessus du tendon dans le sillon orbitonasal. On cherche le sac en arrière et au-dessous du tendon. Son extrémité supérieure est saisie avec un crochet, attirée en bas et disséquée aux ciseaux, puis sectionnée aussi bas que possible dans la gouttière lacrymo-nasale. Après l'extirpation du sac on réunit la plaie cutanée avec deux ou trois sutures au crin de Florence. Le dressage par une mèche de gaze est rarement nécessaire.

Fistule lacrymale.

La fistule lacrymale succède à une poussée aiguë de dacryocystite ou de péricystite. Beaucoup plus souvent qu'on ne le pense la présence de cette fistule atteste la nature tuberculeuse de l'affection de la muqueuse du sac lacrymal. Il faut savoir, en effet, que le lupus des voies lacrymales comme le lupus de la muqueuse nasale est souvent méconnu et que l'infection bacillaire à forme lupique peut rester limitée à ces muqueuses. Très souvent, il est vrai, elle se propage à la peau de la face ou du sillon orbito-nasal.

Ici encore on traitera tout d'abord le rétrécissement par la dilatation simple. Quelquefois la fistule s'oblitère assez rapidement et spontanément dèsque le cours naturel des sécrétions est rétabli. Si l'oblitération ne se fait pas spontanément, on la provoquera en appliquant une pointe de feu au niveau de son orifice cutané. Enfin, si cela ne suffisait pas, il faudrait recourir à la suture après avivement ou résection du petit trajet fistuleux.

Si l'on soupçonne la tuberculose, on indiquera au malade les conditions hygiéniques favorables à sa guérison. On prescrira l'huile de foie de morue, l'arsenic, la suralimentation, etc.

Obstruction complète des voies lacrymales.

L'obstruction complète des voies lacrymales peut être le résultat assez rare de l'évolution naturelle d'une lésion du canal nasal, notamment à la suite d'une poussée aiguë; mais c'est plus souvent le résultat de la thérapeutique, que ce résultat soit recherché comme dans l'ablation du sac ou la cautérisation complète, ou qu'il soit accidentel (fausses routes). Les lésions osseuses : ostéite ou périostite syphilitique, éostose, fracture du maxillaire supérieur, peuvent encore provoquer cette complication d'emblée.

Il sera le plus souvent impossible de rétablir la continuité des voies naturelles, et, malgré des tentatives répétées, le larmoiement persiste.

Si l'on ne veut pas recourir d'emblée à la cure du larmoiement par l'ablation de la glande lacrymale palpébrale, puis orbitaire (voir la Technique plus haut), on pourra encore essayer d'établir une fistule nasale entre le sac lacrymal et le méat moyen par trépanation de l'unguis. L'opération est facile à réaliser ; mais la fistule s'oblitère le plus souvent peu de temps après sa création.

Si, avec une oblitération complète des voies lacrymales, le sac reste chroniquement enflammé, il sera tout indiqué d'en faire l'ablation totale.

MALADIES DE LA CONJONCTIVE

I. — **CONSIDÉRATIONS GÉNÉRALES**

Le plus grand nombre des maladies qui atteignent
la muqueuse oculaire sont causées par des agents
infectieux venus du dehors. Par leur développement
à la surface de la muqueuse ou dans son épaisseur,
ils provoquent une inflammation superficielle diffuse
qui souvent même dépasse les limites de la conjonctive et provoque, du côté de la cornée, des lésions
ulcératives ; aussi l'ancien terme d'ophtalmie appliqué à ces inflammations était-il préférable à celui de
conjonctivite que nous conservons néanmoins, puisque l'usage en a prévalu. Nous étudierons donc tout
d'abord les infections diverses d'origine exogène
dont la conjonctive peut être atteinte.

Nous ferons rentrer dans ce groupe certaines
inflammations conjonctivales qui résultent d'une
propagation, à la conjonctive, d'une affection de la
muqueuse, du nez et des voies lacrymales, bien qu'il
ne s'agisse pas à proprement parler d'une infection
exogène.

En dehors des inflammations de cause externe, la
conjonctive peut présenter aussi des lésions éruptives, dérivant d'une infection endogène ou d'une
maladie générale. Nous grouperons dans un dernier
chapitre les néoformations, productions kystiques
ou dégénérescence dont cette membrane peut devenir le siège.

Cette classification des maladies de la conjonctive, basée sur l'étiologie de ces affections, n'a pas qu'un intérêt spéculatif. Le médecin doit toujours rechercher la cause d'une maladie, et, si celle-ci échappe souvent à ses moyens d'investigation, ce n'est point une raison suffisante pour se retrancher derrière une étiologie vague et accepter philosophiquement les interprétations absurdes des malades. Sont-ils atteints d'une affection oculaire quelconque, ils ne manqueront pas de l'attribuer à un « coup d'air » alors qu'il est parfaitement établi que, dans le plus grand nombre des inflammations conjonctivales, c'est la contagion seule qui crée la conjonctivite. On comprendra sans peine l'importance qu'il y a, au point de vue prophylactique, à être fixé sur les caractères de transmissibilité ou non d'une conjonctivite. Ce n'est pas parce qu'une conjonctivite s'accompagne d'une réaction catarrhale ou purulente qu'elle est plus ou moins contagieuse. Certaines conjonctivites purulentes ne sont nullement transmissibles, alors que des conjonctivites catarrhales, si bénignes qu'on n'y attache aucune importance, sont contagieuses à un haut degré et peuvent engendrer des conjonctivites purulentes graves.

Le médecin devra donc s'efforcer de préciser la nature de l'inflammation conjonctivale qu'il observe. Pour cela, les commémoratifs, les caractères cliniques et l'évolution de l'affection peuvent lui fournir des indications suffisantes dans un grand nombre de cas ; mais, si l'on veut être absolument certain du diagnostic étiologique, on devra s'adresser à l'examen bactérioscopique de la sécrétion conjonctivale.

Ce n'est d'ailleurs pas à une époque où l'on cherche de tous côtés à préciser le diagnostic, à se rendre un compte plus exact de la nature et de l'étiologie des maladies, pour en combattre plus sûrement les effets, qu'il est permis de s'en tenir à un diagnostic basé sur l'aspect catarrhal, purulent ou pseudo-membraneux d'une inflammation. Il est certain que plusieurs de ces conjonctivites, étiologiquement différentes, bénéficient d'un même traitement, que le collyre au nitrate d'argent rendra les mêmes services dans la conjonctivite aiguë contagieuse et dans la conjonctivite blennorrhagique. Dans la diphtérie oculaire, au contraire, le sérum anti-diphtérique donne des résultats merveilleux ; il s'agit d'un médicament spécifique qui n'agit que sur les lésions causées par le bacille diphtérique ou sa toxine. Le sérum n'a d'efficacité que dans les inflammations pseudo-membraneuses où le bacille diphtérique joue un rôle. Si l'on confond dans une même dénomination de conjonctivite diphtérique toutes les ophtalmies pseudo-membraneuses, on sera surpris de voir que le sérum, efficace dans les unes, est sans effet sur les autres. C'est que toutes les ophthalmies pseudo-membraneuses ne sont pas causées par le bacille diphtérique, et que des microbes différents, le gonocoque, le bacille de Weeks, peuvent causer une inflammation anatomiquement semblable à celle du bacille diphtérique. Sur celle-ci le sérum anti-diphtérique ne provoquera ni amélioration, ni aggravation, mais une thérapeutique locale pourra être très utile. On voit, par conséquent, que dans les ophtalmies à pseudo-membranes, le diagnostic étiologique a sa consécration pratique par la thérapeutique. Nul doute qu'il n'en soit un jour de même pour les autres variétés de conjonctivites.

Ainsi donc, au double point de vue prophylactique et thérapeutique, il y a un intérêt pratique à considérer les inflammations conjonctivales dans leur étiologie et non dans leurs réactions anatomiques, en d'autres termes à distinguer des maladies différentes dans leur évolution, leur contagiosité, leur traitement. Cette manière de voir n'est pas celle de tous les auteurs, et on la trouve à peine indiquée dans les traités les plus récents. Mais nous sommes fermement convaincus de son importance pratique, et nous sommes persuadés qu'elle sera adoptée par tous les praticiens soucieux d'un diagnostic exact et d'une intervention utile au malade.

Dans le premier groupe des inflammations conjonctivales dues à une infection externe, nous rangerons :

La conjonctivite aiguë contagieuse ;

La conjonctivite subaiguë ;

La conjonctivite à pneumocoques ;

La conjonctivite blennorrhagique ;

La conjonctivite diphtérique ;

La conjonctivite granuleuse ;

La conjonctivite infectieuse ;

La conjonctivite vaccinale ;

La tuberculose conjonctivale ;

Avant d'aborder l'étude spéciale de ces différentes formes de conjonctivite, nous donnerons quelques indications sommaires sur la manière de procéder au diagnostic bactérioscopique.

Technique de l'examen bactérioscopique.

L'examen microscopique de la sécrétion conjonctivale au point de vue des micro-organismes qui y sont contenus n'exige que quelques instants, et on acquiert très rapidement l'expérience suffisante pour différencier les différents microbes et constater leur présence ou leur absence.

Cet examen se fait le plus commodément avec un microscope muni d'un objectif à immersion et d'un oculaire 3. On aura, en outre, un fil de platine aplati à son extrémité, de l'huile à immersion et des lames porte-objets. Les liquides ou solution colorantes sont les suivantes : une solution phéniquée de fuchsine de Ziehl, une solution phéniquée de violet de gentiane, une solution iodo-iodurée de Lugol, un flacon d'alcool absolu.

A l'aide du fil de platine, préalablement flambé, on recueille un peu de la sécrétion conjonctivale dans le cul-de-sac inférieur, si la sécrétion est abondante, ou au niveau de la caroncule si elle est en faible quantité. S'il s'agit d'un exsudat pseudo-membraneux, on en grattera légèrement la surface avec l'extrémité du fil de platine. La sécrétion est étalée en couche mince en deux points sur une lame porte-objet ; on laisse sécher, et on fixe en passant la lame dans la flamme trois à quatre fois. On procède alors à la coloration.

Deux méthodes de coloration suffisent amplement pour le diagnostic : la coloration simple par la fuchsine de Ziehl diluée, et la coloration par la méthode de Gram.

Dans tous les cas, on aura d'abord recours à la coloration simple ; voici comment elle se pratique :

On verse dix gouttes de solution phéniquée de fuchsine de Ziehl dans 10 centimètres cubes d'eau : c'est cette dilution qui servira à colorer. On en verse quelques gouttes sur la partie de la lame recouverte de l'exsudat à examiner, on laisse agir une minute, on lave à l'eau et on sèche. La préparation sèche est prête à être examinée. Il suffit de mettre une goutte d'huile de cèdre directement sur la préparation (sans interposition de lamelle) et de la placer sur le microscope.

Dans certains cas, sur lesquels nous reviendrons plus loin, il est nécessaire après avoir fait une coloration simple de faire une seconde préparation que l'on traite par la méthode de Gram. C'est pour cela que nous conseillons de faire toujours deux préparations sur la même lame. La seconde est recouverte de quelques gouttes de la solution phéniquée de violet de gentiane (non étendue d'eau). On laisse agir une demi-minute, on chasse le colorant que l'on remplace par la solution iodo-iodurée qui doit agir pendant un temps égal ; on lave à l'eau, puis on décolore avec l'alcool absolu en renouvelant l'alcool jusqu'à ce que la préparation paraisse complètement décolorée. On sèche et on examine, après avoir mis une goutte d'huile de cèdre sur la préparation.

La coloration simple seule permet de reconnaître :

Le bacille de Weeks : petit bacille très fin qu'il faut rechercher dans le protoplasma des leucocytes ou entre les cellules. Il existe toujours en très grande abondance.

Le diplobacille : gros bacille, trois à quatre fois plus épais que le précédent, formé par deux éléments trapus, séparés par un espace clair. Les extrémités de chaque élément sont légèrement renflées et arrondies. Le plus grand nombre des diplobacilles est libre entre les cellules ; quelques-uns sont inclus dans leur protoplasma ou sont groupés en amas sur les cellules épithéliales.

Le pneumocoque : diplocoque formé de deux éléments arrondis, ovalaires ou lancéolés, souvent entouré d'un espace clair incolore (capsule). Il est intra ou extra-cellulaire.

Le gonocoque : diplocoque formé de deux éléments plus ou moins aplatis. Il forme de gros amas dans les cellules.

Le bacille diphtérique : bâtonnet plus ou moins long présentant souvent une extrémité renflée en massue.

Pour les deux premières espèces microbiennes, il est inutile de procéder à une coloration par la méthode de Gram. Les caractères de ces organismes sont suffisamment distincts des autres pour les faire reconnaître.

Pour le gonocoque, le pneumocoque et le bacille diphtérique, il sera utile de faire une deuxième préparation traitée par la méthode de Gram.

Sur les préparations faites de cette manière le gonocoque se décolore complètement; le pneumocoque reste au contraire nettement coloré en violet sombre. Le bacille diphtérique est aussi coloré par la méthode de Gram, et, comme le fond devient incolore, comme le bacille diphtérique se trouve souvent en petit nombre, cette manière de colorer permettra de mieux le reconnaître.

A côté de ces micro-organismes on peut encore rencontrer le *streptocoque* : dans la sécrétion conjonctivale il affecte la forme de diplocoque ou se dispose en chaînettes de plusieurs éléments.

Le *staphylocoque* forme, dans les cellules, des amas en grappe de raisin; il se différencie aisément du gonocoque, par le fait que la méthode de Gram le colore fortement alors qu'elle laisse le gonocoque incolore.

On trouve constamment dans la sécrétion conjonctivale un bâtonnet à formes irrégulières souvent massives et qui n'est qu'un saprophyte banal rentrant dans le groupe des bacilles pseudo-diphtériques.

La sécrétion de certaines conjonctivites ne renferme pas de microbes décelables par les procédés de coloration : leur microbe spécifique est encore inconnu. Ce sont :

La conjonctivite granuleuse ;

La conjonctivite infectieuse ;

La conjonctivite vaccinale.

Dans la tuberculose conjonctivale, il est exceptionnel de constater au microscope des bacilles tuberculeux. On aura recours, pour les déceler, à l'inoculation d'un fragment de l'ulcération au lapin ou au cobaye.

Enfin, à l'infection primitive peut se surajouter une infection secondaire. C'est ce qui arrive le plus souvent dans la conjonctivite diphtérique : le bacille diphtérique vient compliquer une conjonctivite à pneumocoque ou à streptocoque. Dans ce cas, les deux organismes existent simultanément dans la sécrétion conjonctivale et peuvent être reconnus par l'examen microscopique.

II. — INFLAMMATIONS CONJONCTIVALES

Conjonctivite aiguë contagieuse.

La conjonctivite aiguë contagieuse s'observe à l'état endémique dans la plupart des grandes villes. C'est de toutes les inflammations conjonctivales celle qui se dissémine le plus facilement, et qui, dans une famille ou dans une école, atteint le plus grand nombre de personnes.

Cette affection est causée par un petit bacille très fin que l'on retrouve en abondance dans la sécrétion conjonctivale.

L'inflammation qu'il détermine est des plus variables dans son intensité, ce qui fait que, si l'on voulait s'en tenir à l'ancienne division des conjonctivites, il faudrait faire rentrer cette maladie à la fois dans la conjonctivite catarrhale, purulente et même pseudo-membraneuse.

D'une manière générale on peut dire que l'affection est plus bénigne chez les enfants que chez les adultes. Chez ceux-ci les phénomènes douloureux sont souvent très intenses, et il peut même se produire des lésions cornéennes.

Les deux yeux sont atteints successivement à un ou deux jours de distance. La conjonctivite bulbaire et tarsienne est le siège d'une vive injection; les extravasations sanguines sous-conjonctivales ne sont pas rares. La sécrétion est plus ou moins abondante et forme, dans l'angle interne, une petite concrétion d'un jaune vif. Les paupières peuvent se tuméfier, et l'ouverture spontanée en est fréquemment impossible pendant les premiers jours de l'inflammation.

Les douleurs sont assez vives, sauf dans les formes très bénignes, qui atteignent surtout les jeunes enfants. C'est une sensation de cuisson et une sensibilité très vive de la région orbitaire au contact ou à la pression.

Chez les enfants, l'affection peut, d'emblée ou après une poussée aiguë de quelques jours, prendre une allure subaiguë et persister pendant plusieurs mois. Ce sont ces cas qui sont la cause du plus grand nombre de contagions, et qu'il est de toute nécessite de soigner, bien que les parents des malades n'y attachent habituellement aucune importance.

Chez l'adulte, la conjonctivite aiguë contagieuse a une évolution plus rapide, mais sa durée peut être notablement raccourcie par le traitement. Celui-ci est d'autant plus efficace que l'affection est traitée de bonne heure.

Le traitement comprendra d'une part des instillations *quotidiennes de nitrate d'argent faites par le médecin lui-même,* et des applications et des lotions tièdes répétées plusieurs fois par jour.

L'instillation de nitrate d'argent (on se servira d'un collyre au 1/40) se fera avec le compte-gouttes, les paupières étant simplement écartées et non retournées, puis on neutralise l'excès avec une solution de chlorure de sodium. Chez les personnes sensibles, on peut atténuer la cuisson causée par le nitrate d'argent, en instillant deux minutes auparavant, une goutte de collyre de cocaïne au 1/20.

Le collyre au sulfate de zinc

Eau distillée............................	10 gr.
Sulfate de zinc........................	0.25 centigr.

peut être substitué au nitrate d'argent lorsque la conjonctivite est peu intense et que le malade est éloigné du médecin.

Le protargol en solution au 1/5

Eau distillée........................	10 gr.
Protargol......	2 —

instillé 3 fois par jour dans les yeux par le malade lui-même paraît donner d'assez bons résultats dans la conjonctivite aiguë contagieuse. Son instillation inoffensive est en général peu douloureuse.

Le malade fera en outre, deux à trois fois par jour, des lotions tièdes avec de l'eau salée à 1 0/0. On le préviendra du danger de contagion ; on lui recommandera de se savonner les mains aussi fréquemment que possible et d'éviter de porter les doigts à ses yeux. C'est en effet surtout par les mains que se fait la transmission de l'élément contagieux.

On recommandera au malade de ne pas appliquer de bandeau sur les yeux, mais on lui conseillera le jour des verres coquilles teinte fumée, n° 3, qui le soulageront en diminuant la photophobie. Si la douleur est très intense, on prescrira des frictions sur le front et les tempes avec une pommade de morphine.

> Lanoline......................... 10 gr.
> Chlorhydrate de morphine............. 0,50 centigr.

S'il existe des lésions cornéennes, on n'en fera pas moins les instillations de nitrate d'argent, mais on y adjoindra les instillations d'un collyre faible d'atropine répétées trois fois par jour.

> Eau distillée....................... 10 gr.
> Sulfate d'atropine.................... 0,03 centigr.

On ne cessera le traitement que lorsque l'agglutinement des paupières au réveil et la sécrétion conjonctivale auront complètement disparu. C'est alors seulement que le malade peut être considéré comme guéri et qu'il n'y a plus aucun danger de contamination.

La durée du traitement est des plus variables ; nombre de cas guérissent après cinq ou six instillations. Chez d'autres, la guérison nécessite parfois un traitement de plusieurs semaines.

Conjonctivite blennorrhagique.

La conjonctivite blennorrhagique résulte du transport sur la muqueuse oculaire du virus blennorrhagique, c'est-à-dire du gonocoque, que ce virus provienne d'une autre muqueuse enflammée du malade (comme c'est le cas habituel dans la conjonctivite blennorrhagique de l'adulte) ou de la muqueuse génitale de la mère, ainsi que cela s'observe toujours dans l'ophtalmie des nouveau-nés. Au point de vue clinique, on peut observer certaines différences dans l'intensité de la réaction, depuis les formes les plus bénignes jusqu'aux formes les plus graves et les plus destructives. D'une manière générale, on peut dire que la conjonctivite blennorrhagique est plus grave chez l'adulte que chez le nouveau-né.

L'examen microscopique du pus montrera toujours dans ces cas-là la présence du gonocoque. En l'absence de cet examen, on aura soin, lorsqu'on est en présence d'une conjonctivite purulente et qu'il ne s'agit pas d'un nouveau-né, de faire l'examen des muqueuses génitales. L'existence d'un vulvo-vaginite chez une jeune fille ou d'un écoulement uréthral ou vaginal chez les adultes, jointe aux symptômes cliniques, permettra, dans le plus grand nombre des cas, de préciser le diagnostic. Nous étudierons successivement la conjonctivite blennorrhagique chez le nouveau-né et chez l'adulte.

Ophtalmie blennorrhagique
des nouveau-nés.

L'ophtalmie blennorrhagique du nouveau-né se développe dans les huit jours qui suivent l'accouchement. Dans certains cas où l'accouchement est laborieux, l'infection peut déjà se produire dans l'utérus, et l'enfant peut naître avec une conjonctivite nettement caractérisée ; mais il faut reconnaître que c'est là l'exception et que, dans la majorité des cas, les symptômes se manifestent au troisième jour. Au réveil, l'enfant a les paupières collées, et, si on les entr'ouvre, on fait sourdre une quantité variable de sécrétion purulente. Le traitement devra être institué aussitôt que possible.

Comme dans toute maladie infectieuse, on peut observer tous les degrés dans l'inflammation conjonctivale ; mais ce qui rend le pronostic particulièrement grave, c'est la participation possible de la cornée au processus inflammatoire. Il est impossible de fixer la fréquence de cette complication. Il ne faudrait cependant pas croire qu'elle accompagne nécessairement toute ophtalmie blennorrhagique non traitée ; mais il est cependant un fait bien établi, c'est que le traitement institué de bonne heure en diminue la fréquence dans des proportions considérables. Les complications cornéennes peuvent se produire d'emblée ; au point de vue pronostic, c'est le cas le plus grave. Le plus souvent elles apparaissent après quelques jours sous forme d'une infiltration grisâtre dans la partie transparente centrale ou marginale de la cornée. Cette infiltration s'étend en largeur et en profondeur, entraînant plus ou moins rapidement la perforation de la cornée. D'autres fois, l'iris participe au processus inflammatoire, il se produit de l'hypopion et la destruction complète de l'œil peut en être la conséquence.

Comme il est établi que l'ophtalmie blennorrhagique du nouveau-né est le résultat de la contagion de la mère à l'enfant, et qu'il y a presque toujours une période d'incubation avant l'apparition de la maladie, on a cherché à en prévenir le développement.

Prophylaxie de l'ophtalmie des nouveau-nés. — Les moyens prophylactiques s'adressent d'une part à l'infection maternelle cause de la contagion et d'autre part à l'enfant.

La prophylaxie maternelle consistera à rechercher pendant la gestation l'infection blennorrhagique. Le plus souvent il s'agit d'une métrite blennorrhagique qui peut ne se manifester que par un écoulement peu abondant. Il faudra s'efforcer de guérir cette métrite par les moyens habituels : cautérisation, attouchements iodés, lavages antiseptiques au permanganate de potasse, etc.

Si la mère présente des symptômes permettant de soupçonner une infection blennorrhagique, il faudra, aussitôt après la naissance, instituer le traitement prophylactique chez le nouveau-né. Pour cela, aussitôt après l'accouchement, on essuiera les paupières avec de l'ouate hydrophile sèche et on instillera dans les deux yeux une solution de nitrate d'argent à 2 %, dont on laissera tomber une goutte dans la fente palpébrale entr'ouverte, et dont l'excès sera neutralisé par une solution de sel de cuisine. Cette instillation provoque une légère sécrétion qui, le lendemain, formera dans l'angle interne une petite concrétion ; il ne faudra pas pour cela croire au début de l'ophtalmie, mais on n'en devra pas moins surveiller les yeux, et si, au troisième ou quatrième jour, la sécrétion persiste ou augmente, on commencera sans hésitation le traitement actif.

Ce traitement prophylactique, préconisé par Crédé et appliqué aux cas seuls où l'infection maternelle est soupçonnée, donne d'excellents résultats à la condition d'être pratiqué et surveillé par le médecin. La solution à 2 % est sans danger pour l'œil, et les solutions plus faibles se sont montrées beaucoup moins efficaces.

Traitement de l'ophtalmie déclarée.

Nous indiquerons tout d'abord le traitement classique dont les résultats sont basés sur plus de quarante années d'observation, et nous signalerons les modifications récentes dont la supériorité sur ce traitement classique est loin d'être rigoureusement établie.

D'une manière générale on évitera toute manœuvre et toute introduction pouvant amener une érosion conjonctivale ou cornéenne. On ne se servir de l'écarteur que si cela est absolument nécessaire et si l'écartement des paupières avec les doig's ne permet pas l'inspection de la cornée. Encore faudra-t-il, en l'introduisant, prendre de grandes précautions pour ne pas exercer de pression sur la cornée et pour ne pas provoquer d'éraillure de cet organe. Les lavages de l'œil peuvent être pratiqués par la garde ou la mère de l'enfant.

Dès le début de la sécrétion et même si celle-ci est plutôt séreuse que franchement purulente, comme cela peut se voir pendant les trois premiers jours, on fera une instillation de collyre au nitrate d'argent au 1/40. Une cautérisation par jour sera suffisante dans la majorité des cas. Cependant, si la sécrétion est très abondante, on sera autorisé à en pratiquer une le matin et l'autre le soir. Ces instillations doivent toujours être faites par le médecin ; voici comment il procédera :

Le médecin s'assied en face de la garde qui tient l'enfant, et qui est assise sur une chaise un peu plus basse que celle du médecin. La tête de l'enfant repose sur les genoux du médecin qui peut l'immobiliser facilement. On écarte légèrement les paupières de manière à faire sourdre le pus, et on l'enlève avec de petits tampons d'ouate hydrophile que l'on jette dans un seau contenant une solution antiseptique quelconque (eau de Labaraque, sublimé, etc.). Lorsque l'œil est nettoyé de sa sécrétion, il est facile, en général, de voir la cornée en écartant les paupières avec le pouce et l'index. On instille alors une ou deux gouttes du collyre de nitrate d'argent au 1/40 avec le compte-gouttes et sans renverser les paupières. En se contractant, les paupières chassent l'excès de nitrate d'argent que l'on neutralisera avec une solution de chlorure de sodium, puis on enlèvera le tout avec un peu de coton hydrophile.

Les instillations seront répétées tant qu'il se produit de la sécrétion et tant qu'il persiste de l'agglutinement des paupières au réveil. La durée de la conjonctivite traitée est variable. Dans la majorité des cas, il se produit dès les premiers jours une diminution marquée de la sécrétion. Si le traitement est commencé dès le début de l'affection, la guérison est obtenue en 8 à 15 jours. Lorsque le traitement est plus tardif, l'affection peut durer 2 à 3 semaines au plus.

En dehors des instillations, il sera utile de chasser par des lavages fréquents la sécrétion qui s'accumule dans les culs-de-sac conjonctivaux. Ces la-

vages seront faits, autant que possible toutes les
heures, avec de l'eau boriquée ou de l'eau salée
(1 %) bouillie. On apprendra à la garde ou à la
mère de l'enfant à écarter les paupières délicatement et à faire le lavage soit en exprimant des tampons de coton, soit en se servant d'une de ces petites poires en caoutchouc que l'on trouve partout et
que l'on peut stériliser facilement en les faisant bouillir avec la solution servant aux lavages.

Il est préférable, entre les lavages, de ne pas
recouvrir l'œil d'un bandeau ou de compresses qui
auraient pour effet de produire une macération de
l'épiderme palpébral. On peut, par contre, recommander de recouvrir les paupières d'un peu de vaseline boriquée pour prévenir l'érythème.

Tel est le traitement qui convient à toutes les
formes d'ophtalmie des nouveau-nés causées par le
gonocoque. L'existence d'une sécrétion pseudo-
membraneuse n'est pas une contre-indication.

Il est tout à fait exceptionnel, lorsque ce traitement a été pratiqué de bonne heure, de voir se produire des lésions cornéennes. Mais il arrive encore
assez souvent, surtout dans la clientèle pauvre, de
ne voir les enfants que lorsque des lésions cornéennes se sont déjà développées ou sont en voie
d'évolution.

C'est encore aux instillations de nitrate d'argent
que l'on aura recours, et c'est grâce à elle que le
plus souvent on parviendra à enrayer ou à limiter
le processus ulcératif. Si l'ulcération est déjà profonde et qu'une perforation soit imminente, on
instillera en outre deux fois par jour un collyre
d'ésérine à 0,03 centigrammes pour 10 grammes
d'eau. Les instillations de nitrate d'argent seront

continuées jusqu'à ce que la sécrétion soit tarie.

Lorsque la perforation s'est produite et que l'iris fait hernie par la brèche cornéenne, il faudra continuer les instillations de myotiques (ésérine, pilocarpine). Si le prolapsus irien est très volumineux, on le réséquera avec les pinces-ciseaux.

Enfin, si le leucome cicatriciel résultant de l'ulcération cornéenne est très étendu, on attendra, pour intervenir, aussi longtemps que possible, car il arrive souvent que la cornée s'éclaircisse d'une manière inespérée. Si, après un an ou deux, la vision centrale est rendue impossible par l'existence d'un leucome central, si les parties périphériques sont transparentes, on sera autorisé à pratiquer une iridectomie optique. Il est des cas où, en l'absence d'un éclaircissement de la cornée, cette intervention doit être pratiquée : ce sont ceux où, par suite des lésions inflammatoires de l'iris et des adhérences irido-cornéennes qui en résultent, la tension intraoculaire augmente et l'œil ou la cornée augmentent de volume. Dans ces cas-là, il faudra intervenir sans trop tarder soit par des sclérotomies, soit si l'état de l'œil le permet par une large iridectomie.

Nous avons dit que, lorsque ce traitement était appliqué régulièrement, les échecs étaient tout à fait exceptionnels. On a cherché des procédés plus parfaits et, parmi les nombreuses méthodes proposées, je ne m'arrêterai qu'à celle dont Kalt a vanté les bons effets : je veux parler des grandes irrigations au permanganate de potasse. Nous en indiquerons le manuel opératoire en traitant de la conjonctivite blennorrhagique de l'adulte. Kalt recommande de faire trois irrigations au permanganate de potasse à 1 3000 par jour, et concurremment une cautérisation au nitrate d'argent à 1/30. L'introduction de l'entonnoir laveur entre les paupières de l'enfant expose toujours la cornée, et, pas moins que le traitement classique, cette méthode ne peut être faite sans la surveillance quotidienne du médecin. Nous ne croyons pas que les lavages au permanganate puissent être nuisibles lorsqu'ils sont faits sans le secours de l'entonnoir laveur ; mais on ne nous a pas encore prouvé leur supériorité réelle sur des solutions indifférentes comme l'eau salée ou boriquée qui n'ont pas au moins l'inconvénient de tacher le linge et les tissus.

Traitement de la conjonctivite blennorrhagique.

Ce que nous avons dit du traitement de l'ophtalmie purulente du nouveau-né s'applique parfaitement à la conjonctivite blennorrhagique de l'adulte. Dans les cas très graves, il sera utile de pratiquer deux instillations de nitrate d'argent au 1/40 dans les vingt-quatre heures. Ici aussi, on fera des lotions fréquentes avec la solution physiologique de chlorure de sodium (7 °/₀₀) ou une solution de permanganate de potasse à 1/500. Si les douleurs sont violentes, les applications froides ou glacées sur les paupières, les injections sous-cutanées de morphine seront utiles.

Lorsqu'un seul œil est atteint, comment préviendra-t-on l'infection du congénère ? Dans presque tous les cas, l'infection se fait soit par le transport avec les doigts, soit par les lavages, soit par le mouchoir souillé.

On en avertira le malade en lui recommandant de ne pas porter ses doigts à l'œil sain, de ne pas se servir de son mouchoir pour enlever la sécrétion de l'œil malade, mais d'avoir à cet effet de petits tampons d'ouate hydrophile qui seront détruits aussitôt après avoir servi. On lui conseillera des savonnages aussi fréquents que possible des mains. Le bandeau occlusif sur l'œil sain est souvent plus gênant qu'utile. Il est préférable, surtout les premiers jours, d'instiller une goutte du collyre de nitrate d'argent dans l'œil sain, une fois par jour.

Conjonctivite subaiguë diplobacillaire.

Cette forme de conjonctivite très fréquente est causée par un diplobacille qui a été étudié et décrit par l'un de nous.

Au point de vue clinique, cette inflammation est caractérisée par sa bénignité, sa longue durée, sa bilatéralité et sa disparition rapide sous l'influence d'un traitement efficace.

La conjonctivite subaiguë se développe sans causes appréciables. Un matin, au réveil, le malade constate que ses paupières sont agglutinées et qu'une sécrétion muco-purulente légère s'est concrétée sur les bords palpébraux et dans l'angle interne. Limités tout d'abord à un œil, ces symptômes ne tardent pas à se manifester du côté opposé. Les troubles subjectifs sont peu marqués. On ne note guère que des fourmillements ou des démangeaisons au niveau des paupières, un peu de photophobie ou des difficultés pour le travail à la lumière. Parfois le malade n'accuse qu'un larmoiement incommode ; mais tous ces troubles provoquent bien plus de gêne que de douleur. Objectivement on constate une légère injection de la conjonctive tarsienne et bulbaire et une teinte érythémateuse du bord palpébral. Cet érythème peut être limité aux commissures et à la région caronculaire, ce qui faisait décrire cette conjonctivite sous le nom de conjonctivite angulaire. Pendant le jour. la sécrétion conjonctivale est minime ; elle se concrète dans l'angle interne en y formant une petite masse muco-purulente grisâtre. Dans les cas anciens, les lésions érythémateuses de la paupière peuvent s'étendre à une grande partie de cette membrane.

La conjonctivite subaiguë peut persister des semaines ou des mois surtout chez les personnes peu soigneuses qu'une affection indolore ne force pas à rechercher un avis médical.

Le traitement de cette affection est des plus efficaces.

Dans la majorité des cas, il suffira d'une instillation quotidienne de sulfate de zinc répétée pendant cinq ou six jours pour amener la guérison complète.

On prescrira un collyre au 1/40.

Eau distillée........................... 10 gr.
Sulfate de zinc........................ 0,25 centigr.

et des lotions à l'eau boriquée tiède.

L'instillation du collyre au sulfate de zinc étant un peu douloureuse, on peut la remplacer par l'emploi biquotidien de la pommade suivante qui est particulièrement indiquée dans les cas anciens avec érythème étendu des paupières :

Vaseline............................ 10 gr.
Lanoline............................ 10 —
Oxyde de zinc.... ....   2 —
Ichthyol............................ 0,50 centigr.

On peut aussi se servir de la pommade à l'oxyde jaune de mercure.

L'amélioration est très rapide ; mais il est nécessaire de répéter l'instillation ou l'application de pommade pendant cinq à huit jours, de manière à prévenir toute récidive.

Conjonctivite à pneumocoques.

La conjonctivite à pneumocoques constitue une inflammation oculaire des plus bénignes et qui évolue le plus souvent sous l'aspect d'une conjonctivite à exsudation catarrhale, mais qui, dans certains cas, donne lieu à une exsudation pseudo-membraneuse superficielle. Elle s'observe : chez le nouveau-né et apparaît du huit au dixième jour après la naissance ; chez les enfants, et dans certaines conditions chez l'adulte. Chez le nouveau-né elle peut être confondue avec l'ophtalmie blennorrhagique, surtout si l'on ne pratique pas l'examen microscopique de la sécrétion conjonctivale. Chez l'enfant et chez l'adulte, le diagnostic entre la conjonctivite aiguë contagieuse et la conjonctivite à pneumocoques est très difficile en l'absence d'un examen bactériologique.

Cette forme de conjonctivite est contagieuse, mais dans des proportions beaucoup plus faibles que la conjonctivite aiguë contagieuse. En outre, il est des cas où elle accompagne un coryza aigu, et où elle ne paraît pas résulter d'une contagion, mais simplement d'une propagation de l'inflammation de la muqueuse nasale à la conjonctive. Jamais nous n'avons observé de lésions cornéennes chez l'adulte. On constate très souvent un œdème limité au bord ciliaire de la paupière supérieure, une sensation de cuisson vive et des phénomènes réactionnels qui atteignent, en douze à vingt-quatre heures, leur acmé

pour s'atténuer les jours suivants et disparaître
après une durée de cinq à six jours.

Des lotions avec l'eau boriquée tiède et une instillation quotidienne de collyre au sulfate de zinc au
1 pour 50 hâteront la guérison. Celle-ci, ainsi que nous
l'avons vu bien souvent, peut se produire spontanément en un temps assez court. Chez l'enfant nouveau-né elle peut être un peu plus tenace, car elle
s'accompagne bien souvent d'une inflammation
légère des voies lacrymales entraînant à sa suite un
peu de larmoiement. On ne se hâtera pas d'intervenir sur les voies lacrymales du nouveau-né, car
après un ou deux mois de durée, le larmoiement
peut disparaître sans intervention et sans cathétérisme.

Conjonctivite diphtérique.

La conjonctivite diphtérique était considérée autrefois comme une des maladies les plus graves en
raison des complications cornéennes fréquentes
qu'elle entraînait. Mais il faut bien dire aussi qu'on
groupait sous la même désignation toutes les conjonctivites qui s'accompagnaient de productions pseudo-
membraneuses sur la conjonctive. Parmi celles-ci il
en est qui ne sont nullement causées par le bacille
diphtérique et qui ne rentrent plus dans le cadre
actuel de la conjonctivite diphtérique.

Au point de vue clinique, des affections de nature
diverse peuvent simuler la diphtérie. Seul l'examen
microscopique et bactériologique de la fausse membrane permettra un diagnostic certain.

Il ne peut être question de donner, de la conjonctivite diphtérique, une description clinique s'appli-

quant uniquement aux cas où le bacille diphtérique est en jeu, seuls cas où l'on puisse espérer une guérison complète et rapide par la seule injection de sérum antidiphtérique.

Le plus habituellement, c'est au cours d'une inflammation légère des enveloppes oculaires (conjonctivite à pneumocoques, éruption impétigineuse de la cornée ou de la conjonctive, conjonctivite rubéolique, etc.)qu'apparaît l'inflammation diphtérique de la conjonctive. Celle-ci se manifeste extérieurement par un œdème plus ou moins marqué des paupières, notamment de la paupière supérieure, et par une sécrétion fluide.En entr'ouvrant les paupières et en découvrant la conjonctive tarsienne, on voit, sur toute son étendue,une exsudation blanchâtre plus ou moins adhérente à la muqueuse. Au début,l'exsudation est limitée à la conjonctivite tarsienne, et ce n'est que lorsque l'affection dure depuis quelques jours que la conjonctive bulbaire peut présenter des altérations analogues.Lorsque la cornée est atteinte, ce qui se voit lorsque l'affection remonte à un certain nombre de jours, ou lorsqu'elle était le siège, avant la complication diphtérique,de lésions phlycténulaires, le trouble cornéen se manifeste par une tache blanchâtre porcelanée ou opaline,qui,d'abord limitée à un secteur cornéen,peut s'étendre assez rapidement à toute la surface cornéenne. Cette opalescence à contours diffus de la cornée est un des seuls caractères cliniques auxquels on puisse presque sûrement reconnaître la diphtérie oculaire. Mais, si elle n'existe pas lorsqu'on voit le malade pour la première fois, on ne devra en aucun cas en attendre l'apparition pour faire le diagnostic et prescrire le traitement.

En l'absence du diagnostic bactériologique, les seuls renseignements auxquels on puisse attacher une importance relative seront d'une part les données anamnestiques : l'existence de cas de diphtérie pharyngée ou laryngée, et d'autre part, la présence, chez le même malade, de lésions pseudo-membraneuses dans le nez, la gorge ou le larynx. Mais l'absence de ces indications ne permettra pas de préjuger de la nature de l'inflammation pseudo-membraneuse oculaire.

Au point de vue thérapeutique nous supposerons deux cas :

1° *Le diagnostic de la nature diphtérique est établi par l'examen microscopique immédiat de la fausse membrane.*

Dans ce cas, on pratiquera, sans hésitation aucune, une injection de sérum antidiphtérique de 10 centimètres cubes sur la peau de l'abdomen. Si l'affection a quelques jours de durée, s'il existe des complications diphtériques pharyngées ou nasales, on fera bien d'injecter d'emblée 20 centimètres cubes.

L'évolution de la guérison est la suivante dans la grande majorité des cas de conjonctivite diphtérique traités par le sérum. On n'observe rien de particulier pendant les vingt-quatre premières heures. Le lendemain de l'injection, les paupières sont un peu moins tuméfiées et commencent à s'entr'ouvrir spontanément.

Les fausses membranes conjonctivales commencent à se détacher, et la sécrétion accumulée dans l'espace interpalpébral devient plus épaisse et plus abondante. Le deuxième jour les paupières s'entr'ouvrent spontanément, et l'amélioration devient de plus en plus manifeste. Dans la règle, le troisième jour, les fausses membranes ont complètement disparu,et il ne persiste qu'un jeu d'injection conjonctivale pendant quelques jours.

Comme traitement local, il suffira de quelques lotions boriquées tièdes répétées deux à trois fois par jour. S'il existe déjà des lésions cornéennes au moment de l'intervention, si ces lésions sont étendues, on sera autorisé à faire sous la conjonctive, comme l'a indiqué Coppez, une injection de une à deux gouttes de sérum antidiphtérique tout en faisant l'injection sous-cutanée abdominale de 20 centimètres cubes de sérum.

2° *Le diagnostic microscopique de la nature de l'inflammation pseudo-membraneuse ne peut être établi.*

Dans ce cas encore, mieux vaut ne pas perdre de temps, et, comme le sérum antidiphtérique est inoffensif, comme il n'aggrave en aucun cas une conjonctivite pseudo-membraneuse non diphtérique, on aura d'emblée recours à l'injection sous-cutanée de 10 centimètres cubes. Après trente-six à quarante-huit heures, le résultat de l'injection permettra de faire un diagnostic rétrospectif. Mais, s'il ne s'agit pas d'une conjonctivite diphtérique, si,comme cela se produit quelquefois,la conjonctivite pseudo-membraneuse est causée par une infection blennorrhagique, par le gonocoque par conséquent, il y a intérêt à ne pas se fier uniquement au sérum, qui, dans le cas supposé,n'aurait aucune action sur l'évolution de la conjonctivite.

Aussi, conseillons-nous,en l'absence d'un diagnostic précis, de faire tout d'abord une injection de sérum thérapeutique, et concurremment une instillation quotidienne de collyre au nitrate d'argent au 1/40.

Il va sans dire que si,au bout de quarante-huit

heures, les fausses membranes se détachent et ne se reproduisent pas, on cessera toute instillation et on se bornera à quelques lotions boriquées.

Lorsqu'il existe des lésions cornéennes, on adjoindra à ce traitement des instillations d'un collyre faible d'atropine. L'opacité cornéenne résultant de l'action de la toxine diphtérique se dissipe habituellement un peu moins vite que la fausse membrane conjonctivale. Il faut savoir cela et ne pas prendre pour une infiltration à marche progressive cette opalescence parenchymateuse. Lorsqu'elle n'est pas très marquée, elle disparaît en une huitaine de jours et d'une manière complète. Plus intense, elle peut laisser à sa suite de légères nébulosités. Mais il faudra bien se garder de se livrer sur la cornée à une thérapeutique active et intempestive. L'injection sous-conjonctivale de quelques gouttes de sérum et les instillations d'atropine, voilà tout ce que le médecin pourra tenter comme thérapeutique locale.

Conjonctivite à streptocoques.

Le streptocoque peut déterminer des inflammations oculaires dont le type clinique correspond soit à la conjonctivite catarrhale, soit à la conjonctivite pseudo-membraneuse.

Le premier type, décrit par Parinaud sous le nom de conjonctivite lacrymale à streptocoque, s'observe chez les malades atteints d'une obstruction des voies lacrymales et qui font une poussée inflammatoire aiguë. L'injection conjonctivale est très accusée : on observe parfois de l'iritis en dehors de toute lésion appréciable de la cornée.

Le second type s'observe surtout chez les enfants

et assez fréquemment à la suite de la rougeole et de la scarlatine. L'inflammation conjonctivale peut atteindre simultanément la cornée, et l'évolution des lésions est parfois si rapide, que la destruction de la cornée peut être complète en vingt-quatre heures.

Au point de vue symptomatique, la confusion entre la conjonctivite pseudo-membraneuse à streptocoques et la conjonctivite diphtérique est facile, et ce n'est souvent que l'examen bactériologique (ou le traitement sérothérapique) qui permet de se prononcer.

En dehors de ces deux types cliniques déterminés par la prolifération du streptocoque dans la conjonctive, on rencontre quelques cas où, à l'inflammation conjonctivale bénigne, succède une adénopathie du ganglion auriculaire ou sous-maxillaire qui se termine par la suppuration ou par résorption. L'aspect de la conjonctive permettra de la différencier de la conjonctivite infectieuse.

Traitement.

La thérapeutique appliquée aux différentes affections conjonctivales a été essayée dans ces conjonctivites à streptocoques.

Dans les formes bénignes lacrymales, les instillations d'oxycyanure de mercure à deux pour mille paraissent donner de meilleurs résultats que le nitrate d'argent ; mais le résultat des instillations argentiques ou autres n'est jamais aussi net que dans les conjonctivites d'autre nature. En cas de lésions cornéennes, on instillera de l'atropine.

Le nouveau sérum antistreptococcique de Marmorek paraît devoir donner d'excellents résultats dans es affections oculaires à streptocoques. Il a été publié quelques cas où le résultat a paru des plus heureux. Ces cas ne sont pas encore suffisamment nombreux pour permettre d'affirmer son efficacité constante, mais ils sont assez nets pour engager le médecin à essayer de ce remède en tous cas inoffensif.

L'injection de sérum sera faite dans la paroi abdominale au niveau des fausses côtes. On injectera 10 centimètres cubes au moins de sérum de Marmorek. On fera une deuxième injection de 10 centimètres cubes le lendemain si l'état local ne se modifiait pas.

Dans la conjonctivite pseudo-membraneuse à streptocoques, on constaterait (Aubineau dès le lendemain de l'injection une exfoliation plus facile de la fausse membrane. Quarante-huit heures après, l'exsudation aurait complètement disparu.

L'injection de sérum de Marmorek faite aseptiquement n'a pas d'autres inconvénients que ceux inhérents aux injections de sérum : il peut se produire, dans les quinze jours qui suivent l'injection, une poussée urticarienne ou érythémateuse, dont la durée ne dépasse jamais vingt-quatre heures. Ces manifestations, qui ne menacent jamais la vie, ne s'observent que dans un nombre relativement assez restreint de cas, et il suffit d'en être prévenu pour ne pas s'en effrayer. Ils ne nous ont jamais fait hésiter à pratiquer l'injection lorsque l'indication en était nettement posée.

Nous le répétons, les faits cliniques ne sont pas encore assez nombreux pour affirmer la constance des heureux résultats de cette thérapeutique ; mais, d'une part, l'innocuité absolue de l'injection, d'autre part, les résultats expérimentaux démonstratifs doivent engager le médecin à faire cette injection dans les conjonctivites dues aux streptocoques, d'autant qu'elle est parfaitement compatible avec la thérapeutique ordinaire.

Conjonctivite infectieuse.

La conjonctivite infectieuse décrite par le Dr Parinaud constitue une inflammation très particulière, caractérisée par le développement sur un seul œil de végétations confluentes et plus ou moins volumineuses, et par l'engorgement des ganglions préauriculaires et sous-maxillaires correspondants.

L'affection paraît contagieuse, et on admet son origine animale.Son apparition est précédée de quelques phénomènes généraux. L'inflammation conjonctivale ne se traduit que par des troubles subjectifs peu marqués. La sécrétion est minime,et ses caractères se rapprochent de la sécrétion catarrhale. En écartant ou en renversant les paupières on voit, sur la conjonctive tarsienne inférieure et supérieure, des saillies papuleuses semi-transparentes rosées ou jaunâtres, qui parfois envahissent aussi la conjonctive bulbaire. La cornée n'est jamais atteinte. L'adénopathie se manifeste quelques jours après le début de l'inflammation oculaire. Elle est parfois peu marquée, et, après une durée de quelques semaines elle disparaît sans laisser de trace. Dans d'autres cas les ganglions suppurent, et le pus peut se faire jour au travers des téguments. Cette suppuration n'est pas accompagnée des symptômes généraux de l'adénite aiguë streptococcique.

L'affection évolue spontanément vers la guérison

après une durée de six semaines à trois mois. Elle reste toujours unilatérale.

Le traitement consistera uniquement dans des lotions chaudes et des instillations quotidiennes d'un collyre d'oxycyanure de mercure au millième. Si les ganglions deviennent fluctuants, on n'attendra pas que le pus s'évacue spontanément. Au point de vue des lésions cicatricielles qui en résulteraient, il sera préférable de faire une ponction de l'abcès avec le bistouri.

Conjonctivite granuleuse. Trachome.

La conjonctivite granuleuse est une des infections oculaires les plus redoutables en raison de sa chronicité, des troubles éloignés qu'elle peut déterminer du côté de la cornée et des paupières, de sa contagiosité et de la difficulté du traitement. Le parasite qui en est la cause est encore inconnu, mais sa contagiosité est un fait d'observation journalière.

Le début de l'affection est habituellement unilatéral ; mais il ne s'écoule guère plus de quinze jours entre le début des symptômes dans un œil et l'envahissement du congénère.

Les caractères et l'évolution de la conjonctivite granuleuse sont très variables, et l'on observe toutes les formes entre la poussée granuleuse aiguë qui peut simuler une conjonctivite purulente, et les granulations discrètes évoluant sans presque s'accompagner de phénomènes réactionnels, mais qui n'en peuvent pas moins déterminer des lésions cicatricielles fort gênantes. Ce qui caractérise essentiellement cette maladie, c'est l'existence sur la muqueuse tarsienne, principalement, de petites lésions nodulaires jaunâtres accompagnées d'une hypertrophie de la conjonctive qui est injectée, de couleur rouge sombre, et qui prend un aspect velouté. Ces lésions nodulaires ou granulations sont surtout marquées au niveau de la conjonctive tarsienne de la paupière supérieure : aussi faudra-t-il toujours avoir soin de renverser la paupière lorsqu'on examine un malade pour la première fois.

Les troubles subjectifs sont en effet peu prononcés. Les malades ne se plaignent guère que de lourdeur des paupières, de photophobie, de sensation de gravier ou d'une sécrétion peu abondante le matin au réveil. Les lésions conjonctivales peuvent s'accompagner aussi de lésions cornéennes, et lorsque l'affection est au début, c'est en général dans le tiers supérieur de la cornée, dans la région recouverte par la paupière supérieure que l'on constate l'existence d'une infiltration qui, à la loupe, se résout en une série de petites infiltrations nodulaires superficielles. Ces lésions cornéennes entraînent un développement anormal de fins vaisseaux à la surface de la cornée.

Après une période active dont la durée est variable, les granulations laissent après elles des cicatrices, et c'est à cette rétraction cicatricielle de la conjonctive et des lésions sous-jacentes que sont dus la déviation des cils (trichiasis), l'entropion et les troubles dans l'excrétion des larmes.

Traitement de la conjonctivite granuleuse.

Le traitement de la conjonctivite granuleuse a excité, depuis des siècles, l'imagination des oculistes, et le nombre des procédés préconisés est la preuve de l'inefficacité relative de la plupart d'entre eux. Il n'est pas difficile d'obtenir une guérison temporaire, mais aucune méthode ne met complètement à l'abri d'une récidive, surtout lorsque l'affection existe depuis un certain temps.

On a préconisé dans ces dernières années le traitement chirurgical des granulations : grattage à la curette, brossage, expression ou galvano-puncture ; mais ces procédés, renouvelés des anciens, ne semblent pas avoir donné tout ce qu'on attendait d'eux, et ils ne peuvent, en aucun cas, constituer un procédé unique applicable à tous les faits. Nous les décrirons plus loin après avoir indiqué les procédés médicaux qui, le plus souvent, permettent d'obtenir de bons résultats.

Ainsi que nous l'avons dit, les lésions nodulaires qui constituent les granulations ont une tendance spontanée à évoluer vers la cicatrisation, et on peut les comparer à l'évolution du lupus tuberculeux. Remarquons, en passant, la similitude des procédés chirurgicaux préconisés pour combattre ces deux affections. Le but que se proposent les procédés médicaux et chirurgicaux de traitement, c'est de créer un processus inflammatoire aigu, dont l'effet est analogue à celui qu'exerce l'injection de tuberculine dans les lésions lupiques.

En dehors des moyens chirurgicaux, de nombreuses substances ont été tour à tour employées pour déterminer cette réaction inflammatoire aiguë. Nous n'en indiquerons que deux qui sont le plus fréquemment employées et les plus faciles à manier : le sulfate de cuivre et le nitrate d'argent en solution.

S'il existe déjà un certain degré de rétrécissement de la fente palpébrale ou d'entropion, s'il s'agit, par exemple, d'une récidive ou d'un cas dont le début remonte à quelques mois, il sera utile, avant tout traitement médical, de faire la canthoplastie, c'est-à-dire la section horizontale de la commissure palpébrale externe suivie de la suture des lèvres muqueuses de la plaie ainsi produite aux lèvres cutanées. Cette opération provoque un agrandissement de la fente palpébrale, s'oppose au développement de l'entropion au début, permet le renversement complet des paupières et facilite ainsi l'application des caustiques sur la muqueuse. C'est là une intervention chirurgicale bénigne et qui est parfaitement justifiée.

Dès le lendemain on peut commencer le traitement proprement dit :

Le sulfate de cuivre sera surtout employé dans les cas peu intenses qui ne s'accompagnent pas d'une sécrétion marquée.

Tous les six ou sept jours on fait un attouchement avec le sulfate de cuivre; on utilise, pour cela, un crayon ou un cristal de sulfate de cuivre dont on aura poli les aspérités en le frottant sur une pierre. La paupière supérieure étant retournée, le médecin passe le cristal à la surface de la conjonctive tarsienne et dans le cul-de-sac supérieur. Puis la paupière inférieure est cautérisée de la même manière. Cette cautérisation provoque une vive douleur qui persiste pendant un quart d'heure au moins et qu'on atténuera par des applications humides tièdes ou une instillation préalable de cocaïne.

Dans l'intervalle des cautérisations, le malade instillera une fois par jour un collyre au sulfate de cuivre.

Glycérine...................................... 10 gr.
Sulfate de cuivre.......................... 1 —

Ce traitement sera poursuivi régulièrement jusqu'à ce que la conjonctive ait repris son apparence normale.

Quelques confrères préfèrent le nitrate d'argent en solution et l'emploient dans tous les cas. Cette méthode est tout particulièrement indiquée lorsque la conjonctive est très hypertrophiée et qu'il existe une sécrétion marquée.

Voici, d'après les indications d'Everbusch, comment on peut appliquer ce traitement : on se sert d'une solution forte de nitrate d'argent à 5 0/0. Le malade étant couché dans la position horizontale en engageant le malade à regarder fortement en bas, on retourne la paupière supérieure aussi complètement que possible, on sèche la muqueuse tarsienne avec un tampon de coton hydrophile, et on applique à sa surface la solution de nitrate d'argent, soit avec le pinceau, soit avec le compte-gouttes, en évitant que le caustique atteigne la cornée ; pour cela on refoule avec le pouce la paupière inférieure en haut, de manière à garantir complètement la surface cornéenne. Sous l'influence du caustique il se produit sur la muqueuse une tache blanche. On enlève alors l'excès du caustique avec un tampon de coton, et on lave l'œil avec une solution physiologique de chlorure de sodium. On procède de même pour la conjonctive du cul-de-sac et du tarse inférieur.

Ces cautérisations sont répétées tous les cinq à huit jours suivant l'intensité de la réaction. Dans l'intervalle des cautérisations on peut faire des applications de pommade à l'oxyde jaune de mercure suivie d'un léger massage au travers des paupières.

Ce traitement sera poursuivi jusqu'à disparition

des granulations, ce qui exige de deux à trois mois. Mais, même alors, il faudra continuer les instillations de sulfate de cuivre au 1/10 ou au 1/20 pendant un mois ou deux et surveiller régulièrement le malade en l'avertissant de la possibilité d'une récidive.

Les lésions cornéennes, le pannus granuleux disparaissent en général assez rapidement sous l'influence des traitements que nous venons d'indiquer. Dans les cas rebelles on peut faire en outre des attouchements à la teinture d'iode de la conjonctive bulbaire qui avoisine la région cornéenne atteinte; on peut encore faire des cautérisations ignées superficielles ou une incision superficielle de la conjonctive perpendiculaire à la direction des vaisseaux avec le scarificateur.

Quant aux procédés chirurgicaux préconisés contre la conjonctivite granuleuse proprement dite, nous nous contenterons d'indiquer ceux auxquels on peut, dans certains cas, avoir recours.

La *cautérisation ignée* au galvano-cautère est utile dans les cas où les granulations sont isolées et lorsqu'elles forment des végétations saillantes. Il n'est jamais nécessaire de faire une cautérisation très profonde, et on se contentera, en général, d'un attouchement superficiel avec une fine pointe.

Les *scarifications* se font avec le scarificateur de Desmares, et après anesthésie à la cocaïne. La muqueuse tarsienne seule doit être incisée parallèlement au bord palpébral. On fera une série d'incisions parallèles assez rapprochées. Il vaut mieux éviter de pénétrer jusque dans le tarse. Ces scarifications seront suivies d'une application d'une solution de sublimé au millième.

L'*expression* des granulations au moyen de la pince de Knapp est peu employé.

Le *brossage*, préconisé par Abadie et Darier, est une opération fort douloureuse qui nécessite l'anesthésie générale chloroformique. Les paupières sont retournées et scarifiées, puis frottées énergiquement avec une brosse à poils durs trempés dans une solution de sublimé au 1/500. Ce brossage détermine une réaction violente. On calmera les douleurs par des applications de compresses froides et par des lavages quotidiens. Un seul brossage est en général suffisant. Dans quelques cas cependant il faut avoir recours à une seconde intervention quelques semaines après la première.

A ces procédés chirurgicaux proprement dits, ajoutons encore le *massage* de la conjonctive avec de l'acide borique pulvérisé. Les paupières sont retournées après anesthésie à la cocaïne. Avec le pouce on prend un peu de poudre d'acide borique qu'on étale sur la conjonctive tarsienne, puis on fait un massage direct sur la conjonctive. Ce massage amène un léger suintement sanguin, mais les phénomènes réactionnels sont peu intenses.

On peut encore recourir à l'*électrolyse* des granulations avec une aiguille en platine reliée au pôle négatif, tandis que le pôle positif est placé sur la nuque.

Ainsi que nous l'avons déjà dit, aucun de ces procédés n'a par lui-même une valeur curative absolue. Ils agissent, dans certains cas, un peu plus rapidement en apparence que les procédés médicaux ; mais le malade, comme le médecin, aurait tort de se fier à cette guérison rapide, et on ne peut compter sur une guérison définitive que lorsque plusieurs mois se sont écoulés sans réapparition de lésions conjonctivales ou cornéennes. Aussi sera-t-il prudent d'engager les malades à continuer leur traitement d'une manière régulière pendant de nombreux mois, et de faire surveiller fréquemment l'état de leurs conjonctives.

Nous avons dit que la conjonctivite granuleuse laissait souvent après elle des lésions cicatricielles entraînant une déviation des cils, du bord palpébral ou des points lacrymaux. Nous indiquerons, à propos de la pathologie palpébrale, les procédés opératoires destinés à remédier à ces déformations.

Tuberculose de la conjonctive.

La tuberculose primitive de la conjonctive est une affection relativement rare, qui peut se présenter sous des aspects cliniques très différents et aussi variés que ceux que l'on observe du côté de la peau. On peut grouper les faits dans trois types distincts:

L'ulcération tuberculeuse avec granulations miliaires;

La végétation papillaire.

Les granulations miliaires disséminées sans ulcérations.

L'ulcération tuberculeuse avec granulations miliaires est la forme la moins rare. L'ulcération siège habituellement dans le cul-de-sac inférieur ou sur la conjonctive tarsienne inférieure. En renversant la paupière habituellement épaissie on voit sur la surface conjonctivale un ulcère dont le fond a un aspect lardacé et dont les bords présentent des granulations rouges, grisâtres ou jaunâtres. Cet ulcère montre peu de tendance à se cicatriser. Le ganglion préauriculaire s'hypertrophie peu de jours après le début de l'ulcération conjonctivale. Le ganglion peut subir la fonte caséeuse.

La forme papillaire de la tuberculose conjonctivale est moins fréquente. Il se forme en général sur la conjonctive tarsienne une petite végétation sessile ou pédiculée qui n'est accompagnée que de peu de phénomènes réactionnels, mais qui est bientôt suivie du développement d'un adénopathie préauriculaire. L'existence de l'adénite permet alors le diagnostic.

La tuberculose conjonctivale à forme de granulations miliaires disséminées est la plus rare, on n'en connaît que quelques faits isolés où l'affection a été tout d'abord confondue avec des lésions trachomateuses.

Le traitement s'adressera surtout à l'état général et sera celui de la tuberculose en général. La forme papillaire paraît moins grave que la forme ulcéreuse. La thérapeutique locale dans le cas du papillome consiste dans son ablation avec les ciseaux ou la curette et dans la cautérisation de la base d'implantation. Contre les ulcérations on prescrira des applications de poudre d'iodoforme, les attouchements avec le galvano-cautère ou le chlorure de zinc.

Les granulations tuberculeuses seront détruites par l'ignipuncture.

Conjonctivite vaccinale.

Nous ne ferons que signaler cette forme exceptionnelle d'infection conjonctivale qui a été observée quelquefois et qui résulte du transport sur la conjonctive de la sérosité vaccinale chez un sujet en éruption de vaccine ou chez un sujet non vacciné.

Conjonctivite impétigineuse.

Tous les médecins connaissent ces éruptions impétigineuses atteignant principalement la face, le cuir chevelu ou la région rétro-auriculaire chez les enfants ; on sait aussi que, fréquemment, ces éruptions s'accompagnent de manifestations analogues du côté de la muqueuse nasale ou oculaire. Sur cette dernière elle donne lieu à de petites éruptions phlycténulaires ou pustuleuses qui se localisent à la conjonctive ou atteignent simultanément la cornée.

Ces manifestations sont bien connues au point de vue clinique ; mais il faut bien reconnaître que nous n'avons que des connaissances très vagues sur l'étiologie et la nature de l'impétigo. S'agit-il d'une maladie spéciale et unique ? Cette affection est-elle transmissible ? Il est impossible pour le moment de donner une solution précise à ces questions. La transmissibilité paraît exister au moins pour certains cas ; mais, je le répète, on ne peut en aucune façon conclure des recherches qui ont été entreprises jusqu'à présent. Il en est de même des résultats fournis par l'examen bactériologique des manifestations oculaires impétigineuses.

Ce qui paraît ressortir nettement de l'observation clinique, c'est la non-transmissibilité de l'affection oculaire. Un malade atteint de conjonctivite phlycténulaire ne transmettra jamais sa manifestation oculaire à son entourage. D'autre part, si les lésions conjonctivales ou cornéennes se produisent parfois sans autres lésions impétigineuses, le plus souvent elles se développent en même temps que des lésions cutanées des paupières, de la face ou des narines. Elles atteignent très rapidement leur acmé. En deux ou trois jours les altérations sont constituées, et, s'il ne se produit pas de nouvelles poussées, s'il ne se développe pas une infection secondaire, le reste de la maladie consiste uniquement dans la réparation des lésions. C'est pour toutes ces raisons que nous rangeons la conjonctivite impétigineuse dans les conjonctivites éruptives.

Passons rapidement en revue les principales modalités cliniques de cette maladie si fréquente dans le jeune âge.

La forme typique que l'on observe le plus habituellement est caractérisée par la présence, sur la conjonctive et notamment au voisinage du limbe, de petites saillies papuleuses au niveau et autour desquelles la conjonctive est le siège d'une injection intense. Parfois l'injection reste limitée et la sécrétion est minime. Les troubles subjectifs consistent uniquement en un certain degré de photophobie et de larmoiement. Mais, dans d'autres cas, toute la conjonctive est injectée et il se produit un peu de sécrétion et d'agglutinement des paupières au réveil. Il arrive même que cette injection généralisée précède l'apparition des lésions circonscrites et soit confondue avec une conjonctivite aiguë contagieuse. L'absence de microbes spéciaux dans la sécrétion, constatée par l'examen microscopique, permet d'éviter cette erreur.

On peut voir aussi la conjonctive tarsienne se recouvrir de fausses membranes, et cet aspect peut faire croire à une diphtérie oculaire. L'erreur est d'autant plus facile que la diphtérie complique souvent des lésions oculaires impétigineuses.

Ici encore l'examen microscopique lèvera tous les doutes. Cette conjonctivite impétigineuse, à lésions pseudo-membraneuses, s'amende, en général, en quelques jours. Les fausses membranes disparaissent ou restent circonscrites à de petits points correspondant aux éléments éruptifs conjonctivaux. Cette forme s'observe plus spécialement dans les conjonctivites impétigineuses qui succèdent à la rougeole, à la scarlatine ou à la coqueluche.

Traitement de la conjonctivite impétigineuse.

La conjonctivite impétigineuse est, en général, très mal soignée : la plupart des médecins prescrivent encore le vésicatoire et les dépuratifs dont les effets illusoires satisfont les préjugés absurdes des parents.

Lorsque l'affection est limitée à la conjonctive, il n'en résulte que peu d'inconvénients; mais il n'en est plus de même lorsqu'il existe simultanément des lésions cornéennes.

On attachera la plus grande importance au *traitement local;* mais on évitera avec soin l'emploi du bandeau occlusif qui, en retenant les sécrétions, détermine des lésions intenses au niveau des paupières. Le petit bandeau flottant, ou mieux des lunettes fumées, seront indiqués si la photophobie est très marquée.

Lorsque les phlyctènes sont isolées sur la conjonctive et qu'elles ne s'accompagnent pas d'une réaction conjonctivale très marquée, on prescrira des instillations d'atropine.

Eau distillée . . . . 10 gr.
Sulfate d'atropine. . . . . 0,03 centigr.

trois ou quatre fois par jour; l'application avec un pinceau d'un peu de poudre de calomel et des lotions boriquées tièdes matin et soir.

Si la lésion atteint la cornée ou le limbe, la pommade à l'oxyde jaune de mercure est préférable :

```
Lanoline.............................. )
Vaseline ..............................  ) aa 5 gr.
Oxyde jaune d'hydrargyre fraichement
    précipité.........................   0,30 centigr.
```

On en introduit matin et soir une petite quantité dans le cul-de-sac avec un pinceau ou une baguette de verre, et on fait au travers des paupières un léger massage, de manière à la répandre sur toute la conjonctive.

Si la sécrétion conjonctivale est abondante, on pourra faire, pendant un jour ou deux, une instillation quotidienne de nitrate d'argent au cinquantième.

En général, l'atropine et la pommade à l'oxyde jaune de mercure réussissent d'une manière parfaite; mais, si le traitement est appliqué par les parents, il faudra avoir soin de surveiller le malade pour s'assurer que sa pupille est dilatée et que la pommade est bien appliquée.

Les récidives sont fréquentes. C'est dans le but de les prévenir que l'on cherche à agir sur l'état général. Cette thérapeutique générale consiste dans le séjour au bord de la mer, dans les bains salés, l'usage de l'huile de foie morue.

Le traitement de lésions nasales coexistantes nous paraît d'une importance plus grande. Il faudra agir sur les végétations adénoïdes lorsqu'elles existent, ce qui est fréquent.

Conjonctivite eczémateuse.

Il ne faut pas confondre la conjonctivite eczémateuse avec la conjonctivite phlycténulaire ou impétigineuse. C'est une affection essentiellement différente, qu'on observe surtout chez l'adulte et qui ne se rencontre guère que chez les personnes sujettes aux poussées eczémateuses.

Le diagnostic en est assez délicat, au début surtout, lorsque la poussée est limitée à la conjonctive et que l'envahissement des paupières n'est pas encore venu témoigner de la nature de l'inflammation.

Les troubles subjectifs sont, en général, plus accusés que les lésions objectives. Les malades accusent des sensations variées : de chaleur, de sécheresse, des picotements ou une sensation de corps étrangers. La conjonctive est faiblement injectée, et il y a un peu de sécrétion catarrhale. L'examen microscopique y montre l'absence de tout micro-organisme pathogène. C'est là un caractère négatif qui peut mettre sur la voie de la nature de l'affection.

Souvent, ainsi que nous l'avons dit, les paupières se prennent après la conjonctive, mais l'affection peut rester limitée. Elle est presque toujours bilatérale d'emblée. La durée de la poussée est variable.

Le traitement consistera, au début, dans de simples lotions avec une infusion de camomille; les solutions boriquées sont souvent, dans ces cas-là, irritantes et mal supportées. On recommandera au malade d'éviter toutes les causes d'irritation externe de la conjonctive : poussières, fumées, vent. On instituera un régime alimentaire où le lait tiendra la plus grande place, et on conseillera l'emploi d'une eau laxative (Carlsbad, Pougues, Royat). Si les paupières sont atteintes simultanément, le malade se trouvera bien de l'application prolongée de cataplasme de fécule de pomme de terre sur la région orbitaire.

D'une manière générale, on évitera l'emploi local de tout collyre irritant. Si la poussée se prolongeait, on devrait cependant avoir recours aux instillations quotidiennes d'un collyre de nitrate d'argent à 2 %. Le changement de climat est parfois très efficace dans certains cas tenaces, et l'air sec de la montagne peut, mieux que toute médication, mettre fin à une poussée conjonctivale ou palpébrale.

Herpès conjonctival.

Certaines personnes sujettes aux poussées d'herpès labial ou nasal ont parfois des poussées analogues du côté des membranes oculaires.

Ces poussées peuvent être limitées à l'œil ; et comme l'injection conjonctivale est souvent vive, que les phénomènes subjectifs sont assez marqués, on est parfois très embarrassé. Il faudra rechercher attentivement les petites lésions élémentaires ou étudier les commémoratifs qui permettront le diagnostic. On trouve soit sur la cornée soit, sur la conjonctive, un groupe de petites vésicules ou plus ordinairement, car la période de vésiculisation est de très courte durée, de petites érosions dont les contours circinés éveilleront tout de suite l'idée d'une éruption herpétique. L'affection est toujours unilatérale.

Si la lésion est purement conjonctivale, on se

contentera de prescrire des lotions boriquées jointes à des instillations de collyre de cocaïne pour atténuer les phénomènes douloureux :

Eau distillée......................... 10 gr.
Chlorhydrate de cocaïne............... 0,15 centigr.

Lorsque les éléments éruptifs siègent sur le limbe ou sur la cornée, on ajoutera à ce collyre 3 centigrammes de sulfate d'atropine. Dans ce cas, la guérison est un peu moins rapide que dans le cas où la lésion est limitée à la conjonctive, et il peut persister, pendant un temps plus ou moins long, une petite taie cornéenne.

Pemphigus de la conjonctive.

On groupe sous la désignation de pemphigus conjonctival des faits relativement assez rares où l'on a observé sur la conjonctive des lésions bulleuses étendues se terminant par des cicatrices très marquées. Ces lésions accompagnent, en général, des éruptions cutanées analogues. Il est rare cependant d'observer la période bulleuse de la lésion oculaire et on ne constate le plus souvent qu'une ou plusieurs ulcérations tapissés par un exsudat fibrineux d'aspect pseudo-membraneux. Le traitement consistera en lotions fréquentes avec de l'eau salée ou une solution boriquée. Si la lésion siège dans le cul-de-sac, on aura soin de renverser fréquemment la paupière, surtout pendant la période de cicatrisation de manière à éviter la soudure de la paupière au globe oculaire. On pourra aussi saupoudrer l'ulcération avec de la poudre d'orthoforme.

Lorsque la cornée devient le siège de lésions bulleuses, le pronostic est d'autant plus grave que l'opacification de cette membrane en est la conséquence, et que jusqu'à présent aucun traitement n'a permis d'enrayer l'évolution de cette singulière affection.

Conjonctivite printanière.

Cette forme de conjonctivite, dont la nature nous est complètement inconnue, est caractérisée anatomiquement par une hypertrophie spéciale de la conjonctive bulbaire ou tarsienne, s'accompagnant de troubles subjectifs très peu marqués et réapparaissant annuellement au printemps pour disparaître à la fin de l'automne.

Elle s'observe spécialement dans la jeunesse et l'adolescence.

L'affection peut intéresser à la fois la conjonctive bulbaire et tarsienne ou être localisée : elle n'atteint généralement que la région de la conjonctive bulbaire voisine du limbe ou la conjonctive tarsienne supérieure : elle y forme souvent des végétations papillaires aplaties rappelant l'aspect des papilles linguales. Au niveau du limbe, l'épaississement conjonctival affecte un aspect gélatineux. La sécrétion est toujours minime. Les troubles subjectifs consistent dans une sensation de prurit et un léger degré de photophobie. L'envahissement de la cornée est exceptionnel.

L'affection guérit le plus souvent spontanément après un certain nombre de récidives annuelles.

Traitement. — Les traitements les plus variés n'ont jamais provoqué la guérison de l'affection. Lorsque les végétations conjonctivales sont volumineuses, on obtient parfois une amélioration légère

en les abrasant ou en les cautérisant superficiellement.

Contre le prurit, on peut conseiller les instillations de cocaïne ou un collyre à l'acide acétique
(Fuchs) dont on instillera deux gouttes deux fois
par jour.

        Glycérine............................ 10 gr.
        Acide acétique...................... .. 0,25 centigr.

On pourra encore essayer le protargol au 1/5 dont
Despagnet a obtenu de bons effets dans le catarrhe
printanier.

III. — NÉOFORMATIONS CONJONCTIVALES

Les néoformations conjonctivales sont relativement assez rares.

Les tumeurs bénignes comprennent des polypes,
des kystes et deux affections spéciales à la conjonctive bulbaire, la pinguécula et le ptérygion.

Les tumeurs malignes, épithélioma ou sarcome,
sont très rares et se développent spécialement au
niveau du limbe ; nous les décrirons plus loin avec
les affections cornéennes.

Polypes.

Les polypes conjonctivaux s'observent soit sur la
conjonctive tarsienne et peuvent correspondre à un
chalazion, soit au voisinage du point lacrymal. Ce
sont en général de petits papillomes que l'on enlève d'un coup de ciseaux et dont on aura soin de
cautériser la base avec le galvanocautère ou avec la
pointe amincie d'un crayon de nitrate d'argent.

Kystes.

On peut observer des cysticerques développés sous la conjonctive.

Les kystes dermoïdes sont exceptionnels. Moins rares sont les petits kystes du cul-de-sac s'accompagnant d'une réaction conjonctivale légère et qui paraissent résulter soit d'une dégénérescence kystique d'une glande de Krause, soit d'une production kystique inflammatoire.

Toutes ces productions kystiques seront traitées chirurgicalement et extirpées dans leur totalité.

Pinguécula.

La pinguécula est une petite saillie jaunâtre située entre la cornée et la caroncule sur la conjonctive bulbaire et dans l'espace correspondant à la fente palpébrale. Il faut savoir que cette petite altération qui habituellement devient plus manifeste avec l'âge, ne détermine aucun trouble et est dépourvue de toute signification pathologique.

La découverte de cette petite tache provoque souvent chez les névropathes de vives inquiétudes.

Ptérygion.

On donne le nom de ptérygion à une lésion particulière de la conjonctive bulbaire qui se replie, s'épaissit, se vascularise dans un espace triangulaire dont la base correspond à la commissure palpébrale interne ou externe et dont le sommet atteint le limbe ou la cornée. Le sommet ou tête du ptérygion est entouré pendant la période progressive d'un liséré grisâtre d'apparence gélatineux et simulant une dépression du tissu cornéen.

Le ptérygion a une tendance extensive et avec les années il atteint souvent le centre de la cornée, mais il le dépasse rarement. Le ptérygion peut, par conséquent, entraîner un trouble grave de la vision dès que sa tête empiète sur le champ pupillaire de la cornée. Il s'accompagne parfois de quelques phénomènes d'irritation conjonctivale.

Dans quelques cas exceptionnels, on a pu voir une tumeur maligne avoir pour point de départ le sommet du ptérygion.

Traitement.

Le traitement du ptérygion est purement chirurgical. Lorsqu'il y a des phénomènes d'irritation conjonctivale, on les combattra par des instillations de collyre au sulfate de zinc au cinquantième une fois par jour et des lotions boriquées.

De nombreux procédés opératoires ont été préconisés contre le ptérygion, mais la plupart des procédés sont suivis de récidive et nous ne croyons pas devoir les énumérer. Nous décrirons seulement le procédé de Hotz qui paraît avoir donné les meilleurs résultats.

A l'aide d'une pince à dents de souris, on saisit le col du ptérygion, on introduit sous le pli ainsi formé un couteau de De Graefe et on dissèque la partie cornéenne du ptérygion parallèlement à la surface de la cornée jusqu'à son extrémité ; puis, par de petits coups de couteau, on sectionne les adhérences du ptérygion avec la sclérotique. La conjonctive s'écarte

alors de la cornée, laissant un espace plus ou moins
étendu dans lequel la sclérotique est dénudée. Dans
cet espace et au voisinage de la cornée, on greffe
alors un petit lambeau de Thiersch enlevé avec le
rasoir à la face postérieure du cartilage de l'oreille.
Ce petit lambeau allongé dont la largeur ne doit pas
dépasser 2 à 3 millimètres, est fixé avec un fil fin par
ses deux extrémités aux lèvres supérieures et inférieures de la plaie conjonctivale. On applique un
pansement occlusif sur les deux yeux pendant 48
heures. Après ce temps la greffe est déjà adhérente
et forme une strie blanche surélevée qui peu à peu
s'aplanit et finit par se confondre avec la conjonctive bulbaire.

IV. — LÉSIONS TRAUMATIQUES
DE LA CONJONCTIVE

Corps étrangers.

De petits fragments de charbon ou des grains de
sable s'introduisent parfois dans le sac conjonctival
et provoquent des troubles subjectifs excessivement
marqués : l'œil s'injecte, larmoie, devient douloureux, et bien souvent on prend ces phénomènes d'irritation pour une maladie oculaire grave. Le plus souvent le corps étranger siège au niveau de la paupière supérieure qu'il faut toujours avoir soin de
renverser si l'on a des raisons de soupçonner un
corps étranger. L'instillation d'une goutte de solution
de chlorhydrate de cocaïne au 1/20 facilitera le renversement. Le corps étranger sera enlevé à l'aide
d'un peu de coton ; s'il est adhérent, on se servira

d'une aiguille à corps étranger ou d'une petite curette.

Parfois de petits éclats métalliques pénètrent dans l'épaisseur de la conjonctive bulbaire, et il est assez difficile de les extraire. Le procédé le plus pratique consiste à anesthésier la conjonctive à la cocaïne, à pincer avec une petite pince le point de la conjonctive dans laquelle le corps étranger est fixé, puis à l'exciser d'un coup de ciseaux.

On prescrira des lotions boriquées et des instillations de cocaïne si l'œil restait un peu sensible.

Plaies et brûlures de la conjonctive.

Les plaies de la conjonctive produites par les instruments coupants ou piquants se cicatrisent très rapidement, et ne seront traités par l'occlusion de l'œil que si la blessure a quelque étendue.

Les brûlures sont assez fréquentes. Elles déterminent de vives douleurs qui seront atténuées par l'instillation de collyre au chlorhydrate de cocaïne.

Étendues à la conjonctive bulbaire et tarsienne, elles peuvent entraîner une soudure du globe à la paupière. Si on ne peut l'éviter par l'application de petits fragments d'ouate, ou par l'instillation quotidienne de deux à trois gouttes d'huile d'olive stérilisée, on aura recours, lorsque la cicatrisation sera complète, à la greffe conjonctivale par le procédé de de Thiersch.

De petits lambeaux seront empruntés à la peau de la face dorsale du pavillon de l'oreille ou à la face interne de la lèvre inférieure et appliqués sans suture sur la plaie après incision du symblépharon.

Pansement occlusif. Après quarante-huit heures, les greffes se sont déjà soudées.

Lorsque la brûlure résulte de l'introduction dans le sac conjonctival d'une substance caustique (acide ou base), le premier soin sera d'éliminer aussi rapidement que possible l'agent caustique. S'il s'agit de chaux vive, on se servira d'huile, de lait, ou d'une solution sucrée, pour nettoyer les culs-de-sac. S'il s'agit de bases caustiques, on se servira d'eau acidulée avec de l'acide acétique (une cuillerée à café de vinaigre pour un verre d'eau). Enfin si la substance caustique est un acide, on aura recours soit à l'eau de chaux étendue, soit à une solution de bicarbonate de soude (une cuillerée à café pour un verre d'eau).

Hémorrhagies. Ecchymoses conjonctivales.

Les hémorrhagies conjonctivales ont été observées chez certains hémophiles à la suite de petites lésions superficielles. La cocaïne en instillation les arrête facilement.

Les ecchymoses sous-conjonctivales résultent habituellement d'un traumatisme direct ou indirect. Elles peuvent aussi se produire spontanément (dans la coqueluche, l'artério-sclérose ou même en dehors de tout état général morbide). Le traitement consiste en des applications de compresses trempées dans de l'eau blanche.

MALADIES DE LA CORNÉE

Nous nous occuperons tout d'abord des lésions traumatiques de la cornée en raison de leur plus grande fréquence. Nous envisagerons ensuite les lésions ulcératives résultant d'une infection externe : ulcérations au cours des conjonctivites aiguës, ulcère serpigineux, kératite à hypopion ; kératomalacie. Le troisième groupe comprendra des affections d'origine éruptive : kératite phlycténulaire, herpétique. Le quatrième groupe comprendra les affections d'origines diverses : l'ulcus rodens ; la kératite filamenteuse ; la kératite neuroparalytique ; la kératite interstitielle ; la tuberculose cornéenne ; et les lésions cicatricielles : leucomes, staphylomes.

Le traitement des tumeurs de la cornée terminera ce chapitre.

I. — LÉSIONS TRAUMATIQUES DE LA CORNÉE

Corps étrangers.

Les corps étrangers de la cornée sont très fréquents, et leur présence détermine habituellement une gêne considérable. En outre, ils peuvent exposer l'œil à l'infection et entraîner des conséquences graves pour la vision. Il est de toute importance de les rechercher avec soin et de les extirper le plus rapidement possible.

Traitement.

Dans les conditions normales, s'il n'existe pas une affection lacrymale du côté de l'œil atteint, on instillera deux gouttes de collyre de cocaïne au 1/20.

Eau distillée............................ 10 gr.
Chlorhydrate de cocaïne............... 0.50 centigr.

On attendra deux minutes que l'anesthésie se soit produite; puis, avec une aiguille à corps étranger ou la pointe d'un couteau à cataracte stérilisé, on enlèvera le corps étranger en grattant les parties environnantes imprégnées d'oxyde métallique lorsqu'il s'agit d'un fragment de fer ou d'acier. Le malade se lavera l'œil et les paupières avec une solution boriquée deux fois par jour, pendant deux ou trois jours.

Lorsqu'il existe déjà des signes d'inflammation de l'iris, lorsque la cornée est légèrement infiltrée autour du corps étranger, ou enfin lorsque le malade est atteint d'une affection lacrymale, il sera nécessaire de prendre quelques précautions avant de procéder à l'extraction du corps étranger. On pratiquera une injection d'une solution d'oxycyanure de mercure à un pour mille dans les voies lacrymales avec la seringue d'Anel, on lavera les culs-de-sac conjonctivaux avec de l'eau bouillie, puis on instillera la cocaïne et, immédiatement après l'extraction, une ou deux gouttes d'un collyre à l'oxycyanure de mercure.

Eau distillée........................ 20 gr.
Oxycyanure de mercure............... 0,05 centigr.

Si l'on constate de l'iritis, on prescrira en outre

des instillations de collyre au sulfate d'atropine (0,03 centigrammes pour 10 grammes d'eau). L'œil sera surveillé quotidiennement, et les instillations d'atropine seront continuées tant que la cicatrisation de la plaie cornéenne ne sera pas complète. Il va sans dire que l'on devra traiter l'affection lacrymale par les moyens ordinaires.

Plaies de la cornée.

Nous pourrions répéter ici ce que nous venons de dire à propos des corps étrangers de la cornée. Dans les *érosions superficielles* qui provoquent souvent une gêne visuelle considérable, on se contentera de prescrire des instillations de cocaïne et des lotions tièdes si les voies lacrymales sont normales. En ca contraire, on procédera comme nous l'avons indiqué plus haut.

Les plaies profondes et notamment les plaies pénétrantes sont d'une gravité plus grande. Encore cette gravité est-elle sous la dépendance de l'infection immédiate.

Lorsqu'on a à faire à une plaie pénétrante de la cornée récente, non infectée, la première indication est de procéder à la toilette des paupières et de l'œil atteint. Les collyres que l'on instillera seront stérilisés par l'ébullition ; il en sera de même de l'eau salée ou boriquée qui servira à faire le lavage de l'œil.

S'il existe un prolapsus irien, on le sectionnera à la pince-ciseaux et on cherchera à réduire les bords de l'iris sectionné avec la spatule afin de faciliter et de hâter la cicatrisation de la plaie cornéenne. Dans ces manœuvres de réduction, il faudra procéder avec beaucoup de prudence et de délicatesse.

On instillera deux gouttes d'un collyre d'atropine
(5 centigrammes pour 10 grammes) stérilisé, et
l'on appliquera un pansement occlusif sur les deux
yeux de manière à les immobiliser, et le malade
gardera le lit pendant les deux ou trois premiers
jours. S'il ne se produit aucune douleur, le pansement ne sera pas renouvelé avant le troisième ou le
quatrième jour. L'infection oculaire entraîne toujours des phénomènes douloureux périorbitaires; si
ceux-ci ne se produisent pas, la seule indication
consiste à laisser la cicatrisation suivre son cours
normal.

L'insufflation de poudre antiseptique dans l'œil
est absolument inutile dans les conditions habi-
tuelles. Si le traumatisme remonte à quelques jours,
on se contentera de faire la toilette de l'œil, et, s'il
existe un prolapsus ou un pincement de l'iris entre
les lèvres de la plaie, il sera prudent de ne pas y
toucher et de faire une instillation par jour du collyre myotique suivant :

Eau distillée......................	10 gr.
Sulfate d'ésérine....................	0,05 centigr.

Si la plaie cornéenne est déjà infectée, ou si l'état
des voies lacrymales peut faire craindre une infection conjonctivale secondaire, les mêmes précautions
seront prises, mais en outre on cherchera à agir sur
l'infection en cours. Si les lèvres de la plaie sont le
siège d'une ulcération et d'une infiltration superficielle, on les touchera avec le galvano-cautère. Les
cautérisations avec le collyre au nitrate d'argent au
1/40 sont souvent très efficaces. On pourra aussi
avoir recours aux injections sous-conjonctivales de
sublimé ou d'oxycyanure de mercure (solution à

1/2000). Lorsque la plaie est infectée, le pronostic devient beaucoup plus grave; mais il faut cependant savoir que le processus infectieux n'aboutit pas nécessairement à la perte de l'œil. Le pansement occlusif sera renouvelé tous les jours de manière à surveiller l'état de la plaie, et si la tension oculaire ne contre-indique pas l'atropine, on continuera les instillations jusqu'à disparition des phénomènes inflammatoires.

Les opérations secondaires nécessitées par l'état de la vision ne seront pratiquées que lorsque toute trace d'irritation aura disparu. Par contre, s'il se produisait une augmentation de tension intra-oculaire et si les myotiques (pilocarpine, ésérine) se montraient sans action, il faudrait sans hésiter pratiquer une iridectomie.

Pour résumer les indications thérapeutiques générales dans les plaies pénétrantes de la cornée, nous dirons que le médecin doit éviter l'infection lorsque la plaie est aseptique, la combattre si elle s'est déjà produite, et dans la suite surveiller la tension intraoculaire pour intervenir, s'il y a lieu, en temps utile.

Brûlures et cautérisations.

Les brûlures s'accompagnent pendant les premières heures de douleurs vives, que l'on calmera par l'instillation répétée d'un collyre faible de cocaïne :

Eau distillée.......................	10 gr.
Chlorhydrate de cocaïne...............	0,10 centigr.

On peut aussi insuffler un peu de poudre d'orthoforme, qui joint à ses propriétés anesthésiques une action antiseptique légère.

On prescrira en outre des lotions bi-quotidiennes avec de l'eau salée ou de l'eau boriquée. Si la brûlure n'est pas très étendue, les conserves fumées seront préférables au bandeau occlusif.

Lésions cornéennes causées par les vapeurs caustiques.

Les caustiques chimiques : chaux vive, nitrate d'argent, donnent lieu à des brûlures souvent graves, mais qui ne diffèrent pas sensiblement de celles dues au contact d'un corps chaud. Par contre, certaines vapeurs caustiques déterminent dans la cornée des altérations spéciales qu'il est important de reconnaître. C'est particulièrement dans certaines industries que l'on observe ces lésions.

Les vapeurs d'acide chlorhydrique provoquent un trouble diffus de la surface de la cornée. Cette membrane perd son reflet brillant et sa surface paraît irrégulière. La vision peut être très altérée. Ce qui est assez caractéristique et doit attirer l'attention, c'est que le trouble cornéen est limité, ou en tous cas plus marqué dans la partie de la cornée correspondant à la fente palpébrale.

Chez les ouvriers de certaines teintureries où l'on utilise les colorants d'aniline, on a observé des troubles analogues causés par les vapeurs de quinones. La cornée, dans ce cas, présente en outre une teinte brunâtre dans les parties altérées.

D'autres vapeurs : acide chrysophanique, etc., peuvent déterminer des lésions analogues. Dans tous ces cas, les lésions sont habituellement bilatérales.

Au point de vue thérapeutique, la seule indication consiste à soustraire les malades aux vapeurs qui ont déterminé leur affection, et pour cela il faut en faire le diagnostic.

II. — KÉRATITES AIGUES

Considérations générales.

Nous avons vu que la conjonctive réagissait vis-à-vis de la plupart des agents pathogènes susceptibles de végéter à sa surface, par une réaction inflammatoire diffuse généralisée à toute la muqueuse. La cornée, au contraire, par suite de sa structure anatomique, ne réagit guère que par des lésions circonscrites caractérisées essentiellement par une perte de substance, avec infiltration cellulaire au niveau et autour de cette ulcération superficielle. Cette ulcération s'accuse déjà à un examen à l'œil nu par une perte du reflet dans l'étendue de la région malade et par une diminution ou une perte complète de la transparence dans toute la zone infiltrée.

La lésion locale superficielle détermine presque toujours une réaction conjonctivale plus ou moins vive. En outre, très fréquemment il se produit dans la chambre antérieure de l'œil une réaction leucocytaire plus ou moins vive, accompagnée d'une exsudation fibrineuse. Leucocytes et fibrine se précipitent dans les parties déclives de la chambre antérieure, et forment dans l'angle irido-cornéen inférieur une tache blanche dont le bord inférieur est convexe et le bord supérieur, rectiligne et horizontal; le caractère principal de cet exsudat est de se déplacer lorsqu'on change pendant quelques minutes consécutives la position de la tête.

On donne le nom d'hypopion à cet exsudat inflammatoire de la chambre antérieure. Sa présence est l'indice d'une réaction inflammatoire vive, mais en aucun cas elle ne devra être considérée comme la preuve de la pénétration intra-oculaire de l'agent infectieux. Si telle était sa signification, l'évacuation du pus pourrait paraître à des esprits chirurgicaux la première indication thérapeutique. Mais l'expérimentation et la pratique ont démontré que si cette intervention est indiquée dans certaines conditions, elle agit bien plus sur la nutrition de la cornée qu'en éliminant un foyer infectieux. Cet hypopion est, en effet, le plus habituellement stérile, au moins dans certaines infections.

Nous verrons que les infections cornéennes peuvent se produire dans différentes conditions :

1° Elles peuvent résulter de la propagation à la cornée d'une inflammation spécifique de la conjonctive.

2° Elles peuvent apparaître à la suite de traumatismes superficiels, soit que le corps vulnérant apporte avec lui le micro-organisme infectant, soit que celui-ci existe dans la sécrétion conjonctivale par suite d'une inflammation antérieure ou d'un trouble dans l'écoulement des larmes.

Suivant la nature de l'infection, l'affection cornéenne présente des caractères évolutifs particuliers. L'examen microscopique du pus de l'ulcère peut ici, comme dans les conjonctivites, avoir une importance considérable au point de vue du pronostic et du traitement. Nous renvoyons à ce que nous avons dit à propos des conjonctivites.

3° L'infection peut enfin être favorisée par suite de

modification des conditions physiologiques normales de la cornée (anesthésie, dessèchement, trouble de la nutrition).

Nous étudierons donc trois groupes de kératites résultant d'une infection externe :

I. Les lésions cornéennes survenant au cours des conjonctivites : conjonctivite blennorrhagique, conjonctivite aiguë contagieuse, conjonctivite subaiguë, conjonctivite diphtérique.

II. Les kératites infectieuses proprement dites : l'ulcère serpigineux, la kératite aspergillaire, la kératite à hypopion atypique.

Enfin, dans un troisième groupe :

III. La kératomalacie, la kératite par lagophthalmos et la kératite neuro-paralytique.

Dans ces trois formes de kératites, l'infection joue évidemment un rôle des plus importants, mais elle paraît secondaire aux troubles généraux ou aux lésions nerveuses. Au point de vue thérapeutique, c'est elle qu'il faut surtout combattre.

A. — Lésions cornéennes au cours des conjonctivites.

Nous avons déjà vu que des lésions de la cornée pouvaient se développer au cours de diverses inflammations aiguës de la conjonctive. Nous les avons signalées au cours de la conjonctivite aiguë contagieuse, de la conjonctivite subaiguë, de la conjonctivite blennorrhagique ou de la conjonctivite diphtérique en indiquant les caractères qui leur sont propres dans ces diverses infections et en indiquant les moyens thérapeutiques qui leur conviennent.

En présence d'une lésion cornéenne, il ne faudra pas se contenter du diagnostic d'ulcère de la cornée ou de kératite, mais chercher à en préciser la cause et la nature.

1° Les lésions cornéennes de la **conjonctivite aiguë contagieuse** sont de petites infiltrations siégeant en général au centre de la cornée.

Il est excessivement rare qu'elles s'accompagnent d'un hypopion.

Elles sont rapidement influencées par le nitrate d'argent en collyre. On y joindra des instillations de collyre à l'atropine.

2° Dans la **conjonctivite subaiguë**, on observe parfois des ulcérations superficielles et marginales de la cornée. Ces lésions provoquent peu de réaction du côté des vaisseaux périkératiques. Le sulfate de zinc mieux que toute autre médication les fait disparaître très rapidement.

3° Les ulcérations de la cornée au cours de la **conjonctivite blennorrhagique** sont beaucoup plus graves que celles que nous venons d'envisager. Très souvent, en effet, elles gagnent très rapidement la profondeur et provoquent la perforation de la cornée. Mais s'il n'est pas toujours facile de les arrêter dans leur évolution, on peut néanmoins limiter le plus souvent leur étendue.

Nous avons toujours vu le collyre au nitrate d'argent au 1/40 donner les meilleurs résultats. Si l'ulcère se creuse rapidement, ou s'il y a déjà une perte de substance assez considérable, on instillera en outre deux fois par jour un collyre myotique.

Eau distillée............................... 10 gr.
Chlorhydrate de pilocarpine .... 0,25 centigr.

4° Dans la **diphtérie oculaire**, il peut se produire des

lésions cornéennes de nature différente : la toxine
diphtérique peut, à elle seule, produire une des-
quamation épithéliale accompagnée d'une infiltration cellulaire diffuse des couches superficielles
de la cornée. Ces lésions se traduisent par une opalescence diffuse de la cornée avec perte ou diminution du reflet cornéen dans les parties privées de
leur recouvrement épithélial.

Ces lésions ne se produisent qu'à la longue, lorsque le processus diphtérique a duré un certain temps
et que l'absorption de la toxine par la cornée s'est
poursuivie régulièrement.

Les lésions cornéennes qui se produisent d'emblée
ou qui précèdent même l'apparition des fausses
membranes ne sont pas dues au bacille diphtérique
ou à sa toxine. Ce sont en général des manifestations impétigineuses, qui, il est vrai, sont influencées
par la toxine diphtérique et acquièrent de ce fait
une gravité plus marquée.

Le sérum antidiphtérique agira d'une manière
préventive et thérapeutique sur les lésions cornéennes de la première catégorie. Mais s'il enlève le
caractère de gravité que la diphtérie avait commu-
niqué aux lésions cornéennes de la deuxième catégorie, il est impuissant à les guérir. Aussi, après l'injection sous-cutanée de sérum, faudra-t-il encore
intervenir localement à l'aide des moyens usités dans
la kératite phlycténulaire ou dans les kératites à hypopion atypiques. Pour ne pas nous répéter, nous
renvoyons le lecteur aux indications thérapeutiques
exposées à propos de ces affections.

B. — **Kératites infectieuses proprement dites.**

Les kératites proprement dites comprennent d'une part certaines infections cornéennes dont les caractères cliniques et étiologiques très nets permettent de les décrire isolément : ce sont l'ulcère serpigineux, la kératomalacie et la kératomycose. En dehors de ces types cliniques on groupe sous le nom de kératite à hypopion atypique tous les cas qui s'en écartent et qui sont causées par des infections diverses. Ici comme pour les affections conjonctivales le diagnostic étiologique a une importance thérapeutique, et l'examen microscopique du pus de l'ulcère pourra très souvent donner des indications utiles pour le malade. Certains kératites à hypopion, dues au streptocoque par exemple, guérissent souvent par les simples lavages, l'instillation d'atropine et l'occlusion. Dans ces cas, l'intervention avec le galvanocautère doit être rigoureusement écartée, puisque cette intervention entraînerait ultérieurement la production de leucomes fort gênants pour la vision. Par contre, l'ulcère serpigineux qui résulte d'une infection superficielle par le pneumocoque est une des affections cornéennes les plus graves et les plus rebelles au traitement. Si l'examen microscopique fait reconnaître la présence du pneumocoque dans une petite ulcération superficielle de début récent, on sera autorisé à se servir du galvanocautère (Uhthoff Axenfeld) et à cautériser les bords de l'ulcère. Les leucomes qui en seront la conséquence seront toujours moins graves que ceux qui résulteraient de l'extension fatale de l'inflammation cornéenne. C'est parce que l'on n'a pas tenu compte de la nature des différentes infections cornéennes que leur thérapeutique est si vague et souvent si peu certaine dans ses résultats.

Ulcère serpigineux de la cornée.

On réserve le nom d'ulcère serpigineux à une ulcération se propageant surtout en surface. L'ulcération se développe à la suite d'une blessure légère, d'une érosion superficielle, d'un corps étranger, parfois même sans lésion traumatique appréciable du globe oculaire. Elle s'observe de préférence chez les personnes atteintes d'une affection des voies lacrymales (rétrécissement, dacryocystite). Au début, l'ulcération ne forme qu'une petite tache grisâtre dont un des bords cependant présente une infiltration plus marquée. L'examen microscopique du pus de l'ulcère, même à cette période, montre une véritable purée de pneumocoque et cette constatation permet de pronostiquer une affection grave et de mettre en œuvre un traitement énergique.

L'ulcération a une forme semilunaire, et l'infiltration purulente des bords est surtout marquée d'un côté. C'est de ce côté que se fait la propagation, tandis que la partie primitivement atteinte se répare. Pendant toute l'évolution du processus on constate l'existence d'une quantité plus ou moins considérable de pus dans l'angle inférieur de la chambre antérieure. La perforation de la cornée ne se produit que lorsque l'ulcération a envahi une grande surface de cette membrane. Dès que l'ulcère a acquis une certaine étendue, aux phénomènes douloureux périoculaires s'ajoutent bien souvent de l'insomnie et de l'inappétence. Dans certains cas, l'infection cornéenne se

propage au corps ciliaire et au vitré et la fonte purulente du globe peut être la conséquence ultime de
cette affection redoutable.

Traitement de l'ulcère serpigineux.

Lorsqu'on aura reconnu dans une ulcération superficielle circonscrite, soit par l'examen microscopique, soit par ses caractères cliniques, un ulcère
serpigineux au début, on interviendra sans retard
par une cautérisation des bords de l'ulcère.

Cette cautérisation se fait le mieux avec la pointe
du galvanocautère maintenue au rouge sombre. On
cautérisera superficiellement au niveau des bords
en promenant rapidement la pointe de l'instrument
après avoir anesthésié l'œil au moyen de la cocaïne.
On fait précéder cette cautérisation par la toilette des
culs-de-sac conjonctivaux au moyen d'une solution
boriquée tiède et l'instillation de deux gouttes de solution d'oxycyanure de mercure au millième. S'il
existe une affection lacrymale, ce qui est le cas le
plus fréquent, on en commencera le traitement par
des injections antiseptiques dans les voies lacrymales
et le cathétérisme, s'il y a lieu. On fera en outre des
instillations de collyre d'atropine et l'œil sera recouvert d'un pansement sec (lint et ouate). Chaque
jour l'état de l'œil sera surveillé et l'on continuera
les lavages et le traitement de l'affection lacrymale,
Si après quelques jours l'ulcère ne s'est pas étendu,
on s'abstiendra de toute autre cautérisation, mais
on continuera jusqu'à guérison complète le traitement de l'affection lacrymale, les instillations d'a-
tropine et les lavages conjonctivaux.

Lorsque l'ulcère a déjà une certaine étendue, les

cautérisations au galvanocautère sont moins efficaces, on essayera des injections sous-conjonctivales d'oxycyanure de mercure (1/4 de seringue d'une solution au 1/2000) ; ces injections très douloureuses seront précédées d'une injection sous-cutanée de morphine. Elles sont souvent très efficaces dans l'ulcère serpigineux et l'amélioration peut se produire avec une surprenante rapidité. Si malgré cela l'ulcère s'étend, on aura recours aux lavages, aux instillations de nitrate d'argent en collyre au 1/40 ou d'oxycyanure de mercure au millième. Si l'hypopion est abondant et si l'ulcération cornéenne a une étendue assez considérable, l'on sera autorisé à pratiquer une kératotomie (Saemisch). Le couteau de De Graefe doit pénétrer dans la cornée à 1 ou 2 millimètres du limbe et autant que possible en dehors des limites de l'ulcération, ressortir au point correspondant du côté opposé, le tranchant étant dirigé en dehors. On achève la section en poussant le couteau délicatement et lentement de manière que l'issue du contenu de la chambre antérieure se fasse peu à peu. La section est horizontale. Elle doit passer par les points de la cornée où l'infiltration purulente est le plus marquée. En déprimant légèrement une des lèvres de la plaie avec la spatule, on arrive assez facilement à évacuer la plus grande partie du contenu purulent de la chambre antérieure. L'opération est suivie de douleurs assez violentes qui se prolongent pendant une heure. Le malade gardera le lit et l'œil sera recouvert d'un pansement occlusif. Le pansement sera renouvelé tous les jours. Le lendemain, si le pus s'est reformé dans la chambre antérieure, on introduira à nouveau la spatule entre les lèvres de la plaie de manière à faire une nouvelle évacuation. On peut recommencer le troisième jour et les jours suivants ; mais en général une ou deux évacuations sont suffisantes pour arrêter la marche de l'infection.

Très souvent le processus inflammatoire s'arrête ; le sommeil et l'appétit reviennent et la réparation des lésions cornéennes commence. La cicatrisation en est plus ou moins longue et il reste toujours, à la suite de l'ulcère serpigineux, un leucome très étendu. Cependant les bords de la cornée sont souvent ménagés et rendent une iridectomie optique possible et utile. Celle-ci ne sera faite qu'un ou deux mois après la disparition de toute trace de réaction inflammatoire.

Contre les symptômes douloureux qui accompagnent l'inflammation oculaire lorsqu'elle s'est propagée à l'iris, on prescrira l'antipyrine, la phénacétine ou le sulfonal en cachets de 50 centigrammes. Si ces moyens ne réussissent pas, on aura recours aux injections de morphine.

Nous n'avons jamais vu aucun soulagement se produire à la suite de l'application des révulsifs (ventouses Heurteloup, sangsues, mouches) dont l'ancienne thérapeutique faisait un si large et si inutile usage.

Kératomycose.

La kératomycose résulte du développement à la surface de la cornée du mycelium d'un aspergillus (ordinairement l'aspergillus fumigatus. A la suite d'un traumatisme ou de l'implantation d'un petit corps étranger végétal, on voit se produire un trouble de la cornée, d'aspect grisâtre, dont les contours sont assez nettement limités. Ce trouble cornéen s'accompagne, en général, d'un peu d'iritis et d'hypopion; mais les troubles subjectifs sont beaucoup moins marqués que dans les abcès cornéens avec lesquels on pourrait confondre cette infection.

Si, après anesthésie à la cocaïne, on gratte avec l'aiguille à corps étranger, cette surface grisâtre, on arrive assez facilement à l'enlever dans sa totalité. L'examen microscopique montrera que cette masse est formée par un mycelium ramifié très facile à reconnaître.

Traitement de la kératomycose.

Le traitement consiste tout d'abord à enlever l'amas formé par la végétation du parasite; on prescrira des instillations d'atropine et des lavages. La guérison se produit très rapidement sans autre intervention.

Kératite à hypopion atypique.

A côté de l'ulcère serpigineux et de la kératomycose, on réunit dans un groupe commun les cas d'infection cornéenne qui s'écartent par leurs caractères cliniques ou évolutifs de la description que nous avons donnée de ces affections.

Ces infections sont presque toujours consécutives à une lésion traumatique, que ce soit une plaie pénétrante, un corps étranger de la cornée ou l'érosion produite par un cil dévié, l'ulcération n'a pas de tendance à gagner en surface. Par contre, les phénomènes iriens apparaissent très rapidement, ainsi que le pus dans la chambre antérieure. Les troubles subjectifs sont liés à la réaction inflammatoire, et, dans certains cas, ils peuvent être très faibles ou, ou contraire, atteindre une acuité effrayante.

Ce groupe correspond à des infections de nature diverse : streptocoques, staphylocoques, bacilles, ou même pneumocoques (dans ce cas, il s'agit d'une plaie assez profonde de la cornée).

L'évolution n'a rien de fixe. On voit souvent des cas d'apparence très graves guérir sans autre traitement que l'instillation de sulfate d'atropine en collyre et les lotions boriquées ; d'autres s'améliorent rapidement sous la seule influence de l'application d'un pansement occlusif. Par contre, il est des cas où, malgré une thérapeutique énergique, on ne parvient pas à enrayer le processus destructeur.

Traitement de la kératite à hypopion atypique.

Après ce que nous venons de dire, on comprendra facilement qu'il n'est pas possible d'appliquer à ces cas de kératite à hypopion atypique une thérapeutique toujours identique à elle-même.

On se guidera, d'une part, sur l'étendue des lésions. Si la lésion cornéenne, qui est le point de départ de l'infection, n'est pas très étendue, on ne recourra pas d'emblée à la cautérisation par le galvanocautère qui laisse après elle des leucomes intenses. La première indication est de faire une instillation d'atropine (0, 05 centigrammes pour 10 grammes). On fera ensuite un lavage du cul-de-sac et des paupières avec de l'eau bouillie ou de l'eau boriquée tiède, on instillera une goutte de collyre à l'oxycyanure de mercure au millième ou une goutte de solution de nitrate d'argent au 1/40 ; et lorsque les phénomènes irritatifs produits par cette instillation seront passés (15 à 20 minutes après), on appliquera un pansement occlusif, que l'on renouvellera tous les jours, ainsi que les instillations de collyre d'atropine et d'oxycyanure ou de nitrate d'argent.

Au lieu d'instiller la goutte de nitrate d'argent dans les culs-de-sac, on peut faire un simple attouchement de la partie ulcérée. Si, après vingt-quatre heures, l'ulcération et l'infiltration cornéenne ne se sont pas étendues, on continue jusqu'à disparition complète de l'hypopion.

Si, au contraire, l'ulcération a une marche envahissante, on pourra recourir à la cautérisation des bords avec le galvanocautère, en se souvenant que cette cautérisation laissera une opacité cornéenne indélébile au point où elle a été pratiquée.

Il va sans dire que s'il existe un corps étranger, la première indication consiste à l'enlever. Lorsqu'après l'ablation du corps étranger, et sans qu'on observe d'extension de l'infiltration cornéenne, l'hypopion ne se résorbe pas, on pratiquera une paracentèse évacuatrice avec le couteau lancéolaire et après anesthésie de l'œil à la cocaïne. L'incision sera placée à la partie inférieure de la cornée et un peu au-dessus du limbe, de manière à éviter l'enclavement irien.

Si l'infiltration cornéenne s'étend en profondeur ou si elle se développe en nappe dans l'épaisseur du tissu cornéen, formant ainsi un petit abcès entre les lames de la cornée, on pratiquera alors la kératotomie, d'après Saemisch, en faisant passer l'incision par le point le plus infiltré de la cornée (voir *Ulcère serpigineux*).

Nous ne sommes pas très partisans de l'insufflation de poudre iodoformée dans l'œil. Cependant, il est des cas où les phénomènes douloureux sont assez violents et où l'application de poudre d'iodoforme procure du soulagement et enraye le processus inflammatoire. On peut remplacer l'iodoforme par l'orthoforme en poudre qui est inodore et dont l'action analgésique est très marquée. L'introduction de la poudre d'orthoforme provoque une cuisson assez vive qui fait place à l'anesthésie 4 à 5 minutes après. Dans le cas où les autres moyens auront échoué, on sera autorisé à essayer de ce traitement.

C. — Infections cornéennes secondaires.

Kératomalacie.

La kératomalacie s'observe uniquement chez les enfants, et plus particulièrement chez les athrepsiques. Sans phénomènes réactionnels très marqués, on voit la cornée devenir mate et opaque. L'opacité augmente en un point qui correspond habituellement au centre de la cornée. Elle prend une coloration jaunâtre et montre une ulcération profonde, qui est bientôt suivie de perforation de la cornée. Très souvent les parties périphériques de cette membrane s'infiltrent ainsi dans la suite, et l'on assiste alors à la destruction totale de la cornée. Ce qui permettra de reconnaître cette affection, c'est le peu de réaction conjonctivale qu'elle entraîne au début.

L'œil n'est injecté que lorsque la lésion est déjà très étendue. En outre, la conjonctive est sèche et le bord des paupières est recouvert d'un petit liséré blanchâtre, mousseux, qui donne l'impression d'une sécrétion graisseuse. L'examen du pus de l'ulcère montre toujours la présence de chaînettes de streptocoque (Uhthoff et Axenfeld).

Traitement de la kératomalacie.

Contre cette affection très grave, la thérapeutique est souvent désarmée. Il faudra, avant tout, traiter l'état général, régulariser l'alimentation. Plusieurs enfants que nous avons examinés étaient atteints de coryza syphilitique, et nous avons obtenu une amélioration marquée de leur état par la prescription d'un traitement antisyphilitique, proportionné à leur âge (sirop de Gibert, liqueur de van Swieten sans alcool, etc.). Au point de vue local, on recommandera les lavages fréquents avec un liquide aseptique indifférent (eau salée, eau boriquée) des instillations de collyre à l'oxycyanure de mercure une fois par jour (deux gouttes de collyre au millième), l'attouchement de l'ulcère avec un petit tampon de coton imbibé d'une solution de nitrate d'argent au 1/40 ou de la solution suivante :

    Glycérine............................. 10 gr.
    Oxycyanure de mercure............... 0,25 centigr.

Kératite par lagophtalmie.

Lorsque par suite d'une paralysie faciale, d'un ectropion cicatriciel ou d'une exophtalmie excessive, les paupières ne recouvrent pas complètement la cornée et que les conditions normales de lubréfaction de cette membrane par les larmes sont modifiées, il n'est pas rare de voir se produire une inflammation ulcérative dont le siège, au début du moins, correspond aux parties non recouvertes de la cornée. Le pus apparaît dans la chambre antérieure peu de temps après l'apparition de l'ulcération superficielle et l'affection peut évoluer avec une rapidité redoutable.

Traitement.

Avant toute intervention active (galvanocautère), on essayera de l'occlusion simple avec le bandeau après instillation d'atropine et lavages des culs-de-sac conjonctivaux avec un liquide aseptique. Très fréquemment ce traitement suffit pour arrêter l'évolution de l'infection et en provoquer assez rapidement la guérison. Si le processus ne s'arrête pas, on se comportera ainsi que nous l'avons dit à propos de la kératite à hypopion atypique.

Kératite neuro-paralytique.

Cette inflammation ne diffère de la kératite par lagophtalmie que par son étiologie (lésion de l'ophtalmique de Willis ou du ganglion de Gasser) et par l'anesthésie cornéenne généralisée qui en est le signe pathognomonique indispensable.

Traitement.

Bien que la part qui revient à l'action névrotrophique et celle qu'il faut attribuer à l'infection dans la genèse de cette kératite ne soient pas encore rigoureusement déterminées, il faudra néanmoins se comporter comme s'il s'agissait d'une infection banale, d'une kératite à hypopion atypique. Pansement occlusif; lotions; atropine; cautérisations argentiques; ignipuncture, etc.

III. — KÉRATITES CHRONIQUES

Kératite filamenteuse.

Cette affection assez rare est caractérisée par le développement rapide et répété à la surface de la cornée de petites excroissances longues et grêles. Ces productions, comparables à des fils de soies tordus, peuvent se développer spontanément ou succéder à des lésions cornéennes (herpès, ulcération, etc.) ou à l'instillation de collyres d'atropine ou de cocaïne. Leur apparition provoque quelques phénomènes réactionnels, variables dans leur intensité et qui consistent dans une injection conjonctivale et périkératique, de la photophobie, du larmoiement et même du blépharospasme. L'affection récidive fréquemment et peut être très tenace.

Traitement.

Le traitement consistera tout d'abord à supprimer les collyres d'atropine ou de cocaïne si les filaments se sont développés sous leur influence. Si l'atropine est nécessaire toutefois pour d'autres manifestations oculaires, on remplacera le collyre par des sels purs d'atropine en pommade. Puis on pratiquera l'abrasion du filament avec le couteau de De Graefe ou la curette tranchante. On prescrira, pendant quelques jours, l'instillation de collyre au chlorhydrate d'ammoniaque (Moll) :

Eau distillée........................... 10 gr.
Chlorhydrate d'ammoniaque .... 0,20 centigr.

Ce collyre sera instillé six à huit fois par jour.

ou au violet de méthyle (Sourdille) :

Eau distillée........................... 20 gr.
Violet de méthyle .... 0,02 centigr.

Une instillation par jour.

On y adjoindra l'emploi du bandeau compressif.

Si, malgré ce traitement, il se produisait encore des phénomènes douloureux, on les combattra, non par la cocaïne, qui pourrait les augmenter, mais par l'antipyrine ou la quinine à l'intérieur.

Kératite interstitielle hérédo-syphilitique.

La kératite interstitielle hérédo-syphilitique est une affection relativement fréquente et qui se rencontre dans l'enfance ou l'adolescence. Elle se développe souvent chez des sujets présentant d'autres manifestations hérédo-syphilitiques (surdité, malformations dentaires ou crâniennes, lésions osseuses ou articulaires, etc.); mais elle peut être dans certains cas la seule manifestation apparente de l'hérédo-syphilis. Ses caractères cliniques permettent alors, même en l'absence de commémoratifs précis, de reconnaître l'hérédo-syphilis.

L'affection atteint tout d'abord un œil, le centre ou la périphérie de la cornée se trouble, l'œil s'injecte légèrement et devient sensible à la lumière ; peu à peu le trouble cornéen augmente et s'étend à toute la membrane, sans entraîner jamais d'ulcération de sa surface. La cornée est alors d'une coloration porcelanée plus ou moins marquée.

Après une durée variable, qui est rarement inférieure à six semaines et qui peut dépasser plusieurs mois, ce trouble cornéen diminue et la transparence de cette membrane peut redevenir parfaite. Le second œil est presque toujours pris quelques semaines ou quelques mois après le premier, et l'évolution de l'affection est en général pareille dans les deux yeux. Une fois la guérison produite, elle peut persister indéfiniment, et il est parfois impossible de reconnaître que l'œil a été atteint antérieurement de kératite interstitielle. D'autres fois il reste des opacités partielles ; les cas les plus graves sont ceux où, après une première atteinte, il se produit des récidives plus ou moins espacées. Dans bien des cas enfin, des manifestations iriennes ou choroïdiennes de même nature viennent compliquer la lésion cornéenne.

Traitement de la kératite interstitielle.

On pourrait penser que le traitement de la kératite interstitielle hérédo-syphilitique tire toutes ses indications de l'étiologie même de cette affection ; mais en raison de l'évolution essentiellement différente de cas, en apparence semblables et soumis à la même médication, il est très difficile d'affirmer ce qui est utile ou ce qui ne l'est pas.

On a tour à tour préconisé l'iodure, le mercure sous toutes ses formes et avec ses multiples procédés d'administration. On peut évidemment, et pour chaque procédé, réunir des cas où l'évolution a été bénigne et où la cornée a repris toute sa transparence après un temps fort court ; mais on peut leur opposer des cas nombreux où, en l'absence de toute thérapeutique locale ou générale, la même évolution et le même retour *ad integrum* ont été observés. En outre, le plus souvent et quel que soit le traitement suivi pour le premier œil, on n'empêche pas l'œil opposé de se prendre à son tour.

Il est important que le médecin soit au courant de cette évolution pour prévenir la famille de l'enfant de la longue durée possible et de l'atteinte probable du second œil.

Malgré l'incertitude où nous sommes de l'efficacité réelle du traitement antisyphilitique sur les lésions cornéennes, il est de règle de le prescrire, d'autant plus que, si l'on surveille les malades, il est sans danger et il peut avoir un heureux effet sur l'état général ou sur d'autres manifestations coexistantes (lésions osseuses et articulaires, irido-choroïdite, etc.). On prescrira un traitement mixte proportionné à l'âge du malade.

Quant au traitement local, il consiste au début à protéger l'œil contre la lumière vive par le port de verres fumés et à instiller de l'atropine pour prévevir les synéchies iriennes. Lorsque la période progressive est passée, on aura recours aux douches oculaires de vapeur, au massage avec la pommade à l'oxyde jaune de mercure ou la lanoline hydrargyrique, ou à l'insufflation de calomel.

A ce traitement local et général, il est classique d'ajouter les fortifiants : bains salés, huile de foie de morue, eaux minérales iodées.

Kératite interstitielle de la syphilis acquise.

Cette forme de kératite n'est pas très rare ; elle présente certaines similitudes au point de vue des lésions avec la kératite hérédo-syphilitique. Elle s'en distingue en ce qu'elle est plus souvent unilatérale, que, dans bien des cas, elle n'affecte qu'un secteur de la cornée. Son pronostic est, d'une manière générale, plus favorable et sa durée moins longue.

Traitement.

Le traitement antisyphilitique, par les injections sous-cutanées de calomel ou de sels solubles et l'iodure de potassium, paraît avoir une efficacité réelle. On prescrira, en outre, les instillations d'atropine, le port de verres fumés, les applications chaudes.

Tuberculose de la cornée.

On observe parfois, au cours de la tuberculose irienne, une infiltration parenchymateuse profonde de la cornée ayant certaines analogies avec la kératite interstitielle syphilitique. La confusion est cependant impossible ; la kératite tuberculeuse accompagne toujours les lésions iriennes faciles à reconnaître ; elle est habituellement unilatérale et ne rétrocède jamais.

IV. — KÉRATITES ÉRUPTIVES

Lésions cornéennes dans le zona ophtalmique.

Lorsque le zona ophtalmique atteint simultanément le territoire de distribution des différentes branches de l'ophtalmique de Willis, qu'il existe à la fin des lésions éruptives cutanées et cornéennes, le diagnostic de l'affection ne présente pas de grandes difficultés. Les phénomènes névralgiques qui précèdent ou accompagnent l'affection, les caractères des lésions cutanées ne permettent pas la confusion. Il n'en est pas de même lorsque l'affection se cantonne à la cornée ou lorsqu'on ne trouve qu'un petit placard éruptif sur la paupière supérieure. Il faudra toujours y songer lorsqu'on verra, chez une femme âgée, se produire des lésions cornéennes à évolution rapide, accompagnées d'une anesthésie étendue à toute la cornée. Il est rare que l'on assiste à la période vésiculeuse des lésions cornéennes. Les vésicules se rompent très rapidement et ne forment plus alors qu'une infiltration grisâtre du parenchyme cornéen qu'il serait assez facile de confondre avec une lésion banale. Cette infiltration cornéenne, plus ou moins circonscrite, ne s'atténue que très lentement. Elle peut aussi s'infecter secondairement et devenir le point de départ d'une kératite à hypopion atypique. Lorsque cette complication ne se produit pas, l'éclaircissement de la cornée peut se poursuivre pendant longtemps et revenir presque à la transparence normale. L'anesthésie cornéenne qui existe pendant toute la durée de l'affection peut se prolonger très longtemps et même dans bien des cas persister indéfiniment.

Traitement du zona ophtalmique.

Le traitement aura pour but, au début, de calmer les phénomènes douloureux névralgiques : antypirine, phénacétine, sulfonal ; de prévenir l'infection secondaire par des lavages fréquents avec de l'eau salée bouillie ou de l'eau boriquée, et par l'occlusion palpébrale au moyen du bandeau, et de combattre les phénomènes réactionnels par l'instillation de collyre d'atropine. La cornée sera l'objet d'une surveillance quotidienne pendant la première période surtout. S'il se produisait une infection secondaire, si l'on constatait de l'hypopion, on se comporterait ainsi que nous l'avons indiqué pour la kératite à hypopion atypique.

Kératite phlycténulaire.

La kératite phlycténulaire est une des affections cornéennes les plus fréquentes dans le jeune âge. Elle s'observe plus particulièrement chez les enfants que l'on a coutume de ranger sous l'épithète de scrofuleux. Empressons-nous d'ajouter que cette épithète n'a aucune signification pathogénique et que nous sommes dans l'ignorance complète de la nature de ces éruptions phlycténulaires qui atteignent simultanément ou isolément la conjonctive et la cornée et qui coïncident très souvent avec des manifestations impétigineuses du nez, de la face ou du cuir chevelu. Ce qui paraît certain, c'est que ces manifestations ne sont pas la conséquence d'une infection oculaire externe primitive. L'infection externe peut évidemment s'ajouter et venir compliquer la lésion éruptive, ainsi que cela peut s'observer dans toute éruption vésiculeuse ou bulleuse, et ce fait a une importance thérapeutique.

La lésion se borne parfois à une petite opalescence centrale de la cornée ou à une infiltration marginale à peine accusée ; mais les symptômes fonctionnels qui accompagnent ces lésions sont toujours très considérables et peuvent se prolonger fort longtemps lorsque les enfants ne sont pas soumis à un traitement efficace.

La photophobie est constante et entraîne souvent un blépharospasme intense. On a souvent les plus grandes difficultés pour entr'ouvrir les paupières et pour examiner la cornée. On est parfois obligé de se servir des écarteurs, mais il ne faut y recourir que

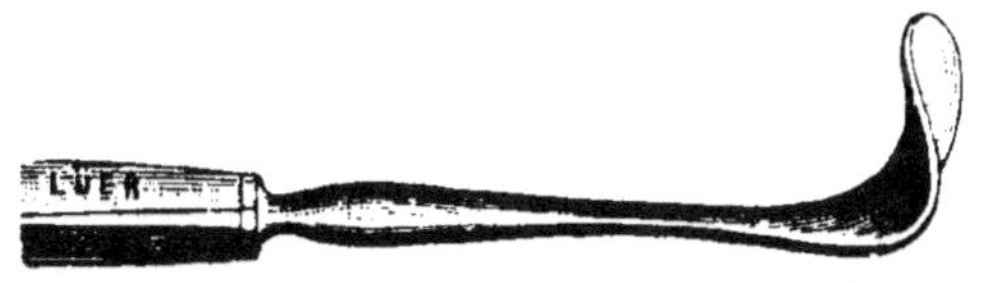

Fig. 34. — Écarteur de Desmarres.

s'il n'est pas possible, même après instillation de cocaïne, de voir la cornée. Dans tous les cas, on évitera de s'en servir fréquemment. En dehors de la photophobie et du larmoiement qui l'accompagne, on observe parfois un peu d'œdème palpébral et une sécrétion conjonctivale plus ou moins marquée ; les phénomènes douloureux et l'insomnie indiquent souvent une infection secondaire de la lésion cornéenne.

Ces phlyctènes de la cornée, que l'on ne voit presque jamais au stade phlycténulaire, mais bien au stade ulcératif, laissent après elle de petites cicatrices ou taies dont l'influence fâcheuse sur la vision peut se poursuivre pendant toute l'existence. Le trouble fonctionnel dépend, cela va sans dire, du siège de la lésion.

Traitement de la kératite phlycténulaire.

Nous avons déjà indiqué, à propos de la conjonctivite phlycténulaire, les principales lignes du traitement.

Au début et pendant la période d'acuité des troubles oculaires, on prescrira tout d'abord les instillations d'atropine répétées plusieurs fois par jour avec un collyre faible.

Eau distillée .... 10 gr.
Sulfate d'atropine.................... 0,03 centigr.

On fera faire plusieurs fois par jour des lotions avec une solution boriquée tiède à 4 % et matin et soir des applications de la pommade à l'oxyde jaune d'hydrargyre.

Vaseline .... 10 gr.
Oxyde jaune d'hydrargyre............. 0,30 centigr.

Les paupières étant légèrement écartées, on introduit un peu de cette pommade dans la fente palpébrale en laissant les paupières se refermer doucement ; puis, avec un petit tampon de coton, on fera un léger massage à travers les paupières.

Sous l'influence de ce traitement, les symptômes s'amendent très rapidement ; mais il est souvent nécessaire que le médecin fasse lui-même les applications de pommade et les instillations d'atropine. Ce traitement sera continué jusqu'à disparition complète des phénomènes réactionnels. A ce moment seulement, on cessera l'instillation d'atropine, mais on pourra continuer l'application de pommade pendant quelque temps encore.

On recommandera aux parents de ne pas appliquer

de pansements occlusifs et on ne permettra que des verres coquilles de teinte fumée contre la photophobie.

Il va sans dire que l'on devra traiter simultanément les lésions cutanées, nasales ou auriculaires coexistantes (cataplasmes de fécule pour déterminer la chute des croûtes ; application de pommade à l'oxyde jaune de mercure ou à l'acide borique).

Les mouches de Milan, les vésicatoires sont complètement inutiles.

Y a-t-il un intérêt réel à prescrire un traitement général, à conseiller des sirops iodés, ou autres? On les prescrira surtout pour satisfaire aux préjugés thérapeutiques des parents, car leur efficacité nous paraît bien problématique.

V. — LÉSIONS CICATRICIELLES DE LA CORNÉE

Les lésions cicatricielles succèdent soit à des lésions inflammatoires infectieuses ou éruptives de la cornée, soit à des lésions traumatiques. Elles consistent en modifications de la transparence avec ou sans déformation de la cornée.

Dans le premier cas, on les désigne sous le nom de staphylome ; dans le second cas, sous les noms de leucome ou de taie.

Staphylome de la cornée.

Le staphylome de la cornée s'observe à la suite de lésions inflammatoires étendues de la cornée. C'est plus spécialement à la suite de lésions cornéennes graves de l'ophtalmie blennorrhagique du nouveau-né, ou à la suite de lésions traumatiques compliquées d'infection, que se développent ces ectasies de la cornée. C'est surtout chez l'enfant que l'on peut voir la dilatation de la cornée prendre des proportions considérables et que l'on est obligé d'intervenir. Pour que l'ectasie staphylomateuse se produise, il faut, d'une part, qu'il y ait eu perforation de la cornée avec hernie de l'iris et, d'autre part, que, par suite du trouble dans la filtration de l'humeur aqueuse résultant des lésions irido-cornéennes, la tension intraoculaire s'élève d'une manière passagère ou continue.

Traitement.

Lorsque l'ectasie cornéenne s'est développée, la thérapeutique est purement chirurgicale et aura pour but :

1° L'énucléation du globe oculaire, s'il persiste des phénomènes inflammatoires même légers ;

2° L'excision du staphylome, lorsque celui-ci est trop volumineux et qu'il s'oppose à l'occlusion normale des paupières.

Excision du staphylome cornéen (d'après de Wecker). — On commence par inciser la conjonctive au niveau du limbe et sur une certaine étendue pour pouvoir la mobiliser et réunir, après excision du staphylome, la conjonctive bulbaire inférieure avec la conjonctive bulbaire supérieure. Puis, au moyen du couteau à cataracte, on incise la moitié inférieure du staphylome ; on saisit la lèvre antérieure de la plaie avec une pince et on termine la section avec des ciseaux courbes. Après l'ablation du staphylome, le cristallin apparaît. On ouvre la capsule avec le kystitome, puis on fait sortir le cristallin. Il ne reste plus alorsqu'à réunir les deux lèvres de la conjonctive par trois sutures verticales. Comme, après l'extraction du cristallin, le corps vitré, ne rencontrant plus qu'une faible barrière à son issue, peut s'échapper, on peut passer le fil de suture dans la conjonctive avant

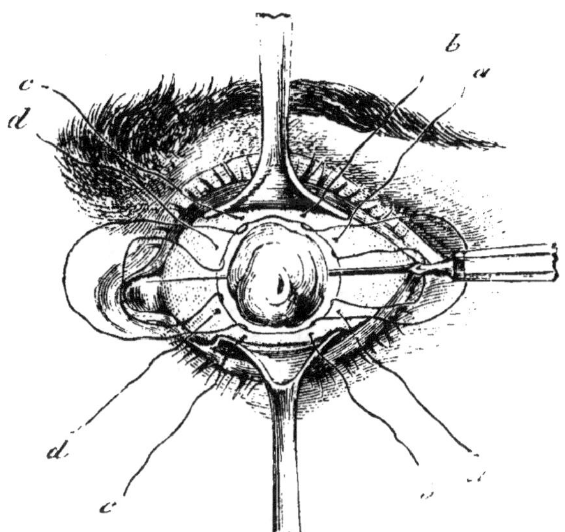

Fig. 35. — Excision du staphylome cornéen (de Wecker).

l'excision du staphylome et le serrer, aussitôt que le corps vitré menace de s'échapper.

Il reste à la suite de cette opération un moignon très mobile qui devient un excellent support pour un œil artificiel. Celui-ci ne devra être appliqué que lorsque la cicatrisation sera parfaite et lorsque les phénomènes irritatifs auront complètement disparu.

Leucomes ou taies de la cornée.

Les taies de la cornée résultent, le plus habituellement, de lésions inflammatoires superficielles de cette membrane.

On est fréquemment consulté pour ces lésions cicatricielles et il y a lieu d'établir une certaine distinction entre les différents cas qui peuvent se présenter.

Chez les enfants, les leucomes consécutifs à la kératite impétigineuse ou à d'autres lésions inflammatoires ou traumatiques se modifient avec les années d'une manière souvent inattendue.

Traitement des leucomes.

On a l'habitude de conseiller les applications chaudes, les douches de vapeur à l'aide de l'appareil de Laurenço. Ces douches sont pratiquées une ou deux fois par jour. L'enfant est assis de telle sorte que les jets de vapeur arrivent sur les régions orbitaires; mais on aura soin de placer au-devant de l'œil une compresse de toile ou mieux une bande de flanelle, pour que la vapeur ne puisse pas produire une rubéfaction trop forte de la peau. La durée de la douche ne doit pas dépasser 5 à 10 minutes. Elles seront suspendues s'il se produisait des phénomènes irritatifs. On aura recours aussi aux applications de poudre de calomel ou de pommade à l'oxyde jaune d'hydrargyre (30 centigrammes pour 10 grammes de vaseline).

Lorsqu'il persiste malgré tout une taie cornéenne, il peut en résulter soit un trouble plus ou moins considérable de la vision, soit une difformité apparente dont le malade est souvent plus préoccupé que du trouble visuel qui l'accompagne.

Au point de vue cosmétique, le tatouage des opacités cornéennes est une petite opération absolument indiquée. Lorsque la taie respecte une partie de la

zone pupillaire de la cornée, le tatouage peut, en outre, déterminer une
amélioration visuelle bien supérieure
à celle que donnerait l'exécution d'une
ridectomie optique. Dans ces cas-là,
par conséquent, avant de faire l'iridectomie, il sera toujours indiqué de
pratiquer le tatouage du leucome.

Tatouage de la cornée. — Cette opération consiste à incruster d'encre de
Chine les couches superficielles de la
cornée. L'œil est aseptisé comme pour
une intervention grave. On instille
une goutte de collyre de cocaïne peu
avant de commencer le tatouage, de
manière à ne pas déterminer une
hypotonie trop considérable. Comme
instrument, on peut se servir de fines
aiguilles à coudre rassemblées en faisceau, d'un couteau de De Graefe bien
acéré ou d'une aiguille creuse de De
Wecker. Ces instruments seront asep-
tisés, cela va sans dire. On se dispensera autant que possible de pince
à fixation pour éviter le tatouage de
la conjonctive qui pourrait en résulter. L'encre de Chine sera broyée
dans de l'eau bouillante jusqu'à ce
qu'on obtienne une émulsion bien
épaisse. On en applique alors une
petite quantité avec la spatule sur la
région à tatouer et on fait une série
de piqûres. On enlève ensuite l'encre
en excès avec un tampon de coton

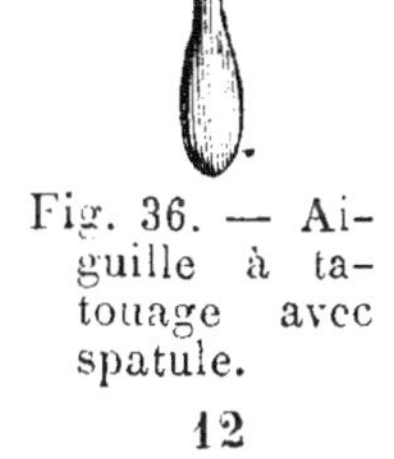

Fig. 36. — Ai-
guille à ta-
touage avec
spatule.

humecté et on applique un bandeau pendant 24 heures. L'opération sera répétée une ou deux fois si le résultat n'était pas satisfaisant. La coloration noire, obtenue par le tatouage, s'atténue souvent avec les années et nécessite une nouvelle intervention. Il sera prudent de prévenir les malades.

Les contre-indications du tatouage sont : l'amincissement de la cornée, l'existence antérieure d'une irido-cyclite, la persistance de phénomènes irritatifs ou l'existence d'une affection lacrymale ou conjonctivale.

Iridectomie optique. — Nous laissons de côté les cas où, à la suite d'une lésion perforante de la cornée inflammatoire ou traumatique, il persiste une adhérence partielle ou totale de l'iris à la face postérieure de la cornée, nécessitant une iridectomie à la fois optique et thérapeutique et nous n'envisageons que les faits où l'iridectomie est rendue nécessaire par l'opacification totale de la zone pupillaire de la cornée. Le siège de l'iridectomie dépendra de la situation des parties opaques ou transparentes de la cornée. On la fera de préférence en bas ou en dehors si l'on en a le choix, ce qui n'est pas toujours le cas.

L'incision de la cornée se fait à l'aide du couteau lancéolaire. On saisit le bord pupillaire de l'iris avec la pince et on n'en excise qu'un petit lambeau, de manière à ne faire qu'une brèche peu étendue dans l'écran irien.

Il est souvent utile de faire à la fois le tatouage et l'iridectomie optique. **On** commencera toujours par le tatouage et l'iridectomie ne sera exécutée que quelques semaines plus tard.

Kératocône.

On désigne par ce nom une déformation cornéenne, qui se produit en dehors de toute lésion inflammatoire, et qui peut exister sans que la cornée perde de sa transparence. Il se produit parfois cependant une opacité cornéenne secondaire siégeant alors au niveau de la partie la plus saillante de la cornée.

Cette affection apparaît, en général, dans le cours de l'adolescence et atteint le plus habituellement les deux yeux. Sa cause et sa nature nous sont absolument inconnues.

Traitement du kératocône.

On a tout essayé pour combattre le développement du kératocône, mais il faut reconnaître que ni les moyens chirurgicaux (ponction, iridectomie, cautérisation ignée du sommet du cône), ni les moyens médicaux (compression, ésérine, atropine), n'ont enrayé sa marche. Dans quelques cas seulement l'instillation prolongée d'un collyre de pilocarpine (10 centigrammes pour 10 grammes d'eau) a paru améliorer la vision.

La déformation cornéenne entraîne à sa suite un affaiblissement considérable de la vision. On peut améliorer dans une certaine mesure la vision par divers procédés : Fick et Sulzer se sont servis de verres de contact : ce sont de petites capsules de verre dont le rayon de courbure est de 8 millimètres et qui se placent au-devant de la cornée sur laquelle elles sont maintenues par les paupières. Il est nécessaire d'instiller de la cocaïne. L'inconvénient de ses verres de contact consiste dans le fait qu'ils ne peuvent être supportés que pendant un temps fort court, n'atteignant souvent pas une heure.

On a proposé récemment l'emploi d'un petit appareil, l'hydrodiascope (Lohnstein), qui consiste dans une petite auge s'appliquant au-devant de l'œil et permettant d'interposer entre le globe oculaire et un verre convexe ou concave (suivant la réfraction de l'œil malade) une couche de liquide.

Le liquide employé est la solution physiologique de chlorure de sodium (0,6 %). L'appareil est facilement supporté pendant une ou deux heures consécutives.

Enfin, dans certains cas, on obtiendra une amélioration suffisante de la vision par l'emploi de lunettes sténopéiques. On se sert de diaphragmes métalliques montés sur des branches de lunettes et percés de fentes verticales ou horizontales suivant le cas.

Tumeurs de la cornée.

Les tumeurs de la cornée ont le plus souvent leur point de départ dans le limbe cornéen ou la conjonctive.

Parmi les *tumeurs bénignes*, il faut citer le *dermoïde*, petite tumeur blanc rosé, à surface arrondie et lisse, souvent surmontée d'un poil, et toujours d'origine congénitale.

Si la tumeur est gênante, on en fera l'ablation en l'abrasant à sa base avec un couteau de De Graefe, après anesthésie à la cocaïne. Si la plaie est un peu grande, on la recouvrira par une suture des deux bords de la plaie conjonctivale.

Parmi les *tumeurs malignes*, le sarcome et l'épithélioma prennent habituellement naissance au niveau du limbe et se développent en empiétant sur la conjonctive et sur la cornée; en général le développement est plus marqué du côté de la conjonctive.

Le sarcome est habituellement pigmenté.

On conseille, en général, de pratiquer tout d'abord l'ablation de la tumeur, et de ne recourir à l'énucléation du globe que lorsque la tumeur a récidivé. Mais, étant donnée la récidive certaine, nous pensons qu'il vaut mieux être plus radical et faire d'emblée l'énucléation du globe et la résection de la conjonctive aussi loin que possible du point occupé par la néoplasie. Une ablation préliminaire n'est indiquée que si le diagnostic est hésitant, et pour contrôler le diagnostic clinique par le diagnostic histologique.

En effet, si dans quelques cas la fonction visuelle a pu être conservée pendant quelques années, dans le plus grand nombre, la récidive s'est produite rapidement, et l'énucléation tardive n'a plus empêché la marche envahissante de la néoplasie.

MALADIES DE LA SCLÉROTIQUE

Les altérations pathologiques de la sclérotique constituent un groupe d'affections assez mal connues dans leur étiologie et dans leur nature. On distingue des inflammations superficielles qui paraissent avoir leur siège dans le tissu conjonctif qui recouvre immédiatement la sclérotique et auxquels on a donné le nom d'épisclérite et qui se traduisent par une infection circonscrite, occupant les parties antérieures du globe au voisinage de la cornée. La sclérite proprement dite est plus diffuse ; l'injection profonde, qui souvent s'accompagne d'une injection conjonctivale, donne au segment antérieur du globe une coloration violacée assez particulière. A côté de ces inflammations, dont la durée ne dépasse pas habituellement quelques septénaires, on observe encore des inflammations chroniques qui laissent à leur suite des déformations ou des pigmentations particulières de la sclérotique. Dans ces différentes affections, les symptômes subjectifs se bornent le plus souvent à un peu de gêne. On n'observe pour ainsi dire jamais de phénomènes réactionnels intenses.

Episclérite.

L'épisclérite est caractérisée par une inflammation circonscrite siégeant au pourtour de la cornée. L'affection se développe en quelques jours sans cause provocatrice précise. L'injection oculaire est habituellement limitée au secteur où se localise la lésion. Lorsque son apparition est accompagnée de troubles subjectifs, ceux-ci ne persistent jamais longtemps, tandis que l'injection peut durer quelques semaines. Souvent aussi le bouton d'épisclérite n'a qu'une durée de quelques jours, mais récidive très souvent. L'épisclérite s'observe surtout chez les adultes et chez les personnes âgées.

Traitement de l'épisclérite.

L'affection a une évolution naturelle vers la guérison, et elle semble peu influencée par le traitement local ou général.

Comme traitement local, on prescrira l'instillation d'un collyre au sulfate d'atropine (à 3 centigrammes pour 10 grammes d'eau distillée), répétée deux ou trois fois par jour. On y ajoutera des applications chaudes, prolongées pendant un quart d'heure matin et soir (cataplasmes de fécule, compresses boriquées, etc.). Dans certains cas, le massage au travers des paupières avec la pommade salicylée peut avoir une influence manifeste sur la disparition de la sclérite. Voici la formule de cette pommade :

Lanoline.......................................	ãã 10 gr.
Vaseline.......................................	
Acide salicylique........................	0,20 centigr.

A. Terson a obtenu de bons résultats dans quelques cas rebelles par l'emploi de l'électrolyse. Dans certains cas aussi, on pourra recourir aux pointes de feu.

Le traitement général sur lequel on a coutume d'insister s'adresse aux différentes diathèses soupçonnées d'être la cause de l'affection, salicylate ou benzoate de lithine chez les goutteux, salicylate de soude chez les rhumatisants. Mais, nous le répétons, l'action de ce traitement général est très hypothétique, et jamais il ne permet de prévenir à coup sûr les récidives.

Scléro-conjonctivite.

Dans la scléro-conjonctivite, l'injection conjonctivale est aussi marquée que l'injection sclérale. Ce qui différencie à première vue la scléro-conjonctivite de la conjonctivite proprement dite, c'est la répartition de l'injection oculaire. Celle-ci est plus marquée, en effet, dans les régions périphériques de la conjonctive bulbaire. La région périkératique est pâle ou rosée, alors qu'en dehors le globe présente une coloration rouge vive ou violacée.

Cette scléro-conjonctivite se développe très rapidement, elle atteint souvent les deux yeux simultanément et malgré l'intensité apparente de la réaction, les troubles subjectifs sont en général peu marqués. Cette scléro-conjonctivite s'observe plus particulièrement dans la blennorrhagie ; elle apparaît souvent en même temps que des localisations articulaires de l'inflammation blennorrhagique. Elle comporte un pronostic beaucoup plus bénin que la conjonctivite blennorrhagique par infection externe. L'évolution grave est exceptionnelle et sa guérison se fait en deux ou trois semaines.

Traitement.

Les cautérisations au collyre de nitrate d'argent
(au $\frac{1}{40}$) ne sont indiquées dans la scléro-conjonctivite blennorrhagique que si l'examen microscopi-
que fait constater la présence de gonocoques dans
la sécrétion conjonctivale (la présence du gonocoque est l'exception et paraît coïncider avec les formes graves). Dans tous les autres cas, on se contentera de prescrire les instillations d'atropine et les
applications chaudes. Il faudra recommander au
malade, surtout s'il s'agit d'un homme, de se laver
fréquemment les mains afin d'éviter le transport du
pus uréthral dans l'œil et la contamination externe
de la muqueuse oculaire.

Sclérite.

A côté de l'épisclérite et des scléro-conjonctivites,
on observe certaines inflammations qui, par la profondeur de l'injection, par la présence d'un point
douloureux à la pression au niveau de cette injection, paraissent siéger dans le tissu même de la
sclérotique. L'inflammation intéresse d'abord un
secteur de l'œil, puis elle peut disparaître et se reproduire à distance dans un secteur éloigné. Elle
peut même atteindre le secteur postérieur et se traduire par des lésions du côté du nerf optique ou de
la choroïde; dans d'autres cas, elle s'accompagne de
soulèvements périphériques de la rétine ou d'infiltrations de la cornée. L'évolution de cette affection,
encore peu connue dans ses lésions et sa nature, pa-

raît fort longue et souvent les poussées se succèdent pendant des mois et même une année, pour se terminer par une guérison complète ou relative.

Traitement de la sclérite.

Le traitement général ou local paraît sans effets. On sera néanmoins autorisé d'essayer du salicylate de soude, de l'iodure de potassium ou des sels de mercure. Les bains de vapeur paraissent avoir une action sédative légère, mais cette action n'empêche pas la sclérite de poursuivre sa marche insidieuse. Si le processus résiste à ce traitement, on essayera d'une thérapeutique locale : applications répétées de pointes de feu superficielles, injections sous-conjonctivales de chlorure de sodium ou de sels de mercure.

Sclérectasie.

Les sclérectasies sont la conséquence fréquente d'une inflammation sclérale antérieure. Sous l'influence du processus inflammatoire la coque sclérale s'amincit, perd de sa résistance et sous l'influence de la pression intraoculaire tend à faire saillie et à perdre sa courbure régulière. Le traitement consistera à surveiller la tension intraoculaire et à instiller des myotiques (pilocarpine, ésérine) pour diminuer la tension intraoculaire. On aura recours à la sclérotomie ou à l'iridectomie si l'augmentation de tension ne cédait pas à ces moyens.

Plaies pénétrantes de la sclérotique.

Les plaies pénétrantes de la sclérotique se cicatrisent très rapidement lorsque la plaie n'est pas très étendue et le danger de ces plaies ne résulte que de l'issue immédiate du vitré en quantité considérable, ou de l'infection primitive par l'instrument traumatisant. Lorsque la plaie scléroticale est très étendue et qu'il existe une large déchirure, il sera utile de réunir les bords de la plaie par un ou deux points de suture. Il sera nécessaire pour cela d'endormir le malade afin d'éviter que la contraction des paupières amène une issue plus considérable du corps vitré. Il est préférable de se servir de catgut fin et de placer les fils dans les couches superficielles de la sclérotique. Si la plaie est peu étendue, une suture conjonctivale sera suffisante, mais souvent elle n'est même pas nécessaire. On se contentera de faire la toilette de l'œil et des culs-de-sac au moyen d'une irrigation avec de l'eau salée bouillie et on appliquera un pansement occlusif pendant 48 heures.

Nous étudierons dans un chapitre spécial les corps étrangers intraoculaires et nous y indiquerons la conduite à tenir lorsque la plaie sclérale se complique du séjour dans le vitré du corps vulnérant.

MALADIES DE L'IRIS

I. — **CONSIDÉRATIONS GÉNÉRALES**

Les inflammations de l'iris sont parmi les plus fréquentes des affections intraoculaires. Nous avons déjà vu à propos des lésions infectieuses de la cornée que l'iris pouvait très souvent être atteint par propagation de l'inflammation cornéenne au tissu irien, mais nous laisserons de côté ces inflammations d'origine exogène pour nous occuper ici uniquement des inflammations causées par une infection endogène.

Les inflammations iriennes s'accompagnent de symptômes variables dans leur intensité et leur évolution. S'il est facile de diagnostiquer par l'examen direct l'existence de l'iritis, il n'est pas toujours possible d'en préciser l'origine par la simple inspection. Il faudra, pour cela, dans le plus grand nombre des cas, s'en rapporter aux commémoratifs.

Un des symptômes les plus constants de l'iritis, c'est le trouble visuel; il peut être très léger ou très considérable, mais il ne manque jamais. La pupille est habituellement contractée; l'iris présente des modifications légères de sa couleur. On constate, en outre, une injection périkératique. La zone péricornéenne prend une teinte rougeâtre qui se réduit à la loupe en une série de petits vaisseaux à direction rectiligne. Souvent les bords de la pupille montrent des adhérences à la capsule cristallinienne et, après dilatation de la pupille par l'atropine on remarque sur la capsule cristallinienne de petits points noirs opaques, qui persistent indéfiniment et qui sont dus à la fixation du pigment. Fréquemment l'humeur aqueuse est un peu trouble et les leucocytes ou la fibrine qui s'y trouvent peuvent, en se déposant dans les parties déclives, constituer un hypopion plus ou moins accusé.

A côté du trouble visuel, les symptômes subjectifs consistent dans des douleurs parfois très intenses et plus particulièrement localisées au pourtour orbitaire ou dans la région frontale. Lorsque les douleurs sont très vives, elles peuvent entraîner de l'inappétence et de l'insomnie. Lorsque l'iritis relève de la tuberculose ou de la lèpre, les phénomènes douloureux sont habituellement absents.

L'inflammation syphilitique de l'iris est de beaucoup la plus fréquemment observée, mais ce serait une profonde erreur de croire que toute iritis est de nature syphilitique. D'autres infections, la blennorrhagie, le rhumatisme, la tuberculose et la lèpre, peuvent aussi présenter des localisations iriennes. Nous envisagerons donc successivement les caractères spéciaux de ces inflammations de causes différentes et les indications thérapeutiques spéciales à chaque iritis.

Beaucoup d'inflammations qui atteignent l'iris affectent aussi le corps ciliaire, mais on peut observer des inflammations circonscrites au corps ciliaire et auxquelles on donne le nom de cyclites.

Nous envisagerons ici aussi l'ophthalmie sympathique, bien que les lésions ne soient que rarement limitées au segment antérieur du globe.

II. — INFLAMMATIONS DE L'IRIS

Iritis syphilitique.

On peut observer l'iritis dans la syphilis acquise et dans la syphilis héréditaire. Dans ce cas, elle accompagne souvent la kératite interstitielle. Dans la syphilis acquise, elle peut apparaître plus ou moins tôt après l'infection, sans qu'on puisse établir entre la forme anatomique de la lésion irienne et la période de la syphilis où elle apparaît un rapport constant. Tantôt, en effet, l'inflammation irienne est diffuse, tantôt, au contraire, on constate des lésions nodulaires formant saillie en avant (condylomes), ou constituant de petites granulations jaunâtres dans l'épaisseur du tissu irien.

Le diagnostic étiologique doit toujours se baser sur les commémoratifs, et sur l'absence d'autres infections pouvant donner lieu à de l'iritis. L'évolution de l'iritis syphilitique est essentiellement variable, mais d'une manière générale on peut dire que l'affection a une évolution spontanée vers la guérison après une période d'activité qui varie de deux semaines à des mois, ce qui ne veut pas dire que la maladie doive être abandonnée à elle-même, car le traitement antisyphilitique a une action marquée sur la rapidité de cette évolution surtout dans les formes graves.

TRAITEMENT

Aussitôt le diagnostic posé, on prescrira des instillations d'atropine (0,05 centigrammes pour

10 grammes) répétés trois fois par jour, de manière à déterminer le maximum de dilatation possible de la pupille. Cette dilatation sera maintenue tant qu'il persiste de l'injection périkératique. Si l'atropine était mal supportée, on la remplacerait par un collyre de sulfate de duboisine de même concentration. On ordonnera, en outre, un traitement général antisyphilitique, et l'on aura le choix entre les nombreux procédés d'administration des sels de mercure. On y associera l'iodure à la dose de 3 grammes par jour ou plus, surtout s'il s'agit d'une iritis à lésions nodulaires. On a souvent recours à l'emploi du calomel à l'intérieur à petites doses. On prescrira, par exemple :

```
Calomel............................ ...  1 gr.
Sucre pulvérisé......  ....................  5 —
```

en 20 paquets. Prendre un paquet matin et soir.

Le calomel a l'avantage d'agir à la fois comme purgatif et comme antisyphilitique. Si l'on administre le calomel à l'intérieur, on évitera l'emploi simultané de l'iodure de potassium qui, en se combinant au sel de mercure et en formant un iodure de mercure, pourrait avoir une action fâcheuse sur la muqueuse du tube digestif.

L'iritis syphilitique peut être indolore ou, au contraire, s'accompagner de violentes douleurs périorbitaires : contre la douleur on prescrira l'antipyrine ou la phénacétine à l'intérieur, à la dose de 50 centigrammes par paquet (de 2 à 3 paquets à une demi-heure d'intervalle), l'injection hypodermique de morphine. On peut aussi prescrire l'application de sangsues ou de ventouses Heurteloup à la tempe du côté correspondant à l'œil enflammé, mais l'usage des calmants nous a paru plus efficace.

Lorsque l'inflammation aiguë est calmée, il faudra surveiller avec soin l'état de l'iris et de la tension oculaire. Si la pupille n'a pas été dilatée dès le début, et s'il s'est produit des adhérences étendues de la face postérieure de l'iris avec la capsule cristallinienne, en d'autres termes, s'il existe une séclusion pupillaire, on n'instillera l'atropine qu'avec une extrême prudence ; dès que les phénomènes inflammatoires auront disparu, on pratiquera une iridectomie à la partie supérieure de l'iris. Il va sans dire que si les phénomènes glaucomateux se produisaient, il faudrait instiller un myotique (ésérine ou pilocarpine) et, si la tension ne revenait pas à la normale, recourir à l'iridectomie ou aux sclérotomies antérieures.

Iritis blennorrhagique.

L'infection blennorrhagique provoque parfois une inflammation irienne. Bien des cas d'iritis prétendues rhumatismales, d'iritis métritiques, n'ont pas d'autre origine. L'iritis blennorrhagique se développe pendant le décours de l'inflammation génito-urinaire gonococcique et souvent la poussée irienne survient en même temps que les localisations articulaires, d'où la confusion avec le rhumatisme. Elle peut s'observer chez des malades atteints d'uréthrite blennorrhagique chronique, ce qui en fait parfois méconnaître la nature. Il n'est pas rare de voir l'affection récidiver à chaque infection blennorrhagique nouvelle ou à chaque réveil de l'inflammation blennorrhagique chronique.

Au point de vue symptomatique, l'inflammation irienne blennorrhagique est habituellement très vive ;

il n'est pas rare de constater un hypopion dans la chambre antérieure et des douleurs très violentes. Le pronostic est toujours bénin.

TRAITEMENT

Le traitement local consistera en instillations d'atropine comme dans l'iritis syphilitique. On calmera les douleurs par la morphine ou l'antipyrine. Il faudra aussi insister sur le traitement de la muqueuse, primitivement atteinte par l'infection blennorrhagique, et qui est le point de départ de ces infections endogènes.

Iritis rhumatismale.

Depuis que l'on connaît bien les inflammations iriennes de la blennorrhagie, le nombre des iritis liées au rhumatisme a singulièrement diminué. Cependant il en est des cas incontestables. On les observe dans le rhumatisme articulaire chronique.

Ces derniers sont tout particulièrement tenaces et s'accompagnent de préférence de synéchies étendues nécessitant une iridectomie.

On voit parfois se produire un état subinflammatoire chronique avec de temps à autre de petites recrudescences. Même en l'absence de tous phénomènes glaucomateux, l'iridectomie peut être utile dans ces cas-là.

TRAITEMENT

Ici encore, et à l'exception des cas où il y a des synéchies étendues, on a recours à l'atropine. On prescrira en outre du salicylate de soude à l'intérieur. Les bains de vapeur paraissent très utiles surtout dans les iritis du rhumatisme articulaire chronique.

Iritis tuberculeuse.

L'iritis tuberculeuse est la forme la plus fréquente de la tuberculose oculaire. Elle s'observe surtout chez les enfants et se reconnaît assez facilement : c'est une affection à évolution lente, indolore, caractérisée par l'apparition sur l'iris de petites lésions nodulaires blanchâtres, en général multiples et inégalement réparties. A ces lésions iriennes vient souvent s'ajouter une infiltration cornéenne parenchymateuse limitée à la périphérie de cette membrane ou intéressant toute son étendue. Très souvent on observe dans les parties déclives de la chambre antérieure un exsudat caséeux semblable à un hypopion. Ces lésions nodulaires de l'iris ont une évolution variable. On les voit parfois régresser et ne laisser après elles qu'une cicatrice ; d'autres fois elles augmentent lentement de volume, perforent la cornée et forment à sa surface une saillie fongueuse.

L'iritis tuberculeuse peut guérir, mais d'une manière générale elle est d'un pronostic défavorable et tandis que les lésions iriennes disparaissent, il s'en développe souvent de nouvelles dans le corps ciliaire ou la choroïde.

TRAITEMENT

Le traitement général est seul indiqué dans la majorité des cas : huile de foie de morue, bains salés, cures d'air.

Quant au traitement local, il n'a pas donné jusqu'à présent de résultats satisfaisants. Dans tous les cas, **on** ne sera autorisé à pratiquer l'énucléation **que** si l'œil est perdu, si les végétations fongueuses se développent rapidement ou s'il se produit des symptômes glaucomateux.

Iritis lépreuse.

L'inflammation irienne n'est pas rare dans la lèpre généralisée. Elle s'accompagne presque toujours de lésions cornéennes. L'iris présente de petites taches grisâtres punctiformes et il se produit très rapidement des synéchies postérieures. Du côté de la cornée on observe en général une infiltration parenchymateuse qui, à la loupe apparaît formée par une série de petites tâches grisâtres. Les poussées iriennes peuvent s'amender, mais elles récidivent fréquemment et se compliquent à la longue de lésions analogues du côté du corps ciliaire. Le pronostic en est défavorable d'autant que la thérapeutique est jusqu'à présent impuissante. On aura néanmoine recours à l'huile de Chaulmoogra administrée par ingestion ou par injection sous-cutanée (Jeanselme).

III. — CONSÉQUENCES DES INFLAMMATIONS DE L'IRIS

Les différentes inflammations de l'iris peuvent entraîner des lésions iriennes dont les conséquences sont les mêmes, quelle que soit la nature de l'inflammation qui leur a donné naissance. C'est pour cela que nous les réunissons dans un seul chapitre.

Nous étudierons les synéchies partielles ou totales et l'occlusion pupillaire.

Synéchies partielles. — A la suite de l'inflammation, il persiste souvent une ou plusieurs adhérences localisées du bord pupillaire à la capsule cristallinienne.

Ces adhérences localisées ne provoquent en général aucun trouble. Quelquefois, cependant, elles paraissent être la seule cause de phénomènes irritatifs récidivants et pénibles.

Dans ces cas, on essayera tout d'abord de rompre l'adhérence par l'instillation alternative d'un mydriatique et d'un myotique. On instillera tout d'abord de l'ésérine (à 0, 05 centigrammes pour 10 grammes eau); puis, lorsque la pupille sera contractée, on instillera de l'atropine (à 0, 10 centigrammes par 10 grammes d'eau). En cas d'insuccès, et si la synéchie provoque une gène réelle, on aura recours à l'iridectomie, mais il faudra avoir soin de n'opérer que dans l'intervalle des périodes d'irritation.

Synéchies totales. — Lorsque l'adhérence, au lieu d'être localisée, est généralisée à toute l'étendue du bord libre de l'iris, qu'il y a séclusion pupillaire, l'intervention s'impose, même si les phénomènes irritatifs glaucomateux ne sont pas encore développés. Ces accidents sont presque certains, et l'iridectomie, en rétablissant la communication entre la chambre postérieure et l'antérieure, en préviendra sûrement l'apparition. On évitera soigneusement l'instillation d'atropine dans des yeux présentant ces lésions. On pratiquera, dans ces cas, une petite iridectomie à la partie supérieure de manière à en neutraliser les inconvénients optiques en la dissimulant sous la paupière supérieure. On pourrait

même se contenter de faire une iridectomie marginale n'intéressant que la partie périphérique de l'iris
et respectant la région sphinctérienne.

Dans certains cas, toute la face postérieure de l'iris
est adhérente au cristallin et l'iridectomie est impossible. Si, après quelques tentatives, on ne réussit
pas à exciser un lambeau de la membrane irienne, il
faudra recourir à l'extraction du cristallin, même si
son opacification n'est pas complète. L'extraction en
sera un peu plus compliquée et sera presque fatalement suivie d'une cataracte secondaire que l'on
traitera par la discission.

Occlusion pupillaire. — A la suite des inflammations exsudatives de l'iris, il arrive parfois que
l'orifice pupillaire est obstrué par des exsudats qui,
en s'organisant, forment un voile épais et constituent un obstacle très considérable à la vision nette.

On fera, dans ces cas, une iridectomie optique et
placée de préférence du côté interne de la cornée.

IV. — **TUMEURS DE L'IRIS**

Kystes de l'iris. — Les kystes séreux de l'iris
s'observent le plus habituellement à la suite de
plaies pénétrantes de la cornée. Ils n'ont pas toujours une évolution progressive ; mais lorsqu'on
constate leur accroissement, il est nécessaire d'en
faire l'extirpation. Pour cela on incise la cornée au
couteau de De Graefe au point correspondant au
siège du kyste que l'on saisit avec une pince et que
l'on excise à sa base avec le tissu irien qui y adhère,
au moyen de la pince-ciseaux.

Sarcome de l'iris. — Cette tumeur est en général
pigmentée et forme une tache noire dont l'accrois-

sement est plus ou moins rapide. L'énucléation faite dès le début est la seule thérapeutique rationnelle de cette lésion, dont la généralisation certaine condamne toute temporisation.

Nous ne décrirons pas ici les lésions nodulaires : gomme, tubercule irien, léprome, qui peuvent présenter l'aspect d'une tumeur, mais qui rentrent dans les inflammations déjà étudiées.

V. — TROUBLES DE LA MOTILITÉ DE L'IRIS

Mydriase. Dilatation pupillaire. — La mydriase s'observe dans la paralysie de la troisième paire. Elle peut exister seule ou accompagner la paralysie de l'accommodation dans la syphilis ou les affections du système nerveux qui en dépendent (tabes, paralysie générale). Elle est causée par l'instillation d'un mydriatique (atropine, homatropine, duboisine, etc.). Exceptionnellement, elle est liée à l'hystérie.

Le traitement s'adressera au trouble ou à la maladie générale qui l'a provoquée. S'il en résulte une gêne visuelle notable, on remédiera à la dilatation pupillaire par l'instillation de myotiques (nitrate de pilocarpine, 0,05 centigrammes pour 10 gr.) deux fois dans la journée.

Myosis. Contraction pupillaire. — Le myosis s'observe surtout dans le tabes, la syringomyélie. Il est rare qu'il provoque une gêne visuelle quelconque et qu'on soit consulté pour ce seul symptôme.

VI. — LÉSIONS TRAUMATIQUES DE L'IRIS

Hernie de l'iris.

Nous avons déjà vu que les plaies pénétrantes de la cornée sont fréquemment suivies de hernie de l'iris.

La conduite à tenir lorsque la lésion est de date récente et qu'il n'y a pas d'affection des voies lacrymales, c'est de chercher à faire la réduction de l'iris avec la spatule (après avoir fait, cela va sans dire, une toilette minutieuse des paupières et des culs-de-sac conjonctivaux). On fera suivre cette réduction de l'instillation de quelques gouttes d'ésérine ou de pilocarpine. On répétera les instillations pendant deux à trois jours. Si la réduction est impossible, il faut sectionner le prolapsus avec la pince-ciseaux en ayant soin de faire écarter les paupières par un aide et sans appliquer le blépharostat. On instillera de l'atropine pendant les premiers jours.

Si la plaie oculaire est déjà infectée ou si l'on a des raisons de craindre une infection, il sera plus prudent de s'abstenir de toute intervention et de faire simplement la toilette des culs-de-sac, d'instiller de l'ésérine et de faire quotidiennement des lavages des culs-de-sac et une ou deux instillations d'un collyre antiseptique (nitrate d'argent, oxycyanure de mercure).

Contusion de l'iris. Ruptures. Hémorrhagie

Dans les contusions du globe oculaire, il peut se produire des ruptures de l'iris au niveau de sa périphérie. Ces ruptures s'accompagnent habituelle-

ment d'une hémorrhagie dans la chambre antérieure
L'instillation d'atropine et quelques jours de repos
suffiront pour aider à la résorption de l'épanchement sanguin. Quant à la rupture, il est assez rare
de voir les deux lèvres de la plaie se ressouder.

Opérations pratiquées sur l'iris.

Nous ne décrirons ici que l'iridectomie optique.
L'iridectomie hypotonisante trouvera place dans le
traitement du glaucome et l'iritomie, l'irito-ectomie
seront décrites avec les complications de la cataracte.

Iridectomie optique. — Instruments nécessaires :
blépharostat, pince à fixation, couteau lancéolaire,
pince à iris, pince-ciseaux, spatule.

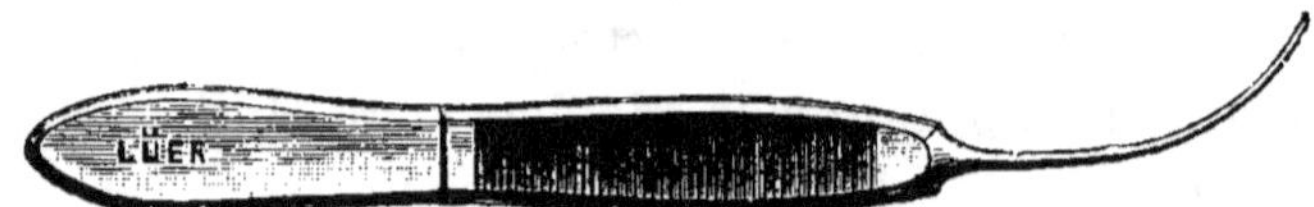

Fig. 37. — Pince à iris courbe.

L'opération se fait avec l'anesthésie locale à la
cocaïne, sauf dans les cas où l'on opère sur des
enfants.

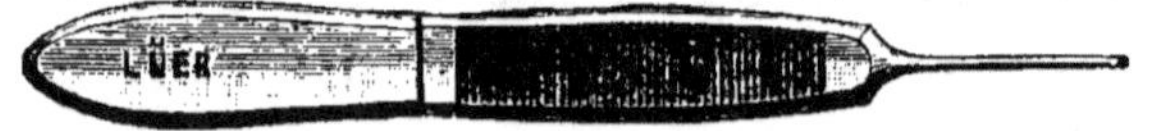

Fig. 38. — Pince à iris droite.

Après la toilette de l'œil, on place le blépharostat, on saisit avec la pince à fixation, tenue de la
main gauche, un repli conjonctival voisin du bord
cornéen au point opposé de celui où l'on veut prati-

quer l'incision cornéenne. Suivant l'étendue du lambeau irien que l'on désire exciser, on placera l'incision cornéenne plus ou moins près du limbe cornéen. La pointe de la lance est dirigée d'abord vers le centre du globe oculaire, jusqu'à ce qu'elle apparaisse dans la chambre antérieure. A ce moment on continue à

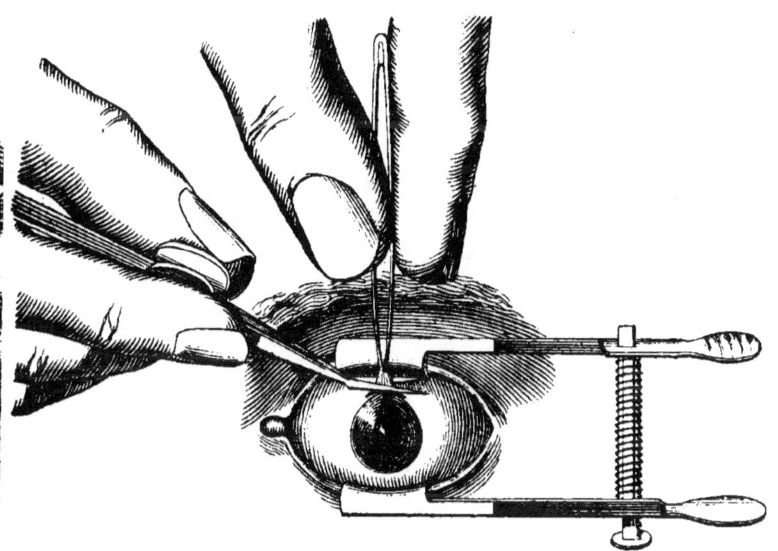

Fig. 39. — Iridectomie supérieure. Excision du lambeau irien.

pousser l'instrument de telle sorte que la surface de la lame soit parallèle au plan irien. On retire lentement le couteau en laissant l'humeur aqueuse s'échapper lentement. La pince à fixation est alors confiée à un aide. (Si le malade est docile, on peut même l'enlever et continuer l'opération sans aide.) Avec la pince à iris introduite à travers la plaie cornéenne, on va saisir l'iris plus ou moins près de son bord libre suivant la brèche que l'on désire pratiquer, on l'attire doucement dans la plaie cornéenne et on sectionne à ras de la plaie à l'aide des pinces-ciseaux de De Wecker. Il ne reste plus qu'à réduire les bords de l'iris en introduisant délicatement la spatule au niveau des angles de la plaie cornéenne.

Pendant toutes ces manœuvres, il faudra éviter avec soin de blesser la capsule cristallinienne, ce qui aurait pour effet de déterminer une cataracte traumatique.

Le pansement peut être retiré définitivement après trois jours.

Le siège de l'incision cornéenne dépendra du siège de l'obstacle visuel. Nous avons donné les indications et contre-indications de l'opération à propos des leucomes de la cornée.

MALADIES DU CORPS CILIAIRE

Cyclite.

On donne le nom de cyclite à une inflammation circonscrite au corps ciliaire, qui se traduit par un trouble assez marqué de la vision avec photophobie, par une sensibilité à la pression de la région périkératique et qui s'accompagne toujours de l'apparition à la face postérieure de la cornée, d'un piqueté grisâtre, auquel on donne le nom de précipités. Ces précipités résultent de la chute de cellules migratrices chargées ou non de granulations pigmentaires et qui, provenant de l'angle irido-cornéen, tombent vers les parties déclives de la cornée en se dispersant dans une aire triangulaire dont le sommet correspond au centre de la cornée et dont la base correspond au bord inférieur de cette membrane. Dans certains cas, l'exsudation est plus abondante et constitue un véritable hypopion.

Très souvent l'iris, la choroïde participent à l'inflammation, qui atteint la région ciliaire; mais il reste cependant un certain nombre de cas où l'affection conserve ses caractères spéciaux. Il en est ainsi dans la cyclite que l'on observe au décours de certaines maladies infectieuses : l'influenza, la fièvre récurrente, etc.

L'évolution de la cyclite peut s'accompagner de

modification de la tension oculaire. Celle-ci devra être très étroitement surveillée dans tous les cas.

Il persiste souvent pendant longtemps un affaiblissement visuel assez marqué, dans les yeux atteints de cyclite, par suite des modifications de transparence que les précipités provoquent sur la région pupillaire centrale de la cornée.

Le corps ciliaire peut être aussi le siège de lésions syphilitiques, tuberculeuses ou lépreuses. Mais, dans ces cas, l'affection s'accompagne toujours de lésions semblables du côté de l'iris, et nous renvoyons aux chapitres consacrés au traitement de l'iritis syphilitique, tuberculeuse ou lépreuse.

Quant aux lésions inflammatoires de la région ciliaire consécutives au traumatisme ou aux plaies pénétrantes, nous renvoyons au chapitre où nous traitons des plaies sclérales.

TRAITEMENT

Au début de la cyclite, on prescrira tout d'abord les mydriatiques en instillation (atropine, duboisine); mais on surveillera attentivement la tension oculaire. Si celle-ci augmentait notablement sous l'influence des mydriatiques, on les remplacerait par l'instillation de pilocarpine.

Dans ce cas aussi, les paracentèses répétées ou les sclérotomies seront indiquées : on n'aura, par contre, recours à l'iridectomie que si l'affection récidivait et on aura soin d'attendre que l'œil soit entré dans une période d'accalmie pour intervenir.

On aura encore recours aux injections sous-cutanées ou intra-musculaires de sels mercuriels surtout si l'affection se prolongeait pendant plusieurs semaines.

Le sulfate de quinine à la dose de 50 centigrammes quotidiennement répétée sera souvent fort utile. Contre les douleurs, on aura recours aux applications chaudes (cataplasmes) à la morphine en injections sous-cutanées. Des verres fumés, le repos seront nécessaires pendant toute la durée des phénomènes d'irritation oculaire.

Ophtalmie sympathique.

On donne le nom d'ophtalmie sympathique aux accidents inflammatoires qui surviennent dans un œil, consécutivement à certaines lésions du congénère. C'est presque toujours à la suite d'accidents septiques consécutifs au traumatisme accidentel ou opératoire que se développent, après un intervalle de deux ou trois semaines au minimum ou d'un grand nombre d'années, les symptômes de l'ophtalmie sympathique. L'affection du premier œil qui donne lieu à une inflammation sympathique est toujours une irido-cyclite et l'on doit tout particulièrement redouter cette complication, lorsqu'une blessure a atteint la région du corps ciliaire surtout si l'iris et le corps ciliaire sont enclavés dans la plaie, ou encore lorsqu'un corps étranger est resté dans le globe oculaire. Depuis que la pratique de l'asepsie et l'antisepsie s'est généralisée, ces accidents paraissent être devenus beaucoup moins fréquents et actuellement cette affection peut être considéré comme assez rare.

Dans l'ophtalmie sympathique précoce, les accidents se développent lorsque les phénomènes inflammatoires d'irido-cyclite sont encore en pleine évolution, c'est-à-dire trois à huit semaines après le début des accidents dans le premier œil.

Après cette période, l'œil traumatisé s'atrophie et devient indolore, mais on peut voir ultérieurement les phénomènes douloureux réapparaître dans cet œil et l'ophtalmie sympathique tardive est le plus habituellement précédée d'une poussée inflammatoire souvent très légère dans l'œil sympathisant.

Cette ophtalmie sympathique tardive peut apparaître trente ans ou plus après la perte du premier œil. Les malades atteints d'irido-cyclite traumatique devront être avertis, s'ils se refusent à l'énucléation préventive de l'œil traumatisé, du danger auquel ils s'exposent, et on les engagera à se soigner sans retard si la vision de l'œil sain subissait le plus léger affaiblissement.

Les symptômes par lesquels se manifestent les accidents sympathiques consistent le plus habituellement en troubles du côté de l'iris. Cette membrane présente les signes d'une inflammation séreuse ou plastique. Mais les phénomènes douloureux sont très atténués. La douleur à la pression, au niveau de la région ciliaire, n'existe même pas d'une manière constante. La pupille est étroite, ses contours sont irréguliers et souvent occupés assez rapidement par une exsudation grisâtre qui trouble considérablement la vision, et qui, créant une adhérence solide de l'iris au cristallin, s'oppose à toute dilatation de la pupille par l'atropine. Dans quelques cas plus rares, on a constaté des lésions chorio-rétiniennes de la périphérie de la rétine ou même des lésions maculaires. Enfin, dans certains cas, les premiers troubles objectifs consistent dans des lésions de la papille (rougeur, contours diffus). Très fréquemment, le cristallin s'opacifie par suite des lésions irido-ciliaires. Souvent aussi des accidents glaucomateux, résultant des synéchies iriennes étendues, viennent encore compliquer la situation. Dans d'autres cas, l'atrophie du globe se produit d'emblée. L'évolution de l'ophthalmie sympathique est le plus souvent chronique et il s'écoule des mois et des années avant que les phénomènes inflammatoires disparaissent complètement de l'œil sympathisé. Hâtons-nous d'ajouter que, lorsque l'affection est soignée dès le début, l'évolution en est souvent moins longue et que, dans un certain nombre de cas, on peut obtenir la conservation d'un certain degré de vision.

TRAITEMENT

Avant de nous occuper du traitement de l'ophtalmie sympathique déclarée, il nous faut envisager les moyens de la prévenir.

On est souvent consulté sur l'opportunité de la conservation d'un œil anciennement perdu et atrophié. Voici ce que nous avons l'habitude de conseiller : si l'œil est douloureux, que ce soit d'une manière légère ou intermittente ou à des intervalles éloignés, l'énucléation devra être pratiquée de préférence à toute autre intervention. Nous conseillons aussi l'énucléation de tout globe oculaire atrophié par suite d'irido-cyclite traumatique ou opératoire, même s'il n'est pas le siège de phénomènes douloureux. Par contre, l'atrophie du globe consécutive à une ulcération étendue de la cornée, à une panophtalmie n'engagera à recourir à l'énucléation que si d'autres raisons que la crainte de l'ophtalmie sympathique la rendent nécessaire.

Il en est de même des yeux perdus par suite de glaucome absolu ou de staphylome cornéen qui ne déterminent jamais d'accidents sympathiques du congénère.

Chez les malades porteurs d'un œil atrophié susceptible de donner naissance à des accidents sympathiques, ceux-ci sont souvent précédés de phénomènes douloureux plus ou moins violents dans la région occipitale correspondant à l'œil malade. La constatation de ces phénomènes douloureux devront engager le médecin à pratiquer sans retard l'énucléation de l'œil atrophié.

Une mesure préventive importante consiste aussi à éviter l'infection dans toutes les interventions sur le globe oculaire.

Une fois que l'ophtalmie sympathique s'est déclarée, l'efficacité de l'énucléation est incertaine. Dans les cas légers, elle exerce encore une action favorable et il faudra y avoir recours d'emblée. Dans les cas graves, au contraire, son efficacité est nulle, et on conseille généralement d'attendre une détente des phénomènes inflammatoires du second œil avant d'exécuter l'énucléation. Le traitement de l'ophtalmie sympathique comprend, d'une part : le séjour dans une chambre obscure tant que durent les phénomènes irritatifs; les instillations d'atropine, à la condition d'en surveiller exactement l'effet et de les suspendre à la première menace d'hypertonie; les frictions mercurielles ou les injections sous-cutanées ou intramusculaires de sels de mercure (huile biiodurée, salicylate de mercure) et enfin les applications chaudes répétées plusieurs fois par jour. Lorsqu'il se produit des phénomènes glaucomateux au cours d'une période d'irritation sympathique, on

aura recours aux myotiques d'abord, puis à la sclérotomie si l'effet n'en était pas suffisant. Si l'opacité
cristallinienne se produit, on pourra, dans certains
cas, obtenir un résultat satisfaisant de son extraction.
On attendra pour cela que les phénomènes irritatifs
aient complètement disparu.

MALADIES DE LA CHOROÏDE

Pour la facilité de l'exposition, nous avons été forcés de conserver la division anatomique des maladies oculaires et nous avons décrit tour à tour les affections d'étiologie variée, qui atteignent les différentes membranes du globe oculaire. Mais nous avons eu souvent déjà l'occasion d'attirer l'attention sur les inconvénients de cette classification. Pour les maladies de la choroïde la chose est tout particulièrement frappante, car il n'y a, pour ainsi dire, pas une maladie de la choroïde où le processus morbide soit strictement limité à cette membrane et n'atteigne simultanément ou secondairement la rétine et le corps vitré. Les manifestations syphilitiques, qui sont parmi les plus fréquentes des maladies de la choroïde, lèsent presque toujours à la fois la rétine, la choroïde, l'iris, le nerf optique. Les inflammations oculaires survenant au cours des infections générales (streptococcies, pneumococcies, gonococcies, etc.) ne se limitent que d'une manière éphémère à l'une ou l'autre des membranes oculaires profondes, de telle sorte que, pour grouper ces faits d'après les données cliniques et étiologiques, nous sommes forcés de prendre une désignation plus vague que la désignation anatomique et de réunir ces inflammations sous le nom « d'ophtalmies métastatiques » (Axenfeld). Cela ne veut pas dire que le il diagnostic anatomique précis ne puisse et ne doive être fait. Nous croyons, au contraire, que l'on doit s'y attacher avec soin, mais en se rappelant que l'on n'aura pas fait un diagnostic, parce que l'on aura conclu à une choroïdite ou à une rétinite,

Tant que l'étiologie n'est pas précisée, le diagnostic n'a aucune valeur, et nous préférons le diagnostic de syphilis oculaire à celui de choroïdite circonscrite ou de choriorétinite pigmentaire.

Pour éviter des répétitions, nous décrirons une fois pour toutes ces différentes maladies qui, si l'on s'en tenait à la lettre de la classification anatomique, devraient être aussi envisagées à propos des maladies de la rétine ou du corps vitré. Nous ferons de même pour la choroïdite myopique que l'on trouvera dans le chapitre consacré à la myopie.

Choroïdite syphilitique.

Les localisations du virus syphilitique dans la choroïde sont presque aussi fréquentes que ses localisations dans la membrane irienne.

On en distingue plusieurs formes au point de vue clinique : c'est tout d'abord une choroïdite diffuse caractérisée par un affaiblissement de la vision, un trouble léger du corps vitré donnant à l'image ophtalmoscopique un aspect flou. Ce trouble peut aller jusqu'à masquer presque entièrement les détails du fond de l'œil. Après sa guérison, cette forme de choroïdite laisse habituellement des lésions atrophiques de la choroïde et de la rétine et une réduction de l'acuité visuelle.

Une autre forme non moins rare de choroïdite spécifique est celle où, sans trouble manifeste du vitré ou avec quelques opacités flottantes dans ce milieu, on constate des lésions exsudatives circonscrites, laissant à leur suite des plaques atrophiques avec accumulation ou non de pigment.

A côté de ces deux types de choroïdite spécifique on pourrait en décrire une foule d'autres résultant soit de la localisation des lésions à une région périphérique ou centrale de la choroïde, soit à une prédominance des lésions choroïdiennes ou rétiniennes, soit à une systématisation plus marquée des lésions aux vaisseaux choroïdiens ou rétiniens.

En somme, il n'est pas une maladie générale qui se localise plus fréquemment dans les membranes profondes de l'œil, et en présence d'une choriorétinite on devra penser à la syphilis si les antécédents et les commémoratifs ne donnent pas d'indications précises sur une autre étiologie. La choroïdite syphilitique récidive fréquemment. On peut l'observer dès le début de la période secondaire.

Traitement de la choroïdite syphilitique.

Le traitement antisyphilitique donne dans un assez grand nombre de cas d'excellents résultats; mais assez souvent aussi son efficacité est nulle ou médiocre, non seulement contre l'évolution du processus inflammatoire, mais aussi contre son apparition.

Quoi qu'il en soit, c'est encore à ce traitement que l'on doit avoir recours, tant que nous n'aurons pas une médication véritablement spécifique. Nous pensons qu'il est préférable, dans la majorité des cas, d'avoir d'emblée recours à un traitement mixte intensif et suivi sans discontinuité, pendant un mois à six semaines. Ce n'est guère, en effet, qu'après ce laps de temps que l'on peut se rendre compte de l'efficacité ou non de la thérapeutique. L'inefficacité ne sera cependant pas une raison pour la discontinuer; mais, comme l'absorption d'iodure et de mercure peut n'être pas sans influence sur l'état général, il sera prudent de laisser au malade quelques intervalles de repos après le premier mois de traitement.

Les différents procédés d'introduction du mercure dans l'organisme : absorption par les voies digestives, absorption cutanée, injections sous-cutanées, intramusculaires ou intravasculaires, peuvent être utilisés et ont leurs indications spéciales.

Nous donnons la préférence aux injections; mais, lorsque la malade ne se trouve pas à proximité du médecin, on pourra lui prescrire les frictions à la lanoline hydrargyrique ou à l'onguent napolitain.

Voici quelles seront les indications qu'on donnera au malade : tous les soirs, pendant un mois, faire, avec gros comme un pois de lanoline hydrargyrique (ou mieux avec 4 grammes), une friction sur une des régions suivantes : aisselle, aine ou mollet. Frictionner doucement pendant 5 minutes. Recouvrir la surface frictionnée d'une flanelle pour ne pas tacher son linge et pour que l'absorption se continue pendant la nuit. Au réveil, savonner la région pour enlever le restant de pommade. Il est nécessaire que le malade prenne un ou deux bains par semaine, et si, sur une des régions frictionnées, il se produisait de l'érythème, il faudrait suspendre les frictions dans cette région; c'est pour cela aussi qu'il y a avantage à changer chaque soir le siège de la friction.

Il est préférable, lorsqu'on le peut, de faire des injections, et parmi les sels mercuriels les plus di-

vers qui ont été préconisés, nous n'en retiendrons
que deux, le salicylate de mercure et le biiodure.

Les injections de salicylate (sel insoluble) ont des
avantages marqués sur les injections de calomel
qu'elles remplacent parfaitement. Elles ne sont pas
douloureuses et ne laissent pas habituellement d'indurations.

La formule est la suivante :

    Huile de vaseline........................ 30 gr.
    Salicylate de mercure................... 4 —

Stériliser pendant 20 minutes à 100°. Il suffit d'injecter une demi-seringue (1/2 centimètre cube) de
cette émulsion deux fois par semaine dans les
muscles de la fesse. Il va sans dire que la seringue
sera stérilisée à l'ébullition avant chaque injection,
et la surface cutanée nettoyée avec un tampon imbibé d'une solution antiseptique.

L'aiguille sera enfoncée profondément dans le
tissu musculaire de la région sus-trochantérienne.

L'huile biiodurée donne de bons résultats, mais il
faut répéter les injections tous les jours ou tous les
deux jours. La formule de Panas est :

    Biiodure de mercure................... 0,15 centigr.
    Huile d'olives stérilisée............... 30 cent. cub.

Chaque seringue de 1 centimètre cube renferme
5 milligrammes de biiodure.

Quant aux injections intra-veineuses de sel so-
luble de mercure, elles ne présentent pas d'avantages marqués sur les autres et elles peuvent exposer
à de petits accidents : aussi leur préférons-nous les
injections intra-musculaires.

Mais, dans certains cas, il peut être utile de revenir
à une des méthodes d'administration interne des sels

mercuriels, quelquefois même de combiner l'ingestion aux injections : le calomel à petites doses joint à son action mercurielle une action purgative légère qui peut être fort utile dans certains cas. On prescrira les paquets de :

Calomel..............................	0,05 centigr.
Sucre pulvérisé........................	0,20 —

dont le malade absorbera, chaque jour, un le matin et un le soir.

Nous ne dirons rien des autres sels qui, sous forme de solution, de pilules ou de sirops, peuvent trouver leurs indications, et nous rappellerons seulement que, quel que soit le traitement suivi, il faudra surveiller soigneusement le malade, le prévenir des symptômes de saturation qui peuvent toujours apparaître (salivation, gingivite, puis stomatite) et lui recommander les soins de la bouche et des dents. En cas de salivation, on suspendra le traitement et on prescrira des pastilles ou un gargarisme au chlorate de potasse. Quant à l'iodure de potassium, on le prescrira en solution dont chaque cuillerée représente 1 gramme. Le malade commencera par 3 ou 4 grammes par jour la première semaine, en augmentant progressivement jusqu'à 6, 7 ou 8 grammes par jour.

Si l'ingestion provoque des troubles digestifs et si le dégoût se produit, on aura recours aux lavements médicamenteux d'iodure de potassium. On aura soin d'ajouter à chaque lavement de trois à 4 cuillerées de la solution d'iodure, 4 ou 5 gouttes de laudanum pour éviter l'irritation de la muqueuse rectale.

A cette thérapeutique générale, il est parfois

utile d'adjoindre une thérapeutique locale. Les injections sous-conjonctivales de sublimé ou de cyanure de mercure ont été très fortement préconisées et n'étaient la douleur et la réaction conjonctivales qu'elles provoquent, il n'y aurait aucun inconvénient à les appliquer dans chaque cas. On sera toujours autorisé à y recourir dans les cas graves, lorsqu'il y a une lésion maculaire ou lorsque le traitement général se montre inefficace. — Les verres fumés, le repos visuel seront également utiles. Le séjour dans l'obscurité auquel on attachait une grande influence ne nous semble pas très utile, car son action faible sur l'appareil visuel est malheureusement compensée par une action dépressive très marquée sur l'état général. On cherchera en outre, par une bonne hygiène, à mettre le syphilitique dans les meilleures conditions possibles.

Nous avons cru devoir rappeler une fois pour toutes ces indications générales du traitement antisyphilitique, qui s'appliquent aussi bien aux affections profondes qu'aux autres lésions oculaires syphilitiques. Ce dont il faudra toujours se souvenir, c'est que ces lésions oculaires profondes sont presque toujours des manifestations graves, surtout lorsqu'elles se développent chez des adultes ou chez des vieillards. Chez ces derniers surtout, on voit souvent le traitement antisyphilitique le plus régulièrement appliqué échouer complètement.

Quant à la durée du traitement, elle est fort difficile à préciser, et on se basera en somme sur les résultats obtenus, sur l'absence ou la présence de récidives. Il faudra surveiller avec soin le malade, l'avertir des rechutes possibles et, si cela est nécessaire, continuer le traitement pendant des mois et

des années en le suspendant de temps à autre pour
ne pas fatiguer le malade.

Ophtalmie métastatique.

Nous avons dit que l'on comprenait sous le nom
d'ophthalmie métastatique la localisation dans une
des membranes oculaires profondes de microbes
pyogènes dans le cours d'une infection générale.

Toute infection générale d'origine externe ou
interne peut donner lieu à ces localisations septiques
oculaires, mais ce sont surtout les septicémies streptococciques d'origine puerpérale ou chirurgicale qui
donnent lieu à ces accidents. La streptococcie secondaire à une pyrexie : fièvre typhoïde, influenza,
scarlatine, peut aussi la provoquer. Ces ophtalmies
métastatiques streptococciques sont les plus graves,
et lorsque le processus septique s'est développé dans
l'œil, la seule thérapeuthique applicable est l'énucléation. Tout à fait au début, on pourra encore
essayer de l'injection sous-cutanée de sérum de
Marmorek ; mais, si le corps vitré est déjà infiltré de
pus, il faudra aussitôt que possible, et pour raccourcir
d'autant la période douloureuse de cette infection,
procéder à l'énucléation pure et simple. Nous pensons que, dans un œil infecté, il serait imprudent de
vouloir conserver un moignon susceptible de donner
lieu à des accidents sympathiques et si l'éviscération,
l'énucléation avec insertion d'éponges ou autres
appareils, peut être essayée lorsque l'œil à enlever
n'est pas sous le coup d'accidents inflammatoires, il
n'en est pas de même pour l'œil infecté. L'énucléation pratiquée aseptiquement n'est pas contre-indiquée, et nous pensons que les accidents méningés,

observés dans quelques cas à la suite de l'énucléation du globe en plein phlegmon, peuvent tenir soit à une localisation cérébrale de l'infection générale qui a donné naissance à la suppuration oculaire, soit à une infection surajoutée par le chirurgien : il serait donc inutile de prolonger le supplice du malade en attendant que les phénomènes inflammatoires aigus soient terminés.

L'ophtalmie métastatique peut aussi être causée par la localisation du pneumocoque dans les membranes profondes de l'œil. L'ophtalmie métastatique à pneumocoques peut ne pas différer sensiblement, dans son évolution et ses symptômes, de l'ophtalmie streptococcique. Cependant il peut arriver, ce qu'on n'observe pas dans l'ophtalmie streptococcique, que le processus inflammatoire tourne court après quelques jours, laissant après lui des lésions plus ou moins graves des membranes oculaires, mais compatibles cependant avec la conservation du globe oculaire.

En dehors de ces infections, on a encore observé des irido-choroïdites au cours de l'infection blennorrhagique. Il faut savoir que ces inflammations d'apparence grave sont susceptibles de guérison parfaite, avec rétablissement complet de la vision, sans qu'il soit nécessaire de recourir à une thérapeutique spéciale. Il faudra cependant surveiller la tension oculaire et prescrire l'atropine ou l'ésérine suivant le cas. Le malade se trouvera bien du repos au lit, des dérivations sur le tube digestif, mais, nous le répétons, la guérison se produit spontanément par l'évolution naturelle du processus infectieux.

Tumeurs de la choroïde.

La tumeur de la choroïde que l'on observe le plus souvent est le sarcome, mélanique ou non. C'est habituellement une néoplasie primitive contrairement à l'épithélioma beaucoup plus rare et qui, dans le plus grand nombre des faits, est secondaire à une néoplasie viscérale. Dès que l'on aura fait le diagnostic de néoplasie de la choroïde, par le décollement de la rétine, par l'apparition de phénomènes glaucomateux, on devra sans tarder faire l'énucléation du globe.

Lorsque la tumeur a franchi la sclérotique, on devra pratiquer l'éviscération de l'orbite; mais, malgré elle, la récidive locale est presque certaine. Lorsque l'œil atteint de sarcome est énucléé de bonne heure, on peut obtenir parfois une guérison définitive; mais on observera plus fréquemment des récidives locales ou la généralisation viscérale, après un nombre plus ou moins grand d'années.

MALADIES DE LA RÉTINE

Nous avons vu, à propos des maladies de la choroïde, que la plupart des affections qui intéressent la choroïde peuvent s'étendre à la rétine ou s'y localiser même primitivement. Nous n'y reviendrons pas ; mais, en dehors de ces affections, certaines maladies générales donnent lieu à des lésions rétiniennes : ce sont l'albuminurie, le diabète et la leucémie. Des lésions vasculaires dont l'étiologie nous est inconnue, et que l'on groupe sous le nom d'artériosclérose, affectent fréquemment le système vasculaire de la rétine. Entre la rétinite diabétique et la rétinite albuminurique, il n'y a en somme aucune différence essentielle et sans l'examen des urines le diagnostic en serait presque toujours impossible. L'affection est bilatérale. La rétine présente des altérations variables dans leur disposition et leur localisation ; ce sont des foyers exsudatifs blanchâtres, parfois limités à la région maculaire, ils peuvent au contraire être irrégulièrement disséminés. Les hémorrhagies capillaires sont fréquentes, mais on ne les rencontre pas dans tous les cas. Souvent aussi ce sont les lésions vasculaires qui prédominent sous forme d'artérites oblitérantes. Ces rétinites sont importantes à reconnaître, parce qu'elles sont souvent le signe révélateur de l'affection générale qui leur a donné naissance.

Rétinite albuminurique.

Le traitement de la rétinite albuminurique s'adresse à l'état général et ne diffère pas du traitement des affections rénales : régime lacté absolu, usage fréquent des eaux laxatives, émissions sanguines au moyen de ventouses scarifiées, repos, tel est dans ses grandes lignes le traitement à appliquer. Le pronostic est grave et, d'après les statistiques, la mort arrive fréquemment dans les deux années qui suivent l'apparition de la rétinite albuminurique. Il faut faire une exception pour la rétinite albuminurique de la grossesse et celle de la néphrite scarlatineuse.

Rétinite diabétique.

Ici aussi, c'est au traitement du diabète que l'on s'adressera et l'on soumettra le malade à l'un des nombreux régimes qui ont été préconisés et dont la supériorité respective est difficile à établir (régime de Cantani, Bouchardat ou Robin).

Rétinite leucémique.

La leucémie détermine parfois des lésions rétiniennes caractérisées par une coloration orangée pâle du fond de l'œil, des taches blanches en général disposées autour de la papille et enfin des hémorragies non constantes. Quant au traitement, il ne peut s'adresser qu'à l'état général : c'est dire que son efficacité est très aléatoire.

Artériosclérose rétinienne.

Ces lésions assez fréquentes chez les vieillards et qui souvent précèdent ou accompagnent des lésions analogues de l'encéphale peuvent présenter une grande variété dans leur siège et dans leur disposition. Elles peuvent s'accompagner ou non de phénomènes glaucomateux, d'hémorrhagies intraoculaires. Elles comportent un pronostic très grave tant au point de vue oculaire qu'au point de vue général et la thérapeutique est impuissante. On se contentera des prescriptions générales hygiéniques qui s'adressent aux artérioscléreux, goutteux ou arthritiques : iodures de sodium, eaux laxatives. On surveillera attentivement la tension oculaire.

Rétinite pigmentaire.

L'étiologie de la rétinite pigmentaire est loin d'être établie. On s'est contenté longtemps d'en expliquer la genèse en disant qu'il s'agissait d'une affection congénitale.

Mais ce n'est pas une explication, car les affections congénitales ont une cause comme les affections acquises. S'il est probable et vraisemblable que la syphilis héréditaire joue un rôle important dans l'étiologie de cette affection, il n'en est pas moins vrai que le traitement antisyphilitique ne donne le plus souvent aucun résultat et n'arrête pas l'évolution du processus pigmentaire, mais ce n'est pas la seule lésion syphilitique sur laquelle le mercure et l'iodure soient sans influence, et, pour ne citer que les plus fréquentes, nous rappellerons qu'il en est de même dans le tabes et la paralysie générale. On sera

toujours autorisé à essayer le traitement antisyphilitique, mais, nous le répétons, c'est une affection le
plus habituellement incurable.

Décollement de la rétine.

Le décollement de la rétine ne constitue pas par
lui-même une maladie. Il est la conséquence de
certaines lésions de la choroïde ou du corps vitré
dont les causes peuvent être très variables : au
point de vue étiologique, on peut distinguer par
ordre de fréquence :

Le décollement myopique, résultant des altérations choroïdiennes et vitréennes que l'on rattache à
la myopie sans en connaître la nature ;

Le décollement traumatique, résultant le plus
souvent d'une hémorrhagie choroïdienne ;

Le décollement causé par le développement d'une
tumeur choroïdienne ;

Le décollement causé par certaines lésions choroïdiennes dont la nature syphilitique, pour certains
cas, n'est cependant pas encore nettement établie
pour tous les faits.

Cette distinction dans l'étiologie du décollement
rétinien a une certaine importance au point de vue
du traitement à appliquer.

Le décollement survenant par suite d'un traumatisme sur un œil normal peut guérir spontanément
après un temps assez court. Le repos, le pansement
compressif et la ponction sclérale si la résorption
du liquide sous-rétinien ne se produisait pas, telles
sont les indications thérapeutiques générales.

Le décollement causé par des tumeurs n'est, cela
va sans dire, justiciable que de l'énucléation du globe.

Le décollement myopique et le décollement résultant d'une choroïdite non myopique sont susceptibles du même traitement, mais, au point de vue du résultat, le décollement non myopique présente beaucoup plus de chances de succès, à la condition que malade et médecin y mettent toute la patience et toute la volonté nécessaires. Ajoutons enfin que certains décollements limités de la rétine, liés à une scléro-choroïdite peuvent guérir spontanément lorsque leur durée n'a pas excédé quelques semaines. Il s'agit en général, dans ces cas, de décollements périphériques et peu étendus.

Dans la majorité des cas, on devra intervenir sans trop tarder; lorsque le décollement est de date ancienne, l'intervention n'est pas contre-indiquée, bien que les chances de succès soient très faibles.

Le nombre des opérations et des traitements proposés dans le décollement de la rétine est considérable et nous n'avons pas l'intention de les décrire tous. En dehors de l'atropine, du décubitus horizontal longtemps prolongé, du pansement compressif qui rentrent dans la thérapeutique médicale, nous rappellerons que l'on a préconisé l'injection sous-conjonctivale d'eau salée, les pointes de feu appliquées sur la sclérotique, la ponction sclérale, l'injection sous-rétinienne de teinture d'iode, l'injection intraoculaire de corps vitré de lapin, la suture de la rétine, la ponction sclérale suivie de l'électrolyse, etc.

En présence de tant de méthodes, à laquelle devra-t-on s'adresser de préférence ? La réponse serait facile, si l'on pouvait, à l'appui de tel ou tel procédé, produire des statistiques concluantes, mais cela n'est pas possible pour plusieurs raisons, dont la principale est que les cas de décollements rétiniens ne sont nullement comparables entre eux ; l'étiologie de ce symptôme n'est souvent pas indiquée dans les observations, et, très fréquemment aussi, il n'est pas possible de la déterminer.

Dans ces conditions, faut-il s'abstenir d'intervenir en se basant sur l'incertitude des résultats et l'imprécision des indications ? Nous ne le pensons pas, car nous croyons au contraire que l'on aurait tort de renoncer d'emblée à tout traitement. L'intervention qui nous paraît la plus rationnelle et qui, pratiquée avec les précautions nécessaires, s'est montrée absolument inoffensive, est l'évacuation du liquide sous-rétinien par la ponction sclérale répétée à intervalles plus ou moins éloignés à chaque fois que se reforme le liquide et que se reproduit le décollement. Cette méthode de traitement que nous avons vu souvent mettre en pratique par le Dr Parinaud et dont nous avons pu dans plusieurs cas observer les bons résultats, nous paraît devoir être essayée dans tout décollement rétinien.

Voici comment se pratique la ponction : On détermine tout d'abord le siège du décollement par l'examen subjectif et objectif puis on procède à la toilette du sac conjonctival comme on doit le faire dans toute intervention chirurgicale. Les paupières sont maintenues écartées par un écarteur ou par un aide : le globe anesthésié par deux instillations de cocaïne est fixé avec la pince à dents de souris et attiré aussi loin que possible dans la direction opposée au siège du décollement. Avec un couteau de De Graefe à lame étroite, stérilisé, cela va sans dire, on ponctionne la sclérotique au travers de la conjonctive aussi loin que possible de la cornée et dans un des méridiens obliques de manière à passer entre les muscles droits. La pointe du couteau est enfoncée de quelques millimètres, puis en même temps qu'on la retire on lui fait exécuter un léger mouvement de rotation autour de son axe de manière à élargir la plaie sclérale ; puis, en retirant lentement le couteau, on voit la conjonctive se soulever par l'irruption d'un liquide citrin qui se répand dans le tissu épiscléral. On applique ensuite un pansement légèrement compressif et le malade garde le lit. Le lendemain de l'opération, la rétine est habituellement réappliquée et il est rare qu'il ne se produise pas une amélioration considérable de la vision.

Mais il est bon de prévenir le malade de la récidive possible et probable et de l'avertir que de nouvelles ponctions seront probablement nécessaires. En effet, après une période de 10 à 30 jours, il n'est pas rare de voir le décollement se reproduire quoique souvent son étendue soit moins considérable qu'avant la ponction. On attendra quelques jours pour procéder à une nouvelle opération et l'on pourra ainsi, sans inconvénients pour l'œil, faire 3, 4 ou 5 ponctions dans l'espace de quelques mois, pendant lesquels le malade devra être astreint au repos le plus complet et au décubitus horizontal. Si l'on soupçonne la syphilis ou le rhumatisme, on fera bien, cela va sans dire, de joindre au traitement local le traitement général de ces deux affections.

Nous le répétons, il ne peut pas être question d'une intervention certaine dans ses effets et sûrement efficace ; mais, ainsi que nous l'avons dit, on pourra presque toujours obtenir une amélioration sinon persistante, au moins passagère, et parfois même on aura des succès définitifs. En outre, faite avec les précautions nécessaires, cette intervention ne sera jamais préjudiciable au malade.

Tumeurs de la rétine.

La seule tumeur rétinienne primitive est le gliome de la rétine qui ne s'observe que chez les jeunes sujets, de la naissance à l'âge de 9 ans. Il se caractérise par la présence d'un reflet blanchâtre caractéristique de la pupille ; la confusion n'a été faite qu'avec des lésions choriorétiniennes d'origine inflammatoire et encore dans un très petit nombre de faits.

L'énucléation, faite dès le début de l'apparition des symptômes, est le seul traitement applicable ; mais lors même que la tumeur n'a pas franchi le globe oculaire, la guérison définitive est exceptionnelle.

MALADIES DU NERF OPTIQUE

Le nerf optique peut être atteint par différents processus pathogènes qu'il est très utile de bien différencier au point de vue du pronostic et du traitement.

Certains processus infectieux aigus dont le siège et la nature exacte ne sont pas encore bien établis, mais qui se traduisent par le syndrôme clinique bien défini de la névrite rétro-bulbaire aiguë, comportent d'une manière générale un pronostic relativement moins redoutable que ne pourraient le faire croire les troubles fonctionnels graves par lesquels ils se traduisent. Ces névrites rétrobulbaires succèdent surtout à des infections d'origine naso-pharyngée : influenza, érysypèle, etc.

Parmi les processus infectieux chroniques, c'est la syphilis qui joue le principal rôle : elle peut atteindre le nerf optique par deux mécanismes distincts comme pronostic et comme évolution ; par des lésions inflammatoires, par une infiltration gommeuse sur laquelle le traitement antisyphilitique a souvent une efficacité complète, ou par des lésions dégénératives atrophiques atteignant d'emblée la fibre nerveuse et se traduisant par l'atrophie papillaire avec ou sans symptômes tabétiques des autres appareils. Cette atrophie du nerf optique comporte un pronostic des plus sombres et le traitement n'a aucune action sur son évolution plus ou moins rapide suivant les cas.

Certaines intoxications, comme l'intoxication nicotino-alcoolique déterminent fréquemment des lésions circonscrites à certaines parties du nerf optique, et peuvent guérir par la suppression de l'intoxication. Le nerf optique peut encore être atteint par des lésions néoplasiques développées dans son épaisseur ou siégeant dans son voisinage immédiat.

Enfin, certaines affections du système nerveux central, comme la sclérose en plaques, peuvent s'accompagner de lésions du nerf optique et les néoplasies intracrâniennes peuvent produire du côté du nerf optique des troubles graves.

Nous passerons en revue les indications thérapeutiques spéciales à ces différentes affections.

Névrite rétrobulbaire aiguë.

Cette névrite aiguë qui se traduit par des troubles fonctionnels graves pouvant aller jusqu'à la cécité alors que les lésions ophtalmoscopiques de la papille sont à peine marquées, a le plus souvent une évolution beaucoup plus bénigne que ne le ferait croire la brusquerie de son début et l'intensité du trouble visuel. Comme dans toute inflammation aiguë, les lésions peuvent être plus ou moins profondes et l'altération des fibres visuelles peut être assez marquée pour que la réparation ne se produise pas d'une manière complète; mais ce qu'il importe de savoir, c'est que d'une manière générale le pronostic est favorable et qu'après une période de 8 à 15 jours les troubles visuels s'atténuent et que l'amélioration s'accentue à mesure que l'on s'éloigne du début de l'affection.

Cette évolution spontanée vers la guérison a été mise le plus souvent sur le compte de la thérapeutique employée ; mais si l'on envisage que, d'une part, les cas ou, à défaut de toute intervention thérapeutique, la guérison complète ne s'en est pas moins produite, et, d'autre part, les cas traités l'ont été avec le même succès par les moyens les plus divers, on est tenté de conclure à l'inutilité du traitement.

Il nous paraît, en tous cas, inutile de recourir à une thérapeutique locale douloureuse comme celle des injections sous-conjonctivales de sublimé, et, tout au plus, admettons-nous l'opportunité d'une thérapeutique dirigée contre l'état général.

Le repos au lit est indiqué. Les douleurs quelquefois assez vives provoquées par les mouvements oculaires seront atténuées par l'emploi de l'antipyrine ou de la phénacétine et surtout par le séjour dans une chambre obscure où le regard ne sera pas sollicité. On a préconisé aussi les mercuriaux à l'intérieur, notamment le calomel à petites doses.

Les sangsues appliquées à la tempe ou sur la région mastoïdienne nous paraissent d'une utilité douteuse.

Dans certains cas exceptionnels, ces accidents aigus du côté du nerf optique paraissent liés à une sinusite aiguë du sinus sphénoïdal, ethmoïdal ou maxillaire. Il sera toujours indiqué de pratiquer un examen attentif de ces cavités et d'évacuer le pus si elles sont le siège d'une collection suppurée.

Névrite optique syphilitique.

La névrite optique syphilitique est d'un pronostic relativement bénin quant à son évolution immédiate, mais il comporte néanmoins une certaine gravité, par suite des récidives fréquentes ; il n'est pas à comparer, cependant, avec l'atrophie de papille qui, elle, a toujours une évolution progressive et entraîne toujours la perte de la vision.

Le traitement sera, cela va sans dire, un traitement antisyphilitique énergique avec les injections intramusculaires et l'iodure de potassium à haute dose. Ce n'est guère qu'après trois semaines à un mois que l'on peut juger de l'efficacité thérapeutique. Le traitement sera continué pendant plusieurs mois et il est absolument nécessaire que le malade soit examiné de temps à autre au point de vue de son acuité visuelle et de l'état de sa papille.

On fera suspendre tout travail et on cherchera à mettre le malade dans les meilleures conditions générales possibles.

Atrophie primitive du nerf optique.

Dans l'atrophie primitive du nerf optique (non consécutive à une lésion traumatique ou à une névrite aiguë ou chronique du nerf optique), c'est encore la syphilis qui est en cause. Cette atrophie primitive peut exister seule ou peut s'accompagner de symptômes de paralysie générale ou de tabes. Ce qui permet, dans la plupart des cas, de la diagnostiquer et d'en établir le pronostic dès le début, c'est l'existence de troubles dans les réflexes pupillaires (absence complète ou dissociation : signe d'Argyl Robertson).

Cette forme de lésion du nerf optique a une évolution plus ou moins rapide vers la dégénérescence totale des fibres optiques et la cécité complète. Son pronostic est partant des plus sombres et nul traitement jusqu'à ce jour n'a permis d'enrayer ou même de retarder l'évolution de l'atrophie. Le traitement antisyphilitique pourra toujours, au début, être tenté, d'autant plus que des lésions syphilitiques du chiasma peuvent, dans certains cas rares, il est vrai, se traduire par une atrophie de papille et que, sur ces lésions, le traitement peut être efficace ; mais, nous le répétons, dans les cas typiques, le traitement est sans effet. Faut-il, pour cela, s'abstenir de toute thérapeutique? L'état moral du malade ne le permet pas le plus souvent, et c'est ainsi que se trouvent justifiés tous les traitements qui ont été tour à tour préconisés ; injections de strychnine, pointes de feu, révulsifs sur la nuque, électrisation, etc., etc. Il est cependant utile pour le médecin de savoir qu'il n'a rien à en attendre au point de vue thérapeutique.

Atrophie secondaire du nerf optique.

L'atrophie du nerf optique secondaire aux lésions inflammatoires du nerf optique ou de l'orbite, aux fractures de l'orbite, comporte un pronostic moins fâcheux que l'atrophie primitive, et l'on peut surtout, lorsqu'elle succède à un processus névritique aigu, compter sur une amélioration progressive pendant plusieurs mois et même quelques années.

Le traitement classique consiste dans les injections

de strychine à la tempe, à la dose de 1 à 3 milligrammes; dans l'électrisation, mais l'efficacité de
cette thérapeutique nous paraît très douteuse, l'amélioration s'observant en dehors de tout traitement.

Atrophie héréditaire du nerf optique.

Nous ne faisons que citer cette grave affection
caractérisée, au début, du moins, par un double
scotome central absolu. L'étiologie en est inconnue,
et tous les essais thérapeutiques ont été inefficaces.

Amblyopie toxique (nicotino-alcoolique).

L'amblyopie toxique résulte d'une altération dé-
générative du nerf optique limitée et systématisée
aux fibres maculaires, causée par l'intoxication combinée du tabac et de l'alcool. Elle est d'observation
assez fréquente et de diagnostic facile, car elle se
traduit par des troubles fonctionnels le plus souvent
symétriques et caractérisés par un affaiblissement
visuel, un scotome central d'abord limité aux couleurs (rouge et vert) et qui ne devient absolu qu'après
plusieurs mois. Les troubles fonctionnels (réduction de l'acuité jusqu'à 1/10) sont toujours plus accusés que les lésions ophtalmoscopiques; celles-ci, dans
les cas avancés, se manifestent par une décoloration
atrophique limitée au segment temporal de la papille.
Le début peut être assez rapide et très souvent c'est
à une maladie intercurrente que succède chez un al-
coolique les troubles visuels de l'amblyopie toxique.
Parfois c'est l'apparition de symptômes diabétiques
qui en provoquent le développement. Le plus souvent, cependant, l'évolution se fait en quelques se-

maines ou quelques mois et le malade ne vient consulter que lorsque la réduction de l'acuité visuelle empêche toute lecture.

Le pronostic est en général favorable en ce sens que la suppression de l'intoxication peut, dans la grande majorité des cas, être suivie après un temps plus ou moins long d'une guérison complète. Mais si l'affection optique est curable, il n'en est pas de même de l'alcoolisme en lui-même et le plus habituellement, malgré les avertissements les plus formels, le malade guéri ou amélioré reprend ses habitudes et alors l'affection récidive et s'accompagne souvent ultérieurement de troubles mentaux. Il est d'observation courante que l'amblyopie toxique est fréquente chez les aliénés alcooliques, alors qu'au contraire elle est rarement constatée chez les alcooliques à localisations cardio-hépatiques.

Lorsque l'affection est au début, que l'affaiblissement visuel ne dépasse pas 1/7 et qu'il n'existe encore qu'un scotome relatif pour les couleurs, la guérison peut être complète en un ou deux mois si le malade supprime complètement le tabac et l'alcool (sous toutes ses formes).

Chez les malades dont la situation de fortune le permet, nous conseillons le séjour dans une maison de santé sous la surveillance médicale constante. L'alcool (vin, bière, cidre, liqueurs, apéritifs) sera suspendu complètement ; il en sera de même du tabac. Le malade sera mis au régime lacté qui provoque une diurèse abondante et aux purgatifs répétés tous les 4 ou 5 jours. On prescrira en outre des exercices physiques modérés et une alimentation peu excitante. On permettra le café, le thé et les sirops non alcoolisés. Les injections sous-cutanées de strychnine ou l'ingestion de teinture de noix vomique sera indiqué pour exciter l'appétit. Une fois la guérison obtenue, il sera nécessaire de prévenir le malade des rechutes possibles sous l'influence du retour à l'intoxication et il sera utile de continuer la surveillance pendant longtemps.

Les injections sous-cutanées de sérum artificiel n'ont pas paru accélérer la guérison qui est variable suivant le stade plus ou moins avancé de la localisation optique. Dans la classe ouvrière, le pronostic est d'une manière générale beaucoup plus fâcheux en raison des préjugés absurdes qui règnent sur la nécessité de l'alcool pour l'accomplissement d'un effort de travail.

On observe chez les diabétiques des accidents en tous points semblables à ceux que nous venons de décrire. S'agit-il d'accidents liés à la glycosurie ou ne s'agit-il que d'une sensibilité plus grande du nerf optique à l'alcool et à la nicotine créée par la glycosurie? Nous serions tentés de pencher pour la seconde interprétation ; car, chez quelques malades observés par nous, la suppression de l'alcool et du tabac a amené la guérison sans que nous ayons institué un régime antidiabétique. Il sera cependant préférable, d'une manière générale et en l'absence d'indications précises sur la pathogénie de ces troubles amblyopiques, de combiner à l'hygiène antidiabétique la suppression du tabac et de l'alcool.

Tumeurs du nerf optique.

Le nerf optique peut être le siège de néoplasies primitives dont le point de départ est le plus souvent sa gaine piale ou dure-mérienne. Le développement d'une tumeur du nerf optique se traduit d'une part par une perte de la vision, le plus souvent accompagnée des symptômes ophtalmoscopiques de névrite optique et d'autre part par des signes de tumeur orbitaire, par l'exophtalmie. Cette exophtalmie a pour caractère d'être axile, c'est-à-dire que le refoulement du globe en avant se produit dans l'axe de l'orbite, contrairement à ce que l'on observe lorsque la tumeur orbitaire a pour point de départ le périoste, la paroi osseuse ou le tissu cellulaire de l'orbite. L'affection est indolore.

Le diagnostic de tumeur du nerf optique une fois posé et si l'hypothèse d'une gomme syphilitique peut être sûrement écartée, il faudra sans tarder recourir à une intervention radicale. Le traitement doit viser l'extirpation complète du nerf optique intraorbitaire. Pour cela, jusqu'à ces dernières années, on pratiquait simultanément l'énucléation et la résection de la tumeur avec le nerf optique jusqu'au foramen opticum. Dans un certain nombre de cas, encore peu nombreux, on a cherché à conserver le globe oculaire tout en réséquant le nerf optique. Deux procédés sont applicables suivant le volume de la tumeur. Lorsque celui-ci est peu considérable, on suivra le manuel opératoire indiqué par Lagrange : on détache le droit externe, puis on dissèque la tumeur jusqu'au trou optique ou l'on sectionne le nerf. Celui-ci est alors attiré à l'aide d'un fil dans la plaie et la tumeur bascule en avant tandis que le globe se dirige en arrière. Si la sclérotique n'est pas encore envahie par la tumeur, on peut alors réséquer le nerf optique au ras du globe et on termine l'opération par la suture du tendon sectionné du droit externe. Lorsque la tumeur a atteint un certain vo-

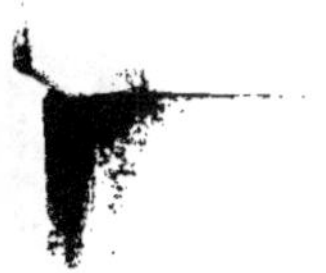

lume et que l'on tient à conserver le globe oculaire, il faut alors recourir à l'*opération de Kroenlein*, opération qui peut d'ailleurs être indiquée pour certaines tumeurs bénignes de l'orbite, certains kystes ou corps étrangers. L'opération de Kroenlein consiste essentiellement dans la résection ostéoplastique temporaire de la paroi externe de l'orbite, ce qui permet de pénétrer plus facilement jusqu'au sommet de cette cavité. L'opération s'exécute de la manière suivante : la peau est incisée suivant une ligne courbe répondant dans sa plus grande partie au bord externe de l'orbite. On pénètre jusqu'à l'os et on en récline le contenu orbitaire avec un écarteur du côté du nez. Avec un ciseau tranchant droit on détache la paroi externe de l'orbite à l'aide de deux sections osseuses correspondant aux angles externes supérieur et inférieur de l'orbite et se rejoignant au niveau de la fissure orbitaire inférieure. On sectionne ainsi tout d'abord l'apophyse zygomatique du frontal, puis l'apophyse frontale de l'os malaire. Le fragment osseux triangulaire qui est ainsi réséqué a conservé ses adhérences avec le lambeau musculocutané, mais il peut être récliné en dehors et fournir ainsi un large accès de l'orbite. On cherchera autant que possible à mettre à nu la tumeur du nerf optique en se frayant un passage entre les muscles droits externes et droits inférieurs. Une fois l'extirpation de la tumeur faite, on suture la peau et la soudure osseuse se fait très rapidement. Malgré la conservation des muscles oculo-moteurs, le globe oculaire perd le plus souvent sa mobilité.

Névrite œdémateuse dans les tumeurs intra-craniennes.

Les tumeurs qui se développent dans la cavité cranienne peuvent (en dehors des troubles directs de compression, lorsque la tumeur siège au voisinage du chiasma ou des bandelettes) déterminer du côté du nerf optique et de la papille des lésions œdémateuses dont la connaissance est très importante au point de vue du diagnostic de l'affection intra-cranienne. Cette névrite œdémateuse (stauungs papille) n'a pas de valeur diagnostique au point de vue de la localisation. Elle ne peut même pas, en l'absence de symptômes cérébraux de tumeur encéphalique, permettre un diagnostic certain. Un de ses caractères les plus remarquables consiste dans la disproportion relative entre les lésions papillaires constatées et les troubles fonctionnels accusés par le malade ; ces troubles fonctionnels sont bien souvent nuls ou très peu marqués. Cependant, à la longue, les fibres optiques peuvent s'altérer et l'atrophie peut succéder à l'œdème du nerf optique.

Il va sans dire que la thérapeutique doit s'adresser à l'affection causale, à la tumeur intra-cranienne (gomme, tubercule, néoplasme). Dans certaines tumeurs inaccessibles au traitement médical ou chirurgical, on a cherché à obtenir la disparition des lésions du nerf optique et on a préconisé la trépanation de la région occipitale dans l'espoir de réduire la pression intra-cranienne à laquelle on attribuait à tort la névrite œdémateuse. Horsley, puis Doyen sont intervenus dans ces conditions ; mais les résultats obtenus jusqu'ici ne sont pas encore suffisam-

ment probants pour que l'opération puisse être con-
seillée dans toute circonstance. (Nous n'avons pas en
vue les cas où la tumeur intra-cranienne circonscrite
et accessible peut être enlevée par l'intervention
chirurgicale.)

MALADIES DU GLOBE OCULAIRE

I. — GLAUCOME

On dit qu'il y a glaucome lorsque, par suite d'un trouble dans l'équilibre des liquides intraoculaires, la pression augmente passagèrement ou d'une manière durable et qu'il en résulte des modifications dans la nutrition des tissus et membranes oculaires.

Le symptôme le plus constant du glaucome, c'est l'augmentation de la tension intraoculaire se traduisant par une dureté du globe facilement reconnaissable au toucher. De cet excès de tension et des troubles circulatoires qui en résultent paraissent découler tous les désordres oculaires, et c'est contre cet excès de tension qu'est dirigée la thérapeutique; en effet, dans l'ignorance des causes premières de cet excès de tension, nous sommes réduits à faire de la thérapeutique pathogénique et non plus étiologique.

Lorsque l'hypertonie se déclare sans que l'on constate d'affection oculaire antérieure dont les lésions actives ou cicatricielles puissent l'expliquer, on parle de *glaucome primitif*. Le *glaucome secondaire* comprend les cas où l'hypertonie se développe, soit au cours d'une affection oculaire aiguë ou chronique (iridocyclite, choroïdite, thrombose de la veine centrale, enclavement irien, etc.), soit par suite de lésions cicatricielles consécutives à une affection aiguë (synéchie totale, séclusion pupillaire, succédant à l'iritis).

Si, au point de vue thérapeutique, toutes les formes de glaucome sont justiciables de certaines indications générales, il n'en est pas moins vrai qu'il y a lieu de conserver ces divisions.

Le glaucome primitif peut se présenter sous des aspects variés qui dépendent surtout du degré de brusquerie plus ou moins grand avec lequel se manifeste l'hypertonie. Lorsque son développement est très rapide, elle provoque des phénomènes inflammatoires assez marqués. Si, au contraire, son apparition est lente et progressive, les phénomènes réactionnels sont faibles ou peuvent même faire complètement défaut. Au point de vue de l'évolution clinique, on peut donc différencier un *glaucome inflammatoire* aigu ou subaigu et un glaucome non inflammatoire ou *glaucome simple*. Dans certains cas, les phénomènes glaucomateux s'accompagnent de lésions hémorrhagiques des membranes profondes ou bien encore ils succèdent à ces lésions. La gravité du pronostic, dans ces cas, les fait réunir sous la désignation commune de *glaucome hémorrhagique*. Enfin on distingue encore sous le nom d'*hydrophtalmie* une forme de glaucome qui se développe chez les enfants et que l'on désigne aussi par les termes de glaucome infantile.

Cette variété de glaucome rentre dans le glaucome secondaire. Elle paraît toujours liée à des lésions irido-ciliaires hérédo-syphilitiques.

Nous envisagerons donc au point de vue thérapeutique :

Le glaucome inflammatoire aigu ou subaigu ;

Le glaucome simple ;

Le glaucome hémorrhagique ;

Le glaucome secondaire et le glaucome infantile ou hydrophtalmie.

Glaucome inflammatoire aigu ou subaigu.

Sans nous attarder à la symptomatologie du glaucome, rappelons cependant que très souvent, trop souvent, l'accès aigu de glaucome est méconnu. Appelé auprès d'un malade dont l'œil est injecté, dont la vision est troublée et qui accuse de violentes céphalées et un malaise général, le médecin s'arrête trop facilement au diagnostic de conjonctivite ou d'iritis. Trop souvent aussi il ordonne de l'atropine et vient ainsi aggraver la situation et compromettre définitivement la guérison. Son ignorance est d'autant plus coupable que le glaucome est une des affections oculaires où l'intervention thérapeutique a une importance considérable et une efficacité réelle.

Il est nécessaire d'envisager séparément les cas suraigus et les cas où l'évolution de l'hypertonie est subaiguë, car si, au point de vue thérapeutique, les mêmes considérations sont applicables, il n'en existe pas moins des différences dans le mode et le moment de l'intervention.

Le but de toute thérapeutique dans le glaucome est d'abaisser la tension intra-oculaire ; les moyens que nous avons à notre disposition sont assez nombreux, mais ils n'ont pas tous la même efficacité, ils n'ont pas tous non plus la même rapidité d'action.

Depuis le jour où de Graefe appliqua l'iridectomie au traitement du glaucome, que de modifications n'a-t-on pas cherché à apporter à l'opération primitive? Et si, d'une manière générale, on est resté fidèle à l'iridectomie, de nombreux confrères ont eu recours à des opérations spéciales. Pour juger de ces opérations, nous ne pouvons nous baser que sur leurs résultats éloignés. En effet, si les interventions les plus diverses (ponction sclérale, sclérotomie antérieure, etc., etc.) peuvent amener une amélioration marquée mais passagère, il n'en est aucune qui puisse actuellement justifier sa valeur par un nombre de succès éloignés pareil à celui de l'iridectomie. Les statistiques consciencieuses de Horner, de Haab et de leurs élèves, des cas de glaucome traités par eux à l'hôpital ou dans leur clientèle particulière et suivis pendant un très grand nombre d'années, nous paraissent devoir servir de base pour établir la conduite à tenir dans le traitement du glaucome.

Ceci ne veut pas dire que nous rejetions systématiquement toute tentative nouvelle de thérapeutique du glaucome. Nous ne demandons qu'à nous laisser convaincre, mais notre conviction ne peut sérieusement s'étayer que sur des faits suivis pendant un certain nombre d'années.

Des faits réunis par Hahnloser et Sidler et provenant de la pratique de Haab il ressort, en effet, que le glaucome aigu inflammatoire est guéri définitivement dans plus de la moitié des cas, et que presque toujours il est influencé très favorablement par l'iridectomie. Dans plus de 60 0/0 des cas, l'iridectomie a fait disparaître complètement les accès d'hypertonie. La sclérotomie ou le traitement par les myotiques employés seuls sont loin de donner des résultats aussi favorables; par contre, la sclérotomie et les myotiques sont utiles dans le traitement ultérieur des cas iridectomisés dont la guérison n'est pas parfaite. De ces faits, il résulte aussi que l'iridectomie est exceptionnellement suivie de complications opératoires graves (hémorrhagie rétrochoroïdienne, etc.). Plus l'opération sera précoce, moins les phénomènes glaucomateux auront duré, moins les altérations secondaires causées par l'hypertonie seront avancées, plus le résultat thérapeutique sera satisfaisant.

Il est à remarquer que les résultats thérapeutiques obtenus dans la clientèle privée sont en général un peu plus favorables que ceux de la clientèle d'hôpital. Cela tient pour beaucoup aux conditions hygiéniques et morales supérieures dans lesquelles se trouvent les malades de la classe aisée.

En présence d'un cas de glaucome inflammatoire aigu ou subaigu, la première indication est de procéder sans retard à l'iridectomie.

Lorsque la chambre antérieure n'est pas trop effacée et que la tension n'est pas trop élevée, on pourra faire d'emblée l'iridectomie. Mais si l'effacement de la chambre antérieure, la tension extrême du globe peuvent faire craindre des difficultés opératoires ou des complications immédiates, on pourra gagner du temps en procédant tout d'abord à une sclérotomie antérieure ou postérieure (Parinaud). Nous donnons cependant la préférence à la sclérotomie antérieure. La ponction de la sclérotique en arrière de la région ciliaire est une intervention bénigne dans la grande majorité des cas; mais comme on ne peut pas se rendre compte de ce que l'on fait, le couteau peut exceptionnellement, il est vrai, sectionner un vaisseau rétinien et donner lieu ainsi à une hémorrhagie intra-oculaire. Cet inconvénient n'existe pas avec la sclérotomie antérieure. Mais la sclérotomie ne devra en aucun cas être considérée comme l'opération définitive et thérapeutique, même si sous l'influence de cette seule intervention la poussée glaucomateuse prenait fin.

La sclérotomie pratiquée ainsi, par nécessité, devra être suivie après quelques jours ou même plus rapidement si l'hypertonie se reproduisait, d'une large iridectomie faite ainsi que nous le dirons plus loin. Il y aura presque toujours intérêt, surtout si l'œil est douloureux, de recourir à l'anesthésie générale par le chloroforme. Chez certains de nos confrères anglais, l'anesthésie générale est de règle pour l'iridectomie antiglaucomateuse, et nous estimons que c'est là une mesure aussi utile pour l'opéré que pour l'opérateur. En effet, lorsqu'il existe de l'hypertonie, l'action anesthésique de la cocaïne est très incomplète ; l'intervention est presque toujours douloureuse. Le malade fait des efforts de contraction des paupières qui gênent l'opérateur et peuvent même produire la luxation du cristallin ou l'hémorrhagie rétro-choroïdienne.

Lorsque, sous l'influence de cette iridectomie, la tension est revenue à l'état normal, on s'abstiendra de tout traitement en indiquant aux malades les précautions hygiéniques que nécessitent leurs conditions visuelles. Il est avant tout nécessaire qu'ils se soumettent à une surveillance médicale continue. Même en l'absence de tout phénomène douloureux ou de tout affaiblissement visuel, il sera de toute importance que trois ou quatre fois par an on détermine exactement l'acuité visuelle et que l'on mesure le champ visuel de tout malade iridectomisé pour glaucome et que l'on s'assure de la tension intra-oculaire.

Haab insiste même sur la nécessité d'examiner la tension intra-oculaire non seulement pendant le jour, mais aussi pendant le sommeil. Certains malades ne présentent jamais d'hypertonie à l'état de veille, mais en présentent, au contraire, durant le sommeil. Il va sans dire que cet examen nocturne n'est indiqué que dans les cas où l'on constate un affaiblissement visuel avec rétrécissement du champ visuel en l'absence d'hypertonie manifeste.

Dans ces conditions-là, il y aura avantage à recourir à l'instillation continue des myotiques. On pourra prescrire le collyre suivant :

```
Eau distillée.............................  10 gr.
Chlorhydate de pilocarpine..............  0,05 centigr.
Sulfate d'ésérine.......................  0,03   —
```

Ou encore un collyre de pilocarpine à 10 centigrammes pour 10 grammes, dont on instillera une goutte matin et soir.

Si, malgré l'instillation du collyre myotique, il se produisait de temps à autre de petites poussées d'hypertonie, on pourra les combattre par des sclérotomies antérieures répétées.

Quant au traitement général, il peut avoir une certaine importance, mais on devra toujours donner plus de poids au traitement local. On étudiera avec soin les antécédents du malade, on recherchera la syphilis, le diabète, l'albuminurie, l'artério-sclérose, la goutte, toutes les affections susceptibles de déterminer des troubles vasculaires, et on tiendra compte du résultat de cet examen pour la prescription du régime hygiénique. On recommandera au malade d'éviter les fatigues, les émotions, de ne demander à ses yeux qu'un travail visuel modéré, et on aura soin de corriger les vices de réfraction, notamment l'hypermétropie si fréquemment observée chez les glaucomateux. On conseillera également d'éviter tous les excitants : alcool, tabac, etc. On surveillera attentivement les fonctions digestives et intestinales et on veillera à la régularité des selles, par l'emploi régulier d'une eau minérale laxative (Montmirail, Carabana, Marienbad, etc.). Enfin, pour éviter l'éblouissement résultant de l'iridectomie, on conseillera d'éviter la trop grande lumière et de se préserver au moyen de verres coquilles fumés.

Glaucome simple.

Les résultats thérapeutiques obtenus jusqu'à présent dans le glaucome simple sont beaucoup moins satisfaisants que dans les autres formes de glaucome, et c'est pour cela aussi que l'on a multiplié les procédés opératoires et cherché par divers moyens d'obtenir l'arrêt du processus. Dans le glaucome simple, la tension paraît le plus souvent normale, et cependant l'on constate, du côté des membranes profondes, des altérations absolument semblables à celles que provoque une hypertonie prolongée. Le champ visuel se rétrécit de plus en plus, la papille s'excave et l'acuité visuelle, qui peut rester assez longtemps normale, finit par s'abaisser progressivement. La cécité complète est l'aboutissement fatal du glaucome simple après une durée plus ou moins longue qui peut s'étendre à un grand nombre d'années.

C'est encore aux statistiques de Haab et de ses élèves que nous aurons recours pour nous renseigner sur les effets éloignés des différentes interventions.

L'iridectomie paraît être, là encore, l'opération dont les résultats sont le plus favorables; cependant il est rare que la guérison obtenue par cette intervention soit définitive, car les récidives sont fréquentes. Mais on peut cependant mettre sur le même plan, au point de vue de l'efficacité, la sclérotomie et l'iridectomie. On pourra donc, dans certains cas, se contenter des sclérotomies, si, pour une raison ou pour une autre, on croit devoir renoncer à l'iridectomie. Ici aussi, comme dans le glaucome inflammatoire, il est absolument nécessaire de suivre attentivement l'opéré et de le soumettre aux myotiques si l'hypertonie se reproduit, et au besoin de lui faire à des intervalles plus ou moins rapprochés des sclérotomies antérieures.

Nous n'insisterons pas sur l'opération de Vincentis, qui consiste à inciser l'angle irien sur une assez grande étendue; il n'est pas encore possible de juger cette opération par ses résultats éloignés. Il en est de même de la résection du ganglion cervical supérieur qu'Abadie et Jonesco ont pratiquée dans quelques cas de glaucome chronique. Les résultats sont encore trop récents pour qu'on puisse porter sur cette intervention un jugement quelconque.

Glaucome hémorrhagique.

Le glaucome hémorrhagique comprend tous les cas de glaucome où l'on constate des hémorrhagies de la rétine ou du vitré. Cette désignation réunit ainsi des cas fort disparates et de pronostic très différent. Les poussées de glaucome qui succèdent à la thrombose de la veine centrale ne sauraient être comparées aux cas de glaucome inflammatoire aigu ou chronique où l'on voit se produire une hémorrhagie très circonscrite de la rétine.

Quoi qu'il en soit, il est de règle de s'abstenir de toute intervention grave sur ces yeux-là, et l'iridectomie doit être absolument proscrite en raison des hémorrhagies intraoculaires graves qui pourraient l'accompagner. On s'adressera surtout aux myotiques et au traitement général. La sclérotomie sera la seule intervention permise si, dans une poussée d'hypertonie intense, les myotiques restaient sans effet. Il ne faut cependant pas considérer l'évolution du glaucome hémorrhagique comme absolument fatale. Les mêmes statistiques de Haab nous montrent que dans 20 0/0 des cas la guérison a été obtenue, et que dans 40 0/0 on a pu conserver un certain degré de vision.

Glaucome secondaire.

Il est impossible, tant au point de vue du pronostic qu'au point de vue thérapeutique, de réunir dans une seule catégorie tous les cas de glaucome secondaire.

Il faut tout d'abord faire une place à part aux *phénomènes glaucomateux symptomatiques* d'une néoplasie intra-oculaire (sarcome, gliome). Ici il ne s'agit plus, en effet, de combattre l'hypertonie et la seule indication thérapeutique consiste dans l'énucléation du globe oculaire pour prévenir la généralisation de la tumeur.

Les *plaies sclérocornéennes avec enclavement de l'iris* s'accompagnent souvent à la longue de phénomènes glaucomateux. Ceux-ci sont précédés d'une ectasie cornéenne, et, la vision étant définitivement perdue, l'énucléation en sera le seul traitement.

Il en est de même des accidents glaucomateux consécutifs à des *hémorrhagies intraoculaires* d'origine traumatique, tels que ceux provoqués par les projectiles de petit calibre. Ici aussi l'énucléation sera le meilleur moyen de mettre un terme aux souffrances du malade lorsque tout espoir de vision a disparu.

Nous avons déjà vu que certaines hémorrhagies intra-oculaires spontanées chez des vieillards artério-scléreux pouvaient donner lieu aux mêmes accidents glaucomateux et comportaient le même traitement.

La *luxation du cristallin* donne très souvent lieu à de l'hypertonie. L'indication sera de faire l'extraction du cristallin luxé. Il en est de même dans l'hypertonie produite par le *gonflement du cristallin* (cataracte traumatique, ou opératoire). Dans ce cas, il faudra faire l'extraction des masses cristalliniennes sans tarder.

Les cas de glaucome secondaire les plus favorables sont ceux qui surviennent à *la suite de lésions inflammatoires de l'iris*, dans les cas de séclusion pupillaire ou de synéchie postérieure étendue. L'iridectomie, en rétablissant la communication entre la chambre postérieure et la chambre antérieure, donne là des résultats parfaits et définitifs.

Hydrophtalmie ou glaucome infantile.

L'hydrophtalmie parait être toujours la conséquence de lésions hérédo-syphilitiques du segment antérieur du globe oculaire, se produisant avant la naissance ou dans les premiers mois de la vie extra-utérine.

Comme les membranes oculaires offrent moins de

résistance à la pression que chez l'adulte, elles subissent une distension progressive qui, suivant les cas, porte sur la totalité du globe ou se limite à la cornée. Celle-ci peut acquérir un diamètre très considérable tout en conservant sa transparence.

Les lésions qui donnent lieu à l'hypertonie paraissent être des lésions cicatricielles sur lesquelles on ne saurait demander au traitement antisyphilitique d'agir. Il y aura néanmoins intérêt à prescrire le sirop de Gibert ou la liqueur de Van Swieten, mais il faudra surtout prévenir l'hypertonie continue par les myotiques et par les sclérotomies. L'iridectomie peut donner de bons résultats, mais elle présente chez les enfants nouveau-nés ou en bas âge de réelles difficultés qui lui feront préférer la sclérotomie.

L'enfant sera chloroformisé pour l'opération et pour les premiers pansements. Après une première sclérotomie, la tension s'abaisse pendant quelques jours, mais elle ne tarde pas à se reproduire; il ne faudra pas se hâter de répéter la sclérotomie. On prescrira les myotiques, et ce n'est que si, après une certaine période, l'hypertonie se reproduisait et persistait que l'on pratiquera une seconde sclérotomie.

Glaucome absolu.

On dit qu'il y a glaucome absolu lorsque, par suite de la répétition des accès ou de leur longue durée, la fonction visuelle est complètement et définitivement abolie dans un œil.

Lorsqu'un œil atteint de ces troubles n'est pas douloureux, il n'y a aucun inconvénient à le conserver. Par contre, s'il est la cause de douleurs répétées, si l'iridectomie est impossible ou si elle a déjà été pratiquée, il sera de toute nécessité de recourir à l'énucléation.

Cependant, avant d'énucléer l'œil, on pourra encore essayer de la sclérotomie postérieure ou de la sclérectomie.

Voici, d'après Parinaud, comment se pratique cette opération : on fait une petite incision de la conjonctive parallèle à un des méridiens obliques, dans l'intervalle de deux muscles droits et aussi loin que possible du bord cornéen (6 millimètres au moins). On saisit alors le sclérotique avec une pince à griffes ou un petit crochet à chalazion et on excise au couteau de De Graefe un triangle de sclérotique. On reconnaîtra que l'on a excisé toute l'épaisseur de cette membrane lorsque le fond de la plaie présentera la couleur noire indiquant le voisinage du pigment choroïdien.

A. Robertson pratique la trépanation après incision de la conjonctive à l'aide d'une tréphine de 2 à 3 millimètres, analogue à celle dont on s'est servi pour la greffe cornéenne.

TECHNIQUE DES OPÉRATIONS PRATIQUÉES CONTRE LE GLAUCOME

Iridectomie.

Instruments nécessaires : blépharostat, pince à fixation ; couteau lancéolaire et couteau de De Graefe ; pince à iris, pince-ciseaux de De Wecker ; stylet plat. Pince à langue (l'anesthésie chloroformique est toujours utile).

Après toilette de l'œil, on place le blépharostat et
on fixe l'œil avec la pince à fixation placée au-dessous
de la cornée, en saisissant un pli de la conjonctive
avec le tissu épiscléral sous-jacent. On fait alors
basculer légèrement la cornée vers le bas; ou si le
malade est anesthésié à la cocaïne, on l'engage à
regarder légèrement en bas. On enfonce alors le couteau lancéolaire aussi loin que possible du bord
transparent de la cornée (2 millimètres) de manière
que la pointe ressorte au-devant de la face antérieure de l'iris. On redresse un peu le manche de
l'instrument pour rendre la lame parallèle au plan
de l'iris et on la fait avancer jusqu'à ce que la largeur de la plaie soit suffisante. Dans l'iridectomie antiglaucomateuse, il est de toute nécessité que la plaie
soit aussi large que possible. C'est pour cette raison
que certains opérateurs pratiquent systématiquement l'incision cornéenne avec le couteau de De
Graefe. Cette pratique est quelquefois nécessaire
lorsque la chambre antérieure est très effacée et que
l'on craint de blesser le cristallin en se servant de la
lance. Pendant l'incision faite à la lance ou avec le
couteau de De Graefe, il faudra veiller à ce qu'il ne
se produise pas une brusque issue de l'humeur
aqueuse, la décompression brusque pouvant provoquer une hémorrhagie intraoculaire. On introduit alors la pince à iris les deux branches fermées
dans la chambre antérieure et l'on pince le bord
pupillaire de l'iris que l'on attire hors de la plaie
jusqu'à ce qu'on voie la face postérieure noire. On
confie à un aide la pince à fixation qui doit être
maintenue très légèrement et sans exercer sur le
globe la moindre pression ou traction. On saisit le
prolapsus irien avec la pince droite par son milieu

et on le sectionne par deux coups de pince-ciseaux. De la sorte on résèque un assez grand triangle de tissu irien. Il ne reste plus qu'à réduire l'iris dans les angles de la plaie à l'aide du stylet mousse.

Il arrive assez souvent, au cours de l'opération, qu'il se produise une hémorrhagie dans la chambre antérieure. On retirera le blépharostat. On attendra quelques minutes et on cherchera à faire sortir le sang épanché par une légère pression sur la cornée et par l'ouverture de la plaie sclérale avec le stylet mousse. Mais on ne s'attardera pas à ces manœuvres; et si l'hémorrhagie se reproduisait, on se contentera d'instiller une ou deux gouttes d'une solution stérilisée d'ésérine.

Pflueger se contente de faire une iridectomie marginale, en respectant la portion sphinctérienne de l'iris. Il ne paraît pas démontré que cette modification ait des avantages très considérables, mais elle ne donne pas de résultats inférieurs à l'iridectomie classique.

Sclérotomie antérieure.

Instruments nécessaires : blépharostat et pince à fixation. Sclérotome ou couteau de De Graefe. L'anesthésie cocaïnique est presque toujours suffisante et on n'aura recours au chloroforme que chez les enfants (voir *Hydrophtalmie*).

Voici comment on procède d'après de Wecker. On instille une goutte d'un collyre à l'ésérine quelques minutes avant l'opération. On place l'écarteur et on fixe l'œil en dedans, un peu au-dessous du diamètre horizontal de la cornée. On fait la ponction avec le couteau à cataracte de De Graefe à une distance de

1 millimètre du bord cornéen de la même façon que si l'on voulait faire un lambeau sclérotical. La section est pratiquée comme pour un lambeau de 2 millimètres de hauteur, en évitant de léser l'iris. Par des mouvements de scie, on achève l'opération et on retire le couteau délicatement sans compléter la section du lambeau. On conserve ainsi à la partie

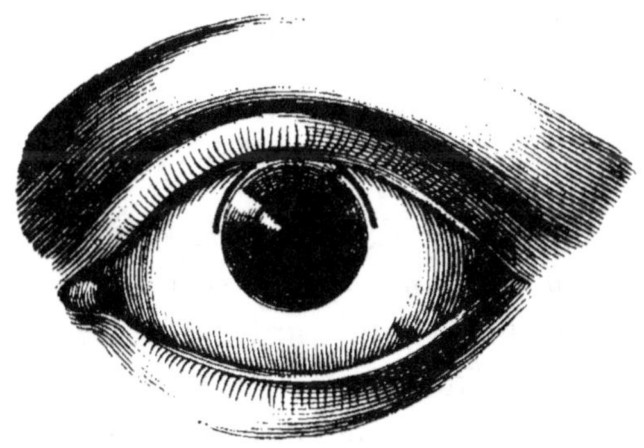

Fig. 40. — Figure schématique montrant le siège de la ponction et de la contre-ponction dans la sclérotomie antérieure et le point de ponction dans la sclérotomie postérieure.

supérieure de la cornée une languette de sclérotique qui empêche la plaie de bâiller et le prolapsus irien de se produire. L'opération peut se pratiquer en haut ou en bas.

On a apporté de nombreuses modifications techniques à cette intervention. Galezoswki se sert d'un sclérotome droit ou à lame légèrement recourbée; on pénètre à l'extrémité d'un des diamètres cornéens et dans la région scléroticale; on pousse l'instrument, de manière à faire une plaie sclérale de 2 millimètres. On retire l'instrument par un petit mouvement sec, de telle sorte que l'humeur aqueuse ne s'écoule pas par la plaie ainsi produite, ce qui permet de répéter la ponction aux quatre points cardinaux. On ne laisse l'humeur aqueuse s'écouler qu'après avoir fait la quatrième ponction. Il suffit pour cela de retirer le sclérotome lentement en appuyant sur une des lèvres de la plaie. Enfin, de Vincentis débride le tissu de l'angle irien avec un sclérotome spécial introduit dans la chambre antérieure. Il n'est pas encore possible de se prononcer sur les avantages de cette sclérotomie modifiée, car la question est encore à l'étude.

Sclérotomie postérieure.

Nous avons dit que, dans certains cas où l'iridectomie est techniquement impossible par suite de l'effacement de la chambre antérieure, on peut recourir à la sclérotomie postérieure.

Elle se pratique avec le couteau de De Graefe et, dans la majorité des cas, il n'est pas nécessaire d'avoir d'autres instruments. On fait une ponction de la sclérotique à 6 millimètres en arrière du bord de la cornée et autant que possible entre les insertions des muscles droits. Puis on fait subir, au contraire, un léger mouvement de rotation de manière à faire bâiller la plaie et à donner issue à un peu de corps vitré.

Sous l'influence de cette sclérotomie postérieure, la chambre antérieure peut se rétablir, rendant possible l'exécution de l'iridectomie.

II. — HÉMORRHAGIES INTRAOCULAIRES

Nous n'envisagerons pas ici les hémorrhagies circonscrites de la rétine ou de la choroïde qui accompagnent certaines lésions vasculaires, ou certaines maladies des membranes profondes de l'œil (rétinite, thrombose de la veine centrale, artériosclérose).

Par contre, nous étudierons, d'une part, les hémorrhagies spontanées diffusant dans le vitré, les hémorrhagies intraoculaires consécutives aux plaies pénétrantes de l'œil, avec ou sans corps étrangers, et enfin les hémorrhagies rétrochoroïdiennes spontanées ou consécutives aux interventions sur le globe de l'œil.

Hémorrhagies intraoculaires spontanées.

Il est nécessaire d'envisager séparément les hémorrhagies intraoculaires chez les adolescents et chez les vieillards. Chez ces derniers, l'hémorrhagie intraoculaire résulte d'une lésion vasculaire dont l'albuminurie, le diabète, la goutte ou l'artério-sclérose sont la cause étiologique primitive. Ces hémorrhagies ont une signification pronostique grave et le traitement s'adresse essentiellement à l'état général que l'on cherchera à modifier par le repos, le régime. Au point de vue local, on surveillera la tension intraoculaire et l'on prescrira les myotiques, car il n'est pas rare de voir des phénomènes glaucomateux secondaires se développer.

Les hémorrhagies intraoculaires spontanées des adolescents reconnaissent d'autres causes étiologiques, sans que l'on puisse préciser actuellement la nature de ces causes. Ce qui paraît certain, c'est que l'infection syphilitique acquise ou héréditaire est fréquemment en cause, mais ce serait méconnaître les faits que de vouloir étendre cette étiologie à tous les cas. Le plus souvent la cause nous échappe, et nous ne pensons pas qu'il soit utile de dissimuler notre ignorance derrière des mots sans signification, comme celui de dyscrasie. Dans un petit nombre de cas, ces hémorrhagies diffuses spontanées surviennent chez un malade atteint de choriorétinite. Dans ce cas, le traitement s'adressera à cette affection, et c'est aux injections de sel de mercure que l'on aura recours. Mais, dans le cas le plus habituel, l'hémorrhagie se produit sans qu'aucune affection oculaire antérieure l'ait fait prévoir. Dans un certain nombre de cas encore, elle a été précédée d'épistaxis ou de manifestations hémophiliques. Au point de vue de leur évolution, Abadie distingue les hémorrhagies subites et récidivantes, habituellement bénignes, survenant en général au moment de la puberté; les hémorrhagies à début insidieux et à évolution progressive, si le traitement n'est pas mis en œuvre rapidement; enfin, les hémorrhagies apoplectiformes à début soudain, et à évolution très grave, aboutissant presque toujours à la perte de l'œil. Pour les deux premiers groupes, Abadie préconise une bonne hygiène : l'extrait de quinquina à la dose de 1 à 2 grammes par jour; la limonade sulfurique ou citrique; le perchlorure de fer à l'intérieur à la dose de 20 à 30 gouttes; enfin, l'ergotine ou l'ergotinine à l'intérieur ou en injections sous-cutanées. On peut aussi combiner l'ergotine à l'extrait d'hamamelis, et les prescrire en pilules :

Extrait d'hamamelis................ 0,05 centigr.
Ergotine 0,10   —

pour une pilule. Prendre 3 à 4 pilules par jour.

On conseille aussi l'application de ventouses scarifiées à la tempe.

Dans les hémorrhagies apoplectiformes, Abadie a recours au sulfate de quinine à l'intérieur, à la dose de 0 gr. 50 à 1 gramme par jour, et aux myotiques combinés d'après la formule :

Eau distillée...................... 20 gr.
Nitrate de pilocarpine............. ⎰ āā 0,05 centigr.
Sulfate d'ésérine.................. ⎱

Une instillation toutes les douze heures.

Il va sans dire que si l'étude des antécédents rend l'étiologie syphilitique vraisemblable, on instituera simultanément un traitement antisyphilitique.

Dans toutes les formes d'hémorrhagies intraoculaires, on recommandera au malade le repos le plus complet.

Hémorrhagies intraoculaires traumatiques

Les contusions du globe oculaire provoquent parfois des hémorrhagies diffuses du vitré, en même temps qu'une hémorrhagie dans la chambre antérieure. Lorsque le traumatisme n'a pas été trop considérable, ces hémorrhagies se montrent assez rapidement, et peuvent même disparaître sans laisser de traces. Le repos visuel, l'instillation de myotiques constitueront les seules indications thérapeutiques.

Beaucoup plus graves sont les hémorrhagies résultant de la pénétration d'un corps étranger dans le globe oculaire, ou d'une plaie pénétrante grave. Si l'on ne peut pas extraire le corps étranger, l'hémorrhagie, après s'être en partie résorbée, récidive souvent ; l'œil reste irrité et l'énucléation est le plus habituellement la seule ressource thérapeutique. Il ne sera nécessaire d'y recourir d'emblée, que si l'hémorrhagie s'accompagne de phénomènes glaucomateux douloureux, qu'aucun moyen (myotiques, sulfate de quinine, injection de morphine) ne calme.

Hémorrhagies rétrochoroïdiennes.

Les hémorrhagies rétrochoroïdiennes se produisent entre la sclérotique et la choroïde, et elles ont pour effet de chasser le contenu de l'œil. Elles s'observent à la suite de certaines interventions (opération de la cataracte, iridectomie); mais elles peuvent aussi se produire lorsque, par suite de lésions ulcératives de la cornée, cette membrane se perfore entraînant un brusque changement de pression intraoculaire.

Comme complication des interventions sur le globe oculaire, c'est surtout chez les sujets âgés qu'on les observe, et notamment dans les cas de glaucome. C'est le plus souvent de suite après l'intervention que l'issue lente et continue du corps vitré vient indiquer à l'opérateur l'épanchement de sang entre la choroïde et la sclérotique. L'injection de morphine (Dufour) ou d'apomorphine (Darier), à dose nauséeuse (0 gr. 01), paraît avoir, dans certains cas, enrayé la marche de l'hémorrhagie, lorsque l'hémorrhagie continue, ou dans les cas où elle résulte d'une perforation spontanée de la cornée, le seul traitement consistera dans l'énucléation du globe oculaire.

Énucléation du globe oculaire.

Instruments nécessaires. — Blépharostat ou écarteurs de Desmarres. Pince à fixation, pince à griffe crochet à strabisme, ciseaux courbes.

Anesthésie. — L'anesthésie générale par le chloroforme ou l'éther est presque toujours nécessaire, surtout lorsqu'il s'agit d'un œil enflammé ou irrité. Dans certains cas, cependant, l'opération peut se faire sans trop de douleur avec l'anesthésie locale. Pour cela on instillera quelques gouttes de cocaïne à deux minutes d'intervalle, on injectera sous la conjonctive, et dans la direction des muscles droits. une solution de cocaïne au 1 %, en injectant un quart de seringue dans chaque méridien. On commence alors l'opération, puis après avoir détaché l'insertion tendineuse des muscles au globe oculaire, on injecte dans le voisinage du nerf optique et des nerfs ciliaires postérieurs, une demi-seringue de la même solution de cocaïne au 1 %. Deux minutes après on pourra sectionner le pédicule de l'œil, sans provoquer des douleurs insupportables, mais il persiste toujours cependant une certaine sensibilité dans ce temps de l'opération, qui doit être exécutée ave habileté.

Technique opératoire. — Les paupières écartée. soit avec le blépharostat, soit avec les écarteurs de Desmarres, on soulève avec la pince à griffe un pli de la conjonctive à la partie externe du globe, et on l'incise parallèlement au bord de la cornée ; on continue l'incision de manière à dégager complètement le globe de ses insertions conjonctivales. On dégage ensuite le tendon du muscle droit externe, dont on soulève le bord avec la pince, et que l'on incise d'un coup de ciseaux, de manière à pouvoir introduire le crochet à strabisme sous le tendon. On sectionne alors celui-ci entre le crochet et son point d'insertion au globe oculaire, et en continuant à glisser le crochet sous les différents tendons, on libère ainsi le globe de ses attaches musculaires antérieures. Saisissant solidement alors le globe avec la pince à fixation, au niveau de l'insertion tendineuse du droit externe, on l'attire du côté nasal, et l'on pénètre avec les ciseaux légèrement entr'ouverts, en suivant la face externe du globe oculaire. Lorsqu'on est arrêté par le nerf optique, on ouvre les ciseaux de manière à pouvoir le sectionner d'un seul coup. On retire le blépharostat ou les écarteurs, et le globe se laisse alors luxer au-devant des paupières ; il ne reste plus qu'à sectionner les adhérences des muscles obliques aussi près que possible de la sclérotique. L'opération est alors terminée, et il n'est nullement nécessaire de suturer la plaie conjonctivale. On tamponne la plaie pour arrêter l'hémorrhagie légère qui se produit toujours après la section du pédicule, et l'on attend qu'elle soit arrêtée pour appliquer le pansement.

On a décrit et conseillé un grand nombre de modifications à la technique de l'énucléation, mais il nous paraît inutile de les énumérer, puisque leur exécution n'offre aucun avantage spécial.

On s'est préoccupé cependant, en ces derniers temps surtout, de conserver à l'excavation résultant de l'énucléation, une certaine mobilité, ou même à créer par différents procédés (insertion d'un fragment d'éponge, d'une pelote de fil, d'un morceau d'os décalcifié, dans la capsule de Tenon) une proéminence artificielle des tissus orbitaires permettant une certaine mobilité de l'œil artificiel.

Nous croyons qu'il faut absolument renoncer à ces procédés, lorsque l'œil est le siège d'accidents inflammatoires, et que l'opération ne peut être faite dans des conditions d'asepsie absolue. La présence d'un corps étranger pourrait, en effet, être dangereuse, et en tous cas on devrait craindre son expulsion à bref délai. On ne sera autorisé à essayer de ces méthodes que lorsqu'il s'agit d'un œil non infecté. Mais, malgré cela, on ne saurait compter sur un succès définitif, et on ne peut pour l'instant conseiller ces procédés dont les résultats éloignés ne sont pas encore bien connus. La conservation des adhérences des tendons des muscles droits à la conjonctive aurait, d'après quelques confrères, une influence très manifeste sur la mobilité de l'œil artificiel. Pour de Wecker, ce résultat serait aussi obtenu par l'application d'une suture en bourse comprenant les chefs des quatre muscles droits.

Pansement. — Après l'énucléation, on applique sur les paupières un pansement aseptique et légèrement compressif, que l'on renouvellera dans les vingt-quatre heures, si l'épanchement séro-sanguin le rend nécessaire. Puis on laissera le pansement trois ou quatre jours, et on le retirera définitivement après ce laps de temps. On continuera les lotions avec de l'eau salée bouillie, matin et soir, tant qu'il se produit un peu de sécrétion. Il faudra attendre quinze jours, au moins, avant de placer la pièce artificielle.

III. — CORPS ÉTRANGERS INTRAOCULAIRES

Nous réunissons dans un même chapitre tous les cas qui peuvent se présenter de corps étrangers intra-oculaires, quel que soit le siège du corps étranger ou son point de pénétration. Il y a avantage, en effet, au point de vue thérapeutique à ne pas compliquer la question par une casuistique spécieuse et sans intérêt.

La nature du corps étranger, par contre, a une grande importance sur l'évolution des accidents auxquels sa pénétration, son séjour dans l'œil peuvent donner lieu. Certains métaux (l'or, le plomb , etc.), des substances comme le verre, la pierre, doivent être considérés comme *indifférents*, en ce sens que les dangers qu'ils font courir à l'œil ne dépendent, d'une part, que des complications immédiates inhérentes au traumatisme telles que l'hémorragie intraoculaire, la blessure du cristallin entraînant une cataracte traumatique et, d'autre part, des agents infectieux qu'ils ont entraînés avec eux et qui déterminent alors une infection intraoculaire. Si aucune de ces complications ne s'est produite, le corps étranger pourra être toléré pendant fort longtemps.

Il n'en est pas de même des corps étrangers de cuivre, de fer ou d'acier. En dehors des complications que nous venons d'indiquer et qui sont communes à tous les corps étrangers, quelle qu'en soit la nature, les éclats de *cuivre* ont une action chimique particulière. Lorsqu'ils sont en contact avec des tissus vasculaires, l'iris, la choroïde, ou qu'ils siègent dans le corps vitré, ils provoquent habituellement. même s'ils sont aseptiques, une réaction inflammatoire vive. Lorsque, au contraire, ils siègent dans le cristallin, ils peuvent être bien supportés.

Les éclats de *fer* ou d'*acier*, quel que soit leur siège intraoculaire, agissent lentement sur les tissus oculaires et produisent des lésions spéciales, une véritable intoxication des membranes oculaires à laquelle on a donné le nom de sidérosis et qui résulte d'une dissolution lente par oxydation du corps étranger.

Il y a donc lieu d'établir une distinction absolue

entre ces deux catégories de corps étrangers intraoculaires, d'autant plus que, pour les derniers, nous
avons à notre disposition des procédés d'extraction,
basés sur les propriétés magnétiques du fer et de
l'acier.

Nous envisagerons donc tout d'abord d'une manière générale les accidents liés à la pénétration de
corps étrangers et les moyens dont nous disposons
pour les combattre, puis nous indiquerons dans un
chapitre spécial les complications et les indications
thérapeutiques spéciales aux corps étrangers de fer
ou d'acier.

TRAITEMENT

A. — **Corps étrangers intraoculaires, à l'exception du fer et de l'acier.**

Lorsqu'on est appelé à donner son avis *aussitôt
après la pénétration d'un corps étranger dans le globe
oculaire*, deux cas sont à envisager : le corps étranger
est visible ou il ne l'est pas.

a) **Le corps étranger est visible.** — Dans le cas
qui se présente le plus habituellement, lorsque le
corps étranger siège dans la chambre antérieure,
l'indication est de chercher à en faire l'extraction,
en s'entourant, cela va sans dire, des précautions
nécessaires pour toute intervention chirurgicale.

On cherchera à l'extraire avec la pince, s'il ne
s'agit pas de fer ou d'acier.

b) **Le corps étranger n'est pas visible.** — Dans ce
cas, les tentatives d'extraction ne sont guère indiquées et nous pensons que la seule conduite à tenir
consiste à faire la désinfection des sacs conjonctivaux
à l'aide d'une solution salée stérile, l'occlusion des

paupières au moyen du bandeau et de prescrire le repos au lit. Le pansement pourra être retiré après quarante-huit heures si la plaie de pénétration est fermée. On instillera de l'atropine si l'iris ou la cornée ont été lésés.

L'évolution ultérieure des symptômes pathologiques dépend de la présence ou de l'absence des produits infectieux entraînés par le corps étranger.

Lorsqu'on est consulté quelque temps *après le traumatisme*, deux cas sont généralement à envisager : l'infection existe ou n'existe pas.

Si l'infection primitive ne s'est pas produite, l'expectation sera tout indiquée, à moins que le corps étranger ne soit facile à atteindre. On attendra pour intervenir que toute irritation oculaire ait disparu.

Lorsque l'infection s'est développée, on pourra tenter de l'enrayer par l'ablation du corps étranger s'il est visible, ou encore par des injections sous-conjonctivales de sublimé ou d'oxycyanure de mercure. Mais on ne s'y attardera pas longtemps et si l'amélioration ne se produit pas d'une manière évidente, on aura recours à l'énuclation du globe oculaire. On évitera au malade des souffrances inutiles en ne retardant pas trop cette intervention nécessaire.

Cette intervention est encore indiquée en l'absence d'infection si, par suite de la présence de corps étrangers dans le globe oculaire, on voit se développer des phénomènes glaucomateux.

B. — Corps étrangers de fer ou d'acier.

Ici l'extraction du corps étranger doit être la règle dans tous les cas, même si le malade se présente après le début de l'infection ; car dans quelques cas, exceptionnels, il est vrai, l'ablation du corps étranger a pu déterminer l'arrêt de phénomènes infectieux.

Le mode d'intervention variera suivant le siège du corps étranger.

a) **Le corps étranger siège dans la chambre antérieure.** — Il suffit le plus souvent de faire une plaie cornéenne dans un plan horizontal correspondant au siège du corps étranger. La pointe du couteau de De Graefe est introduite dans la cornée à 1 ou 2 millimètres du bord cornéen et ressort à quelques millimètres de là, le tranchant tourné en avant. On termine la section de la cornée en poussant délicatement le couteau. Le corps étranger, après l'évacuation de l'humeur aqueuse, doit venir se placer au niveau de la plaie cornéenne, et il est facile de l'enlever avec une pince ou mieux avec l'électro-aimant de Hirschberg.

Lorsque le corps étranger a séjourné quelque temps déjà, qu'il est plus ou moins enkysté audevant de l'iris, il est quelquefois nécessaire de faire une petite iridectomie de la partie de l'iris à laquelle il est fixé.

b) **Le corps étranger siège dans le cristallin.** — Lorsque le fragment de fer ou d'acier a pénétré dans le cristallin, il se produit assez rapidement une cataracte traumatique.

Lorsque le corps étranger siège dans les couches superficielles, on pourra chercher à l'extraire avec l'électro-aimant sans se préoccuper de la cataracte qui sera opérée plus tard. Si l'opacification du cristallin est assez avancée, on en fera l'extraction. Quelques précautions particulières sont à prendre lorsqu'il s'agit d'un jeune sujet dont le noyau n'est pas sclérosé et où la cataracte est toujours molle. Il sera préférable de faire l'incision cornéenne en bas ainsi que l'iridectomie et de tâcher d'extraire le corps étranger avec l'électro-aimant aussitôt après avoir fait la discission de la capsule antérieure. Si le corps étranger ne sort pas, on évacuera le plus possible des masses corticales et on introduira l'électro-aimant jusqu'à ce que le corps étranger soit attiré au dehors.

c) **Le corps étranger siège dans le segment postérieur du globe.** — Ici le diagnostic de la pénétration des corps étrangers est souvent très délicat. De petits corps étrangers peuvent passer inaperçus et on peut n'être averti de leur présence que par l'apparition des symptômes du sidérosis. Le diagnostic du siège du corps étranger est souvent aussi très difficile. Si l'examen ophtalmoscopique est possible, on parviendra dans un grand nombre de cas à délimiter le siège exact ; on se basera en outre sur le point de pénétration, sur la direction probable de la pénétration. Lorsqu'il s'est produit une hémorrhagie diffuse dans le vitré, on devra recourir au galvanomètre, ou bien encore on fera l'exploration du vitré avec l'électro-aimant.

Pour l'extraction des corps étrangers dans le vitré au moyen de l'électro-aimant, deux procédés ont été décrits : dans l'un, on se sert d'un petit électro-aimant relié à une ou deux piles au bichromate de potasse ou mieux encore à un accumulateur : c'est le procédé préconisé par Hirschberg ; dans le second, mis en pratique par Haab, Mayweg, etc., on se sert d'un électro-aimant volumineux et d'une grande puissance nécessitant un courant électrique très fort fourni par des accumulateurs ou par des dynamos.

Quel que soit le procédé choisi, il est nécessaire d'opérer dans le sommeil chloroformique. Le malade endormi, on fait la toilette des culs-de-sac conjonctivaux et des paupières ; puis, avec le couteau de De Graefe, on incise la sclérotique et les membranes oculaires en ponctionnant dans le méridien correspondant au siège présumé du corps étranger : on agrandit l'incision méridienne par quelques mouvements perpendiculaires au globe de l'œil, de manière à pouvoir introduire l'extrémité effilée de l'électro-aimant.

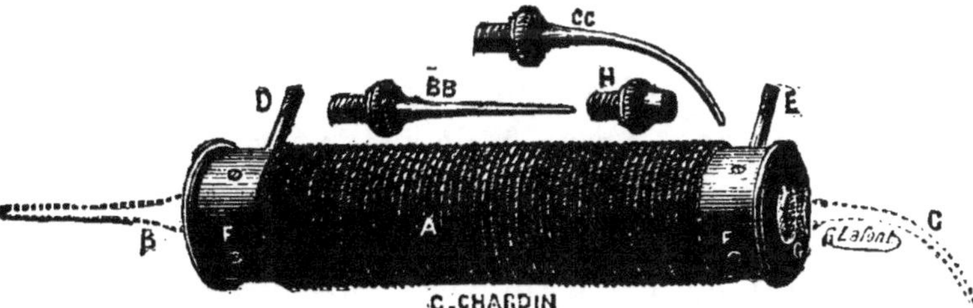

Fig. 41. — Électro-aimant de Hirschberg.

Il va sans dire que lorsque la plaie produite par la pénétration du corps étranger est suffisante et non encore oblitérée, on introduira l'extrémité de l'électro-aimant par cette solution de continuité. Si l'on opère avec l'électro-aimant de Hirschberg, l'extrémité de la tige en fer doux sera aseptisée par immersion dans l'eau bouillante, puis introduite entre les lèvres de la plaie scléroticale. On attend que l'extrémité de l'électro-aimant soit introduite dans le vitré pour faire passer le courant. Il paraît préférable d'interrompre le courant et d'établir des contacts successifs jusqu'à ce que le fragment métallique soit attiré. La force attractive produite au moment de la fermeture du courant paraît un peu plus énergique que celle qui résulte du passage continu du courant. Lorsque le corps étranger est attiré, il se produit un bruit sec caractéristique. Il ne reste plus alors qu'à retirer l'électro-aimant doucement et à faire un pansement occlusif. La quantité de corps vitré qui s'écoule par la plaie peut être très minime. Il n'est pas nécessaire de faire des points de suture scléroticaux lorsque la plaie est petite. Dans les cas de plaie étendue, il sera préférable de faire une ou deux sutures au catgut comprenant l'épisclère et la conjonctive.

Lorsqu'on opère avec des électro-aimants puissants, on peut se dispenser de faire une incision scléroticale. Le malade est placé de telle sorte que l'œil se trouve aussi près que possible de la surface aimantée. Mayweg se sert d'un électro-aimant volumineux qui est suspendu au-dessus de la table d'opération et peut être mobilisé au moyen d'un mécanisme de poulies. La tige de fer doux est conique, on peut l'approcher de la plaie ou se servir d'une pièce intermédiaire entre l'aimant et le globe oculaire. Malgré la puissance de l'aimant, il préfère inciser la sclérotique comme dans l'opération de Hirschberg.

MALADIES DU CRISTALLIN

L'opacification du cristallin est l'affection la plus fréquente de cet organe. Elle peut survenir en l'absence de toute lésion apparente des membranes oculaires : c'est la *cataracte simple*, qui se développe en général après 45 ans et qui, pour ce fait, est appelée cataracte sénile : l'étiologie de cette forme de cataracte nous est encore complètement inconnue. Une autre forme de cataracte, dénommée *cataracte compliquée*, apparaît sur des yeux atteints de lésions choroïdiennes ou choriorétiniennes (choroïdite myopique, choriorétinite syphilitique, ophtalmie sympathique, décollement de la rétine, etc.). Enfin il faut faire une place à part tant au point de vue étiologique qu'au point de vue thérapeutique aux *cataractes dites congénitales* qui existent à la naissance ou se développent dans les premières années. La syphilis joue un rôle très considérable dans l'étiologie de ces cataractes, et plus on recherche les causes premières des affections oculaires congénitales, plus on voit l'importance qu'y prend cette infection. Il serait cependant inexact de vouloir rattacher tous les cas à cette unique étiologie et il faut reconnaître que trop souvent encore nous sommes forcés de nous en tenir à des hypothèses.

Enfin, l'opacification du cristallin peut encore se produire à la suite d'un traumatisme : contusion du globe oculaire, ou plaie pénétrante intéressant le cristallin ou sa capsule avec ou sans corps étranger : ce sont les *cataractes traumatiques*.

En dehors de l'opacification du cristallin, nous aurons aussi à envisager certains troubles qui s'en rapprochent et qui les précèdent parfois : ce sont les faits de *lenticône* ou de myopie cristallinienne. Enfin la *luxation du cristallin* fera l'objet d'un dernier chapitre.

Cataracte sénile.

L'opacification cristallinienne dans la cataracte sénile peut débuter sous forme d'opacités centrales ou périphériques, limitées, formant à l'ophtalmoscope des stries noires plus ou moins nettes sur le fond rouge de la pupille ; dans d'autres cas, l'opalescence est diffuse, circonscrite au noyau ou étendue à la totalité du cristallin. Suivant la disposition des opacités, les troubles subjectifs au début sont variables : c'est un affaiblissement de la vision pour les uns, une gêne visuelle surtout accusée à la lumière du jour pour les autres ; ce peut être aussi de la diplopie monoculaire. Le diagnostic est toujours facile au moyen de l'ophtalmoscope ou de l'éclairage oblique. L'opacification suit en général une marche progressive, mais il est impossible de fixer d'avance la durée d'évolution du processus ; parfois très rapide, l'opacification peut être complète en un ou deux mois, mais il n'est pas rare aussi de voir s'écouler plusieurs années entre le moment d'apparition des premières opacités et l'époque où la lecture devient impossible. Lorsque l'opacification est avancée, elle se traduit le plus souvent par une coloration grise ou blanche de la pupille que la simple inspection à l'œil nu fait reconnaître. Lorsque l'opacité du cristallin est un peu avancée, elle ne rétrocède jamais ou tout au moins si exceptionnellement qu'au point de vue thérapeutique, on peut négliger complètement cette guérison spontanée dont la littérature ophtalmologique ne renferme que quelques faits indiscutables.

Le traitement de la cataracte est purement chirurgical. Il consiste à extraire le cristallin opaque, et nous n'avons à envisager que l'opportunité de l'intervention et la technique opératoire.

Au point de vue de l'opportunité de l'intervention, deux questions se posent : Faut-il opérer? et quand faut-il intervenir?

1° Toute cataracte sénile peut être opérée et l'âge du malade ni son état général ne sauraient créer une contre-indication absolue et prolongée. Nous supposons, bien entendu, qu'il ne s'agit pas d'une cataracte compliquée (voir plus loin) et que l'on s'est assuré au moyen d'une bougie de la persistance de la sensibilité visuelle (par la réaction pupillaire et par la projection lumineuse exacte dans les différentes directions). On aura soin de faire l'examen des urines au point de vue de la glycosurie et de l'albuminurie dont l'opacité cristallinienne peut être parfois un signe révélateur. Si ces affections existent, on prescrira au malade le régime qu'elles comportent, mais en aucun cas elles ne contre-indiqueront l'intervention.

En effet, l'albuminurie ou le diabète n'agissent d'une manière défavorable qu'en affaiblissant la résistance du sujet vis-à-vis de l'infection. Nous avons dit au commencement de ce volume quelles étaient les précautions à prendre pour éviter les complications infectieuses opératoires. Nous n'avons par conséquent pas à y revenir.

La seule contre-indication sérieuse est déterminée par la présence d'un état inflammatoire aigu ou chronique de la conjonctive ou des paupières et surtout par l'existence d'une inflammation du sac ou des voies lacrymales. Il sera de toute nécessité de la traiter avant toute intervention et de différer celle-ci tant que l'on ne juge pas la guérison satisfaisante.

2° Quant à l'époque à laquelle l'intervention doit être pratiquée, il est de tradition d'attendre que la cataracte soit arrivée à la maturité. On dit qu'une cataracte est mûre, lorsque la totalité des fibres cristalliniennes est opacifiée, ce qui se reconnaît facilement à l'éclairage oblique par la disparition de l'ombre portée qui existait encore lorsque l'opacification n'atteignait que les couches centrales. La raison pour laquelle on a l'habitude d'attendre la maturité de la cataracte est qu'à ce moment la déhiscence du cristallin hors de sa capsule est plus complète et que les chances d'une cataracte secondaire sont moins grandes.

Néanmoins cette règle comporte de nombreuses exceptions et il faudra beaucoup plus se guider sur les conditions visuelles du patient que sur la maturité plus ou moins complète de sa cataracte.

Lorsque l'opacification est limitée à un œil, que la vision de l'autre œil est normale, l'intervention n'étant nullement urgente, on attendra la maturité de la cataracte pour l'opérer. Mais si l'opacification a atteint les deux yeux, si la vision ne s'exécute plus qu'incomplètement, on sera autorisé à intervenir avant la maturité. Il suffira de prévenir les malades qu'une opération secondaire (discission) sera peut-

être nécessaire. La crainte de la cataracte secondaire et de l'intervention qu'elle nécessite ne saurait en effet faire différer l'opération, d'autant que,
chez les personnes qui ont dépassé la soixantaine,
des cataractes non mûres peuvent s'extraire d'une
manière très complète sans être suivies de cataractes
secondaires et que, d'autre part, les cataractes
arrivées à maturité peuvent être suivies de cataracte
secondaire. Dans l'état actuel de nos connaissances,
il nous est impossible de prévoir à coup sûr quand
nous devons craindre le développement d'une cataracte secondaire. D'après la plupart des statistiques
consciencieuses, cette cataracte secondaire se développe dans 30 ou 40 0/0 des malades opérés, et cela
quelle que soit l'habileté de l'opérateur. Ce ne sont
pas d'ailleurs les masses corticales non extraites,
seules, qui sont le point de départ de la cataracte
secondaire; car, dans bien des cas, c'est la capsule
postérieure qui s'opacifie tardivement, rendant la
discission nécessaire.

Lorsqu'on laisse la cataracte poursuivre son évolution, il arrive parfois que, par suite de la déshydra-
tation du cristallin, celui-ci se divise en fragments et que la capsule se ratatine, ou que le noyau
seul reste solide alors que les couches périphériques
se liquéfient et constituent ainsi la variété de cataracte connue sous le nom de cataracte de Morgagni.
Dans quelques cas plus rares encore, le cristallin
peut devenir calcaire, la zonule peut se rompre et
la cataracte perdant ses attaches zonulaires en
devient trémulante. Cette évolution n'a cependant
rien de constant et il est d'ailleurs assez rare maintenant qu'on ait l'occasion d'observer les cataractes
à cette période. Les seuls inconvénients de ces cata-

ractes supra-mûres résultent des difficultés de
l'extraction dans un certain nombre de cas.

Traitement de la cataracte sénile.

Nous avons déjà dit que l'intervention chirurgicale était le seul traitement de la cataracte et nous allons décrire les différents procédés opératoires le plus habituellement usités. Nous devons cependant indiquer quelques mesures utiles lorsque la cataracte est tout à fait au début et que, par son siège central, elle gêne considérablement la vision. Dans ces cas, les malades observent eux-mêmes que la vision est meilleure le soir ou à la nuit tombante qu'à la grande lumière. Cela tient aux diamètres pupillaires qui subissent des variations en rapport avec l'éclairage. Après s'être assuré qu'il n'y a aucun symptôme glaucomateux, on pourra chez ces malades conseiller l'instillation d'une goutte d'un collyre mydriatique (atropine ou duboisine) tous les deux jours. La mydriase légère qui en résulte pourra dans quelques cas améliorer la vision pendant quelques mois, mais ce n'est là qu'un palliatif dont l'efficacité est tout à fait passagère.

Quant au traitement proprement dit, il consiste dans l'extraction du cristallin. Des procédés opératoires nombreux qui ont été décrits et préconisés, nous ne decrirons que les deux qui sont actuellement le plus souvent appliqués : l'extraction simple à lambeau cornéen et l'extraction à lambeau scléral combinée avec l'iridectomie.

L'extraction simple expose, dans un certain nombre de cas, à la hernie de l'iris. Cette membrane, venant s'interposer entre les lèvres de la plaie cornéenne, en retarde la cicatrisation et peut en outre exposer l'œil à des complications infectieuses immédiates ou tardives. C'est là le plus gros inconvénient de l'extraction simple, et les modifications multiples de l'incision n'ont pas permis jusqu'à présent de le prévenir à coup sûr. Les statistiques les plus favorables indiquent une proportion de 6 à 8 0/0 d'enclavement de l'iris, et c'est pour cette raison que beaucoup d'opérateurs lui préfèrent l'extraction combinée où l'iridectomie pratiquée au cours de l'intervention permet d'éviter presque sûrement (non toujours cependant) le prolapsus irien. L'une et l'autre interventions ont encore des défenseurs ardents et intransigeants, mais de plus en plus on tend à devenir éclectique et à s'inspirer des circonstances pour suivre l'un ou l'autre procédé.

D'une manière générale on ne peut méconnaitre à l'extraction combinée certains avantages, parmi lesquels, en dehors de la moins grande fréquence des hernies de l'iris, nous signalerons surtout la coaptation plus rapide de la plaie qui rend les infections secondaires de la plaie beaucoup plus rares. Les avantages de l'extraction simple sont avant tout d'ordre esthétique et résident dans la conservation à la pupille de sa forme et de sa mobilité. Au point de vue de la vision, l'avantage est le plus souvent négligeable : aussi ne dissimulerons-nous pas nos préférences pour l'extraction combinée toutes les fois que le patient ne fait pas entrer en ligne de compte les considérations esthétiques, lorsque sa seule préoccupation est de recouvrer la vision avec le maximum de chances possibles pour atteindre ce but.

Chez des malades très dociles dont la cataracte est

dure et sort très complètement, on pourra sans inconvénient recourir à l'extraction simple. Par contre, toutes les fois que l'aspect de la cataracte fait prévoir une cataracte molle ou demi-molle, on devra pratiquer de préférence l'extraction avec iridectomie. Ce procédé sera le seul applicable lorsqu'il existe des adhérences irido-capsulaires ou lorsque l'opacité du cristallin complique le glaucome.

Extraction à lambeau avec iridectomie.

Instruments nécessaires. — Blépharostat à cuillers pleines (modèle de Panas, Vacher, Mellin-

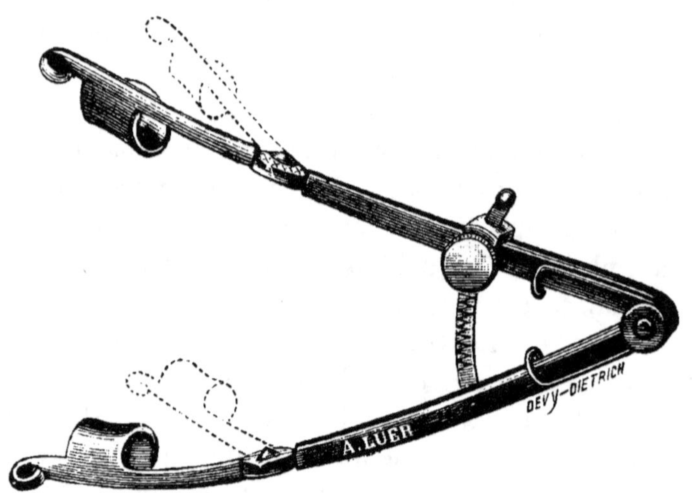

Fig. 42. — Blépharostat de Panas.

ger, etc.); pince à fixation. Couteau de De Graefe; pince à iris; pince-ciseaux de De Wecker; kystitome; curette de Daviel en métal; spatule en métal; anse de Snellen; pince à caillots.

Soins préopératoires. — Nous laissons de côté

ici les soins rendus nécessaires par l'état inflammatoire de la conjonctive ou des voies lacrymales.

Il est utile que le malade garde un repos aussi

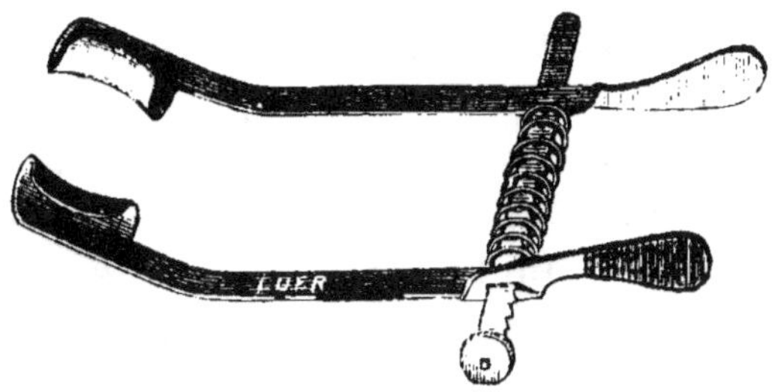

Fig. 43. — Blépharostat de Mellinger.

complet que possible pendant les trois premiers
jours qui suivent l'intervention. On cherche à supprimer pendant ce temps les efforts de défécation, et

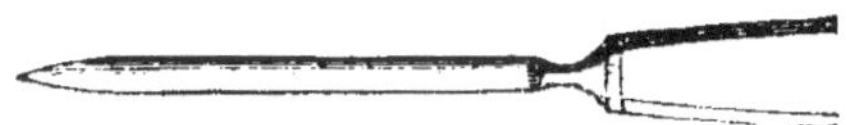

Fig. 44. — Couteau de De Graefe.

c'est dans ce but que l'on a l'habitude de prescrire
une purgation la veille du jour de l'opération.

Anesthésie. — L'anesthésie locale par la cocaïne
suffit dans tous les cas. Seule la pusillanimité exa-

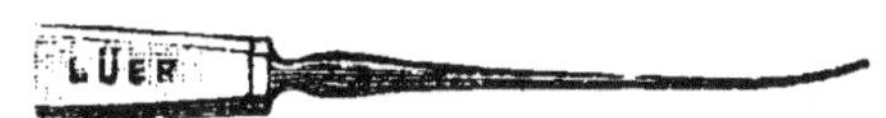

Fig. 45. — Spatule en métal.

gérée des malades pourra, dans quelques cas extrè-
mement rares, nécessiter l'anesthésie générale par le
chloroforme ou l'éther.

Pour l'anesthésie locale, on procédera de la manière suivante. Aussitôt avant le savonnage des pau-

pières, on instillera une ou deux gouttes d'un collyre de cocaïne au 1/20 stérilisé. On répétera l'instillation avant le lavage du cul-de-sac. Enfin on fera une troisième instillation aussitôt avant l'intervention. Ces trois instillations successives provoquent une anesthésie très complète ; et quant à l'hypotomie légère qui en résulte, certains opérateurs lui reprochent de rendre l'incision cornéenne un peu moins facile, mais nous lui trouvons l'avantage de diminuer les réactions du malade et les chances d'issue du vitré. Nous n'avons jamais observé les accidents attribués par quelques confrères à la cocaïne (retard de cicatrisation, injection conjonctivale) et qui proviennent peut-être de préparations défectueuses de ce produit. Nous laissons de côté les nombreux anesthésiques analogues à la cocaïne et étudiés dans ces dernières années (eucaïne, holocaïne, orthoforme, etc.). Ils ne présentent aucune supériorité marquée sur la cocaïne.

Technique opératoire. — Le malade étendu sur la table d'opération ou sur un lit, l'opérateur droitier se place derrière la tête de son malade si c'est l'œil droit qu'il opère ; il se place à la gauche du malade si l'intervention porte sur l'œil gauche. Deux aides sont nécessaires : l'un pour tenir le plateau sur lequel sont disposés les instruments et l'autre pour maintenir la pince à fixation en cas de besoin. La toilette des paupières et des sacs conjonctivaux étant faite, on place le blépharostat et on saisit la conjonctive et le tissu épiscléral au-dessous de la cornée avec la pince à fixation. Alors commence l'opération proprement dite qui comprend quatre temps.

1° Section cornéenne. — Avec le couteau de De Graefe, dont le tranchant est dirigé en haut, on pé-

nètre dans la chambre antérieure en ponctionnant
la sclérotique à un demi-millimètre du bord cornéen
et en un point correspondant au plan horizontal qui

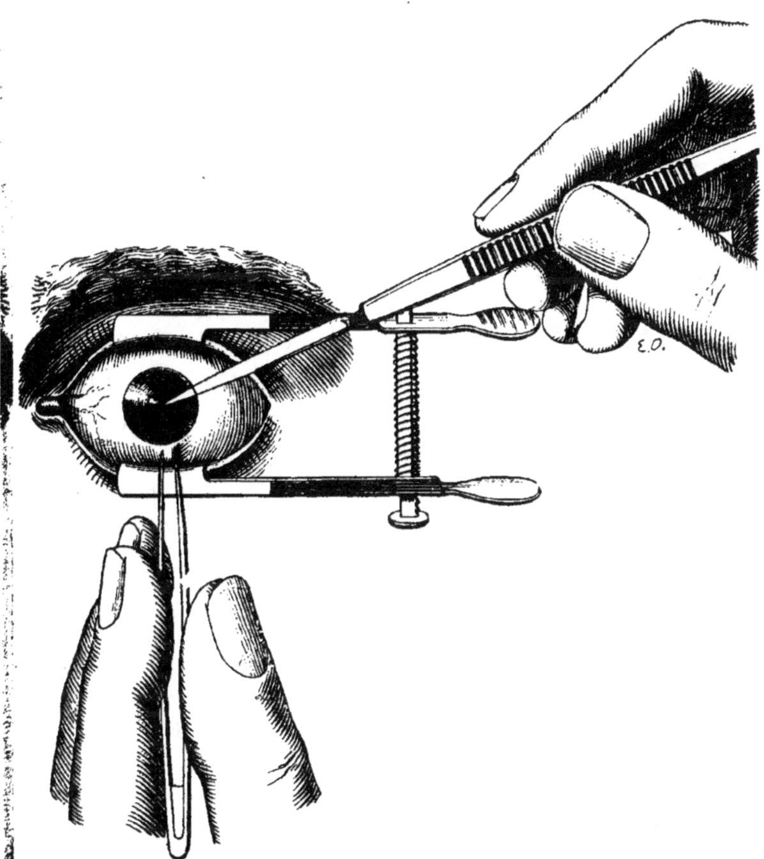

Fig. 46. — Extraction à lambeau avec iridectomie.
1er temps. Ponction périphérique de la cornée.

passe par le bord supérieur de la pupille. La pointe
du couteau est dirigée vers le centre de la pupille :
lorsqu'elle atteint celui-ci, on abaisse le manche, et
on dirige le couteau horizontalement de telle manière que la contre-ponction se produise en un point

symétrique de celui de la ponction. Par un mouvement de scie, on sectionne la sclérotique derrière le limbe, de manière à former un lambeau scléro-cornéen dirigé en haut, et on termine par la section du lambeau conjonctival soulevé, en évitant de lui donner une trop grande dimension. Le lambeau conjonctival ne devra pas dépasser un à deux millimètres.

On peut, cela va sans dire, placer l'incision à lambeau à la partie inférieure de la cornée; mais comme la brèche irienne résultant de l'iridectomie entraîne toujours un peu d'éblouissement, il est préférable d'en diminuer l'effet en la plaçant à la partie supérieure de la pupille; de cette manière la paupière supérieure masque en grande partie la brèche irienne.

2° Iridectomie. — La pince à fixation est confiée à un aide, ou de préférence, si le malade est docile, on l'enlève et on engage le patient à regarder légèrement en bas. Après avoir renversé le petit lambeau conjonctival sur la cornée, on saisit avec la pince à

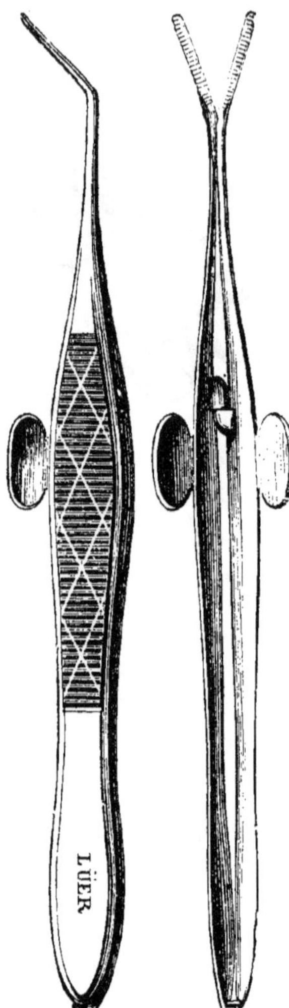

Fig. 47. — Pince-ciseaux de De Wecker pour l'iridectomie.

iridectomie, délicatement introduite dans la chambre antérieure, le bord pupillaire de l'iris; on l'entraine dans la plaie et on le coupe d'un coup de ciseaux.

3° Ouverture de la capsule. — Avec le kystitome on discise la capsule an-térieure, en évitant d'exercer une pres-sion trop marquée sur le cristallin. Quelques opérateurs préfèrent faire l'ouverture capsulaire avec la pince-kystitome dont les fines dents dirigées en arrière pincent la capsule et peu-vent en extraire un lambeau. C'est

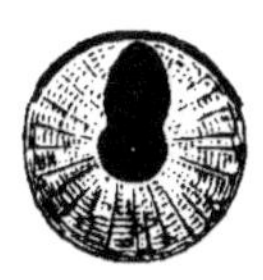

Fig. 48. — Étendue de l'iridectomie dans l'ex-traction com-binée.

affaire d'habitude, car les deux procédés se valent.

4° Extraction du cristallin. — Avec la curette de Daviel, on exerce une pression d'avant en arrière et

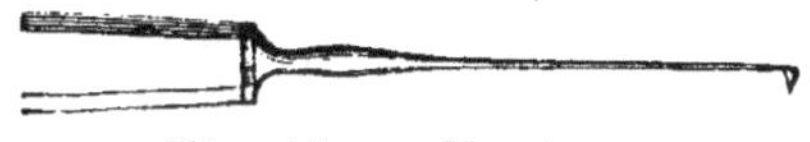

Fig. 49. — Kystitome.

de bas en haut au niveau du bord inférieur de la cornée. En même temps on déprime légèrement avec la spatule la sclérotique immédiatement en arrière de l'incision sclérale de manière à faciliter

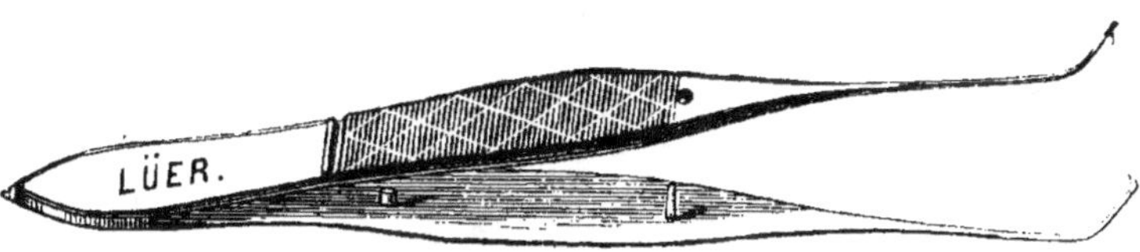

Fig. 50. — Pince-kystitome.

l'engagement du cristallin. Aussitôt que son plus grand diamètre s'est engagé, on cesse toute pression. Pendant tout ce temps de l'opération, on engage le malade à diriger son regard légèrement en bas.

Lorsqu'il s'agit d'une cataracte dure, on s'assurera par quelques légères pressions sur le centre de la cornée qu'il ne sort plus de masses corticales. Si la pupille est noire, il ne reste plus qu'à introduire la spatule dans les angles de la plaie de manière à réduire les bords de l'iris. S'il s'agit au contraire d'une cataracte molle, on cherchera à expulser aussi complètement que possible les masses corticales qui remplissent encore la chambre antérieure après l'expulsion du cristallin. On exercera pour cela de légères pressions de bas en haut sur la cornée et

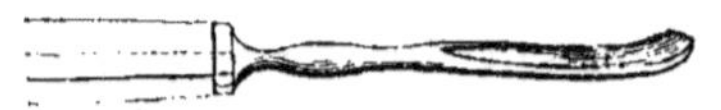

Fig. 51. — Curette de Daviel.

avec la curette de Daviel. Souvent aussi on sera obligé de l'introduire délicatement dans la chambre antérieure pour achever la toilette. On enlèvera les caillots qui se produisent souvent sur la plaie, au moyen de la pince à caillots, et on terminera par la mise en place du lambeau conjonctival. On évitera soigneusement son pincement dans la plaie sclérale.

On retire alors le blépharostat en rapprochant délicatement les deux branches et en évitant toute pression sur le globe oculaire. Certains opérateurs enlèvent le blépharostat aussitôt après le premier temps.

Chez certains sujets indociles et dont le clignement palpébral ne peut être évité, il est parfois nécessaire de retirer le blépharostat dès que l'œil est ouvert, pour éviter l'issue du vitré ; mais, avec une anesthésie cocaïnique très complète, on peut le plus souvent laisser le blépharostat jusqu'à la fin et éviter ainsi les contacts trop répétés du bord palpébral avec la plaie sclérale.

Pansement. — Il est inutile et dangereux d'introduire après l'intervention des poudres antiseptiques dans le sac conjonctival. On se contentera d'appliquer un pansement occlusif sur les deux yeux en se conformant aux indications que nous avons données dans la première partie de ce volume. Le pansement sera aussi léger que possible et n'exercera aucune pression sur le globe oculaire.

Le malade gardera le décubitus horizontal si possible pendant trois jours. Il se produit souvent quelques heures après l'intervention de légères douleurs ou une légère sensibilité oculaire qui disparaissent spontanément, si la plaie suit son évolution normale. Leur retour indique en général une complication septique et nécessitera l'ablation du pansement et l'inspection de l'œil. Dans le cas contraire, on ne renouvellera le pansement qu'après trois jours. A ce moment la cicatrisation est en général déjà faite : On fera tout d'abord avec de petits tampons humides le nettoyage du bord palpébral, puis on instillera une goutte d'un collyre d'atropine et de cocaïne; après une ou deux minutes, on pourra faire un lavage délicat de la conjonctive en faisant couler entre les paupières quelques centimètres cubes d'une solution d'eau salée stérilisée ou d'oxycyanure de mercure au 1/5000. On prendra pour ce pansement les mêmes précautions que pour l'opération : nettoyage et désinfection des mains, asepsie des collyres, des objets de pansement, etc.

On remplace le pansement binoculaire par un monocle, et l'on autorise le malade à quitter son lit pendant une heure ou deux, mais à la condition de rester assis dans un fauteuil, de ne faire aucun effort visuel de l'œil non opéré, et de séjourner dans une demi-obscurité où le regard ne soit pas trop sollicité. Le séjour dans une chambre obscure après l'opération n'a d'autre but et d'autre avantage que d'empêcher la sollicitation du regard et par conséquent la mobilité de l'œil. Il n'est nullement nécessaire pour la bonne réussite de l'opération.

A partir du sixième jour le pansement peut être complètement supprimé et remplacé par des lunettes coquilles à verres fumés. L'injection scléro-conjonctivale persiste pendant une dizaine de jours. L'opéré peut commencer à sortir à partir du dixième au quinzième jour, mais les verres correcteurs de l'aphakie ne seront prescrits qu'à partir de la troisième ou quatrième semaine après l'opération.

Extraction simple à lambeau.

Instruments nécessaires. — Les mêmes que pour l'extraction à lambeau avec iridectomie. La pince à iris et la pince-ciseaux seront toujours préparées, bien que dans l'exécution normale de l'extraction simple ces instruments n'aient pas leur emploi ; mais il arrive parfois que l'on soit obligé de faire l'iridectomie malgré soi, si l'iris ne se réduit pas facilement ou si la présence de masses corticales abondantes fait craindre une hernie irienne.

Anesthésie. — Mêmes considérations qu'au chapitre précédent.

Technique opératoire. — Le blépharostat étant mis en place et l'œil fixé par la pince à fixation, l'opération comprend trois temps.

Section cornéenne : l'introduction du couteau se fait de la même manière que dans la méthode précédente, avec cette différence que la ponction et la contre-ponction se font dans le limbe à la limite de la cornée transparente. La section doit comprendre le tiers supérieur de la cornée; on ne fait pas de lambeau conjonctival.

L'ouverture de la capsule et l'extraction du cristallin se font, comme nous l'avons dit, pour l'extraction combinée ; il faut veiller à ce que, dans le troisième temps, l'iris ne coiffe pas le cristallin au moment de sa déhiscence ; pour cela on refoulera avec la spatule la partie supérieure de la membrane irienne derrière le cristallin pendant son expulsion. Après l'extraction aussi complète que possible des masses corticales, on réduira avec soin l'iris et on instillera une goutte d'ésérine pour forcer la pupille à se contracter et prévenir ainsi dans une certaine mesure la hernie de l'iris.

Pansement. — Le pansement proprement dit est le même que dans l'opération précédente, mais il est nécessaire de le renouveler chaque jour pour pouvoir surveiller l'iris. En effet, s'il se produit une hernie de l'iris, on devra chercher à faire la réduction ou l'iridectomie si le prolapsus est récent. S'il date de quelques jours, le mieux sera de n'y pas toucher, mais il pourra entraîner des conséquences fâcheuses et c'est pour cette raison, qu'il y a danger à ne pas examiner chaque jour l'œil des malades opérés par la méthode de l'extraction simple sans iridectomie. Lorsque aucune complication ne se produit, la marche de la cicatrisation est plus rapide que dans l'extraction combinée et l'injection oculaire disparaît parfois dès le cinquième ou sixième jour.

Accidents et complications de l'opération
de la cataracte.

Parmi les accidents qui peuvent survenir au cours de l'opération, les uns sont évitables et tiennent souvent à l'opérateur ou à l'indocilité de l'opéré.

L'issue **du vitré** survenant après l'extraction du cristallin est un accident bénin, lorsque la quantité de liquide expulsé n'est pas trop considérable. Sitôt que l'on verra le vitré s'écouler, ce qui se reconnaît à l'aspect filant et visqueux du liquide, on enlèvera le blépharostat, on appliquera le pansement et on invitera le malade au repos le plus complet. Lorsque l'issue du vitré se produit avant l'extraction du cristallin, il peut en résulter des inconvénients plus graves; cet accident ne s'observe guère d'ailleurs que dans les cataractes compliquées, ou par suite d'une inhabileté opératoire grossière.

Il faudra, sans perdre de temps, introduire l'anse derrière le cristallin et extraire celui-ci en l'attirant dans la plaie.

Luxation du cristallin dans le vitré. — Cet accident rare est très grave et il s'observe aussi dans le cas où la cataracte est liée à des altérations pathologiques de l'œil. Le plus souvent on est obligé de renoncer à l'extraction du cristallin.

Hémorrhagie rétro-choroïdienne. — Cet accident, que rien ne permet de prévoir, est heureusement très rare, mais c'est le plus redoutable en raison de la perte immédiate et complète de la vision qu'il détermine le plus souvent. Il se produit aussitôt après l'extraction du cristallin ou dans les 48 premières heures et se manifeste tout d'abord par une issue lente du corps vitré, qui ne s'arrête que lorsque la totalité de ce liquide est expulsée; puis le corps ciliaire et les membranes oculaires apparaissent dans la plaie suivis d'un écoulement sanguin continu que l'énucléation seule réussit parfois à arrêter. Dufour a conseillé l'injection immédiate de morphine à la tempe pour arrêter l'hémorrhagie; Darier a proposé de lui substituer l'apomorphine. On ne peut, en tous cas, compter sur ces moyens pour arrêter sûrement l'hémorrhagie. Il faudra néanmoins y recourir et engager le malade à ne faire aucune contraction palpébrale et aucun mouvement de la tête. Si l'hémorrhagie ne s'arrête pas, il sera de toute nécessité de recourir à l'énucléation.

Les complications sont devenues de plus en plus rares, depuis que l'on sait quelle en est la cause et que, par l'asepsie ou l'antisepsie chirurgicale, on est parvenu à en réduire considérablement la fréquence. Mais, en dehors de ces complications septiques, il en est qui ne relèvent pas d'une infection opératoire. Nous ne reviendrons pas sur la **hernie de l'iris** dont nous avons déjà parlé. Des **phénomènes glaucomateux** se développent parfois chez les opérés de cataracte dans les premières semaines qui suivent l'opération; ils paraissent un peu plus fréquents après l'extraction simple. On les combattra par les myotiques (ésérine, pilocarpine) et on ne recourra à l'iridectomie ou aux sclérotomies que si les myotiques sont impuissants. On évitera souvent ces complications en évitant d'instiller de l'atropine chez des malades dont la tension oculaire est un peu suspecte.

Les **complications septiques** sont des plus variées: elles peuvent se limiter à la plaie, à l'iris ou au corps ciliaire, ou atteindre la totalité du contenu intraoculaire. Quelle que soit son extension, l'inflammation microbienne se traduit toujours par des phénomènes douloureux plus ou moins violents ; la panophtalmie, ou suppuration totale du globe, débute dans les deux ou trois premiers jours qui suivent l'opération. Au contraire, l'infection limitée à l'iris qui constitue une infection atténuée peut s'observer jusqu'au dixième ou douzième jour, tant que la cicatrisation de la plaie cornéenne n'est pas complète. Nous avons insisté sur les précautions à prendre pour éviter ces complications septiques. Dans le plus grand nombre des cas, ils devront être attribués à une faute de l'opérateur ; mais il y a cependant quelques cas qui ne peuvent lui être imputés. Le traitement de l'infection au début consistera dans les lavages avec une solution antiseptique faible et dans l'injection sous-conjonctivale de sublimé au 1/2000. S'il existe un point d'infection cornéenne ou sclérale, on le cautérisera superficiellement avec le galvano-cautère. On instillera de l'atropine et on fera le pansement deux fois par jour. On peut de cette manière enrayer des infections légères ; mais lorsque la suppuration a déjà atteint le vitré, on ne peut avoir qu'un bien faible espoir de limiter l'infection et de conserver l'œil. La panophtalmie étant le plus souvent causée par une infection streptococcique, on pourra essayer de l'injection sous-cutanée de sérum de Marmorek. Boucheron a proposé l'injection de sérum antistreptococcique pour prévenir les complications ; mais la démonstration pratique de l'efficacité préventive ou thérapeutique de cette injection, dans le cas de panophtalmie, reste à faire. Comme elle est sans danger et qu'elle ne présente que les petits inconvénients de toute injection de

sérum (urticaire, arthralgies, etc.), nous n'hésite-
rions pas à y recourir dans le cas d'infection com-
mençante. Lorsque la panophtalmie a éclaté, l'énucléation en est le seul traitement rationnel.

Occlusion pupillaire. — Certaines infections
iriennes, consécutives à l'opération de la cataracte,
déterminent une occlusion pupillaire par suite des
exsudations fibrineuses qui se produisent dans la
pupille. Lorsque, après un temps variable, mais en
général assez prolongé, les phénomènes réactionnels
ont complètement disparu, on peut chercher à créer
un orifice dans la membrane opaque formée par
l'iris et les exsudats. C'est plus particulièrement
dans ces conditions que l'on applique *l'iridotomie* ou
l'irito-ectomie de De Wecker.

Les instruments nécessaires pour les deux opérations sont le blépharostat, la pince à fixation, un
couteau triangulaire, un couteau de De Graefe, une
pince à iridectomie, les pinces-ciseaux de De Wecker
et la spatule.

Pour l'iridotomie, on fait une incision linéaire de
5 à 6 millimètres au niveau du limbe; on enfonce la
branche aiguë de la pince-ciseaux de De Wecker à
la périphérie et en arrière de l'iris, tandis que l'autre
branche pénètre dans la chambre antérieure au-
devant de l'iris. On ferme alors d'un coup sec les
deux branches de la pince-ciseaux, et on retire l'instrument.

Si l'on craint que cette simple incision ne soit pas
suffisante, on a recours à l'irito-ectomie. Après
avoir fait la kératotomie avec le couteau triangulaire, on fait, avec le couteau de De Graefe, une incision irienne parallèle à la kératotomie; puis, avec les
pinces-ciseaux, on fait deux incisions qui se rejoi-

gnent par leur extrémité et qui, avec la première, circonscrivent un triangle de tissu irien que l'on enlève avec la pince.

Opérations secondaires.

Dans un très grand nombre de cas (30 à 40 0/0), et quelque parfaites qu'aient été les suites opératoires, il persiste, après l'extraction du cristallin, des opacités plus ou moins épaisses dans le champ pupillaire pouvant gêner, à un degré variable, la vision. Ces opacités, auxquelles on donne le nom de cataracte secondaire, se produisent au niveau de la capsule postérieure, souvent même dans son épaisseur. Quatre à cinq semaines après l'extraction du cristallin, on peut déjà se rendre compte de l'obstacle qu'elles apporteront à la vision, et c'est à ce moment que certains auteurs (Knapp, Gama Pinto) conseillent, à juste raison, d'intervenir. Dans quelques cas plus rares, la capsule cristallinienne postérieure s'opacifie tardivement, et la vision, très satisfaisante aussitôt après l'opération, devient, après quelques mois, de jour en jour, moins parfaite.

C'est pour prévenir cette cataracte secondaire tardive que l'on a proposé de faire systématiquement, chez tous les opérés de cataracte, la discission préventive de la capsule postérieure. Nous pensons qu'il y a là quelque exagération, et qu'il sera toujours possible de faire la discission capsulaire lorsque l'opacité se sera développée.

L'avantage qui résulte de ces opérations secondaires au point de vue de l'acuité visuelle est si considérable dans le plus grand nombre des cas, les chances d'insuccès sont si minimes si l'opération est pratiquée avec toutes les règles de la propreté chirurgicale, que lorsque le malade juge son acuité insuffisante, nous n'hésitons pas à la conseiller.

Les opérations destinées à combattre la cataracte secondaire se réduisent, en somme, à deux procédés : dans l'un, qui peut être utile lorsqu'il reste des masses corticales abondantes ou une cataracte secondaire épaisse, on fait une incision cornéenne linéaire avec le couteau triangulaire, puis on saisit la capsule avec une pince capsulaire, et on l'extrait par la plaie cornéenne (Panas). Mais ce procédé, assez brutal, par suite des tractions qu'il nécessite et qui peuvent créer des désordres dans la région ciliaire, doit rester un procédé d'exception.

Nous donnons la préférence à la discission capsulaire à l'aide du couteau de De Graefe introduit par la cornée (discission antérieure), ou par la sclérotique (discission postérieure), et nous nous en tiendrons à la description de ces deux procédés.

Discission antérieure. — L'éclairage focal au moyen d'une petite lampe électrique rend de grands services, mais n'est pas indispensable. La pupille est dilatée au maximum par l'instillation d'atropine, et l'on procède aux mêmes précautions de désinfection que dans l'opération de la cataracte elle-même.

Les seuls instruments nécessaires sont : le blépharostat, la pince à fixation et un couteau de De Graefe mince et très étroit. L'œil fixé au-dessous de la cornée est dirigé en bas. La pointe du couteau pénètre au niveau du limbe, la lame dirigée dans le plan antéropostérieur et le tranchant dirigé en arrière. La pointe pénètre dans la chambre antérieure jusqu'au voisinage du contour pupillaire inférieur. A ce moment on abaisse un peu le manche du couteau pour transfixer la cataracte secondaire ; puis, par un léger mouvement de scie et sans exercer de traction trop forte sur la membrane capsulaire, on la sectionne verticalement de manière à créer une fente verticale. Il faut avoir soin, pendant cette manœuvre, de ne pas agrandir notablement la plaie cornéenne. Le couteau est retiré et l'on procède au pansement. L'occlusion des deux yeux pendant deux jours est suffisante et, dès le quatrième ou cinquième jour, l'opéré peut reprendre ses occupations.

Discission postérieure. — Dans la discission postérieure au couteau de De Graefe (Gama Pinto), la technique opératoire ne diffère que par le point de pénétration du couteau qui est placé dans la sclérotique à 6 à 8 millimètres du rebord cornéen.

En raison des saillies orbitaires et nasales, on est forcé de placer le point de pénétration dans la partie temporale du globe oculaire, de préférence dans les méridiens obliques inférieurs ou supérieurs.

La pince à fixation étant placée au point opposé au lieu de pénétration du couteau, la pointe du couteau est dirigée vers le centre du globe, la lame dirigée dans la plaie du méridien, le tranchant tourné en arrière. Aussitôt après la ponction on abaisse le manche et on dirige la pointe du couteau vers le bord pupillaire de l'iris du même côté, et on transfixe la cataracte secondaire d'arrière en avant. Après avoir traversé la membranule, on relève un peu le manche du couteau et on pousse la pointe parallèlement à la surface de la capsule jusqu'au bord pupillaire opposé. A ce point on contre-ponctionne la capsule d'avant en arrière, puis on complète la section par quelques mouvements de scie. Il ne reste plus qu'à retirer le couteau et à faire le pansement. Les yeux resteront bandés 48 heures, puis après 4 ou 5 jours on peut juger de l'effet obtenu, et le malade peut reprendre sa vie habituelle.

Cataractes compliquées.

Nous avons dit que de nombreuses affections oculaires pouvaient s'accompagner d'opacification du cristallin, et que, dans ce cas, on la désignait sous le nom de cataracte compliquée. Au point de vue thérapeutique, il est surtout important de se rendre compte du degré de vision persistant dans l'œil malade et pouvant justifier une intervention. On cherchera à se rendre compte de l'acuité visuelle par l'examen au moyen de la bougie. On admet, en général, que, lorsque l'acuité visuelle est normale et le cristallin opacifié, le malade discerne la flamme d'une bougie placée à 5 mètres. Par la distance à laquelle la bougie est perçue, on pourra, dans une certaine mesure, se rendre compte de l'état de la sensibilité rétinienne. On explorera aussi la projection en plaçant la bougie dans les différentes directions ; l'œil restera immobile, et le malade devra indiquer avec la main la direction de la source lumineuse. On pourra ainsi diagnostiquer la présence d'un décollement rétinien ou de lésions choroïdiennes ou rétiniennes étendues qui seront, dans la plupart des cas, une contre-indication à l'opération.

Par contre, certaines cataractes liées à des lésions irido-ciliaires causées par une ophtalmie sympathique, ou à des altérations glaucomateuses pourront être opérées avec avantage même si l'acuité est réduite, à la condition, bien entendu, que la cécité ne soit pas complète.

On procédera comme dans la cataracte sénile ordinaire, et l'on aura toujours recours à l'extraction avec iridectomie. Dans l'extraction proprement dite du cristallin, on devra bien souvent s'aider de l'anse de Snellen ou de la curette de Daviel. Il en est de même dans les cas où, par suite d'altération de la zonule, le cristallin est mobile et où le vitré sort aussitôt après l'incision cornéenne ou sclérale. Il faudra,

Fig. 52. — Anse de Snellen.

sans perdre de temps, passer l'anse de Snellen derrière le cristallin et l'attirer dans la plaie.

Cataractes congénitales.

Il faut distinguer, au point de vue thérapeutique, parmi les cataractes congénitales, deux catégories d'opacités cristalliniennes : les unes, très circonscrites, stationnaires et n'entraînant qu'un trouble relativement peu prononcé de la vision ; les autres, plus gênantes pour la vision et nécessitant une intervention précoce.

Parmi les premières, nous citerons les variétés suivantes :

La **cataracte pyramidale antérieure**, qui se manifeste par une petite tache blanche occupant le centre de la pupille et siégeant au niveau de la capsule antérieure ;

La **cataracte fusiforme**, qui forme une opacité allant d'un pôle cristallinien à l'autre ;

La **cataracte polaire postérieure**, qui se traduit par

une opacité siégeant au niveau du pôle postérieur du cristallin et entraînant un trouble assez marqué de la vision.

Contre ces opacités stationnaires, il n'y a de traitement à instituer que si le trouble visuel qui en résulte est trop considérable ou si à l'opacité circonscrite succède, à un moment donné, une opacification générale du cristallin. Dans le premier cas, on se comportera comme dans l'extraction du cristallin transparent chez le myope (voir ce chapitre). Dans le second cas, si le malade est âgé, l'intervention ne diffère en rien de celle de la cataracte sénile.

A la deuxième catégorie appartiennent surtout les **cataractes zonulaires**. Elles sont constituées par une zone opaque occupant les régions cristalliniennes comprises entre le centre et la périphérie. Il y a une ou deux zones opaques. La vision est toujours très affaiblie par suite de l'opacité cristallinienne, et il sera de toute nécessité de se préoccuper de bonne heure de cet état afin que la fonction visuelle de l'enfant ne subisse pas un arrêt de développement trop considérable.

On cherchera à se rendre compte par la dilatation atropinique de l'amélioration visuelle obtenue et, si on la juge suffisante, on pourra se contenter d'une iridectomie inférieure.

Si la vision n'est pas très notablement améliorée par la dilatation atropinique, on aura recours à la discission ou à l'extraction du cristallin. La discission est en général suffisante chez les jeunes sujets, d'autant plus que la résorption des masses cristalliniennes peut se faire d'une manière complète sans qu'il soit nécessaire de procéder à l'extraction simple des masses cataractées. On procédera, comme il est dit à propos de la discission du cristallin transparent chez le myope. L'anesthésie chloroformique sera toujours nécessaire chez les jeunes sujets.

Cataractes traumatiques.

Les cataractes traumatiques peuvent être produites par une simple contusion du globe oculaire sans blessure de la capsule cristallinienne et, dans ce cas, elles se comportent comme une cataracte molle, sénile, et sont justiciables du même traitement. Si le sujet n'a pas dépassé la quarantaine, on pourra faire l'extraction simple au couteau lancéolaire, que nous décrirons plus loin. Si l'on craint la présence d'un noyau cristallinien sclérosé, on aura recours à l'extraction à lambeau avec iridectomie.

Les cataractes produites par une plaie pénétrante du globe avec ouverture de la capsule ont, au contraire, une évolution en tous points semblables à celle que l'on provoque dans la discission du cristallin transparent, chez le myope par exemple. La seule différence, c'est que bien souvent l'instrument piquant ou contondant qui a causé la plaie oculaire a entraîné des germes infectieux et que la cataracte se complique d'accidents inflammatoires.

Dans certains cas assez rares, lorsque la piqûre capsulaire est très limitée, le trouble cristallinien peut rester circonscrit, mais c'est en somme l'exception.

Le traitement varie suivant qu'il existe ou non des symptômes d'infection oculaire, et suivant qu'il se développe ou non des phénomènes glaucomateux.

Chez les jeunes sujets dont l'œil n'a pas été infecté au moment du traumatisme, l'opacification du cristallin se produit assez rapidement, et presque aussitôt s'accompagne de la résorption des masses cristalliniennes cataractées. Cette résorption peut être complète après un, deux mois ou plus. On se contente, aussitôt après le traumatisme, de faire la toilette de l'œil et du cul-de-sac, d'instiller une goutte de collyre d'atropine stérile, et de faire pendant quarante-huit heures l'occlusion des yeux.

Chez certains malades dont le gonflement rapide des masses cristalliniennes entraîne des phénomènes d'irritation oculaire avec élévation plus ou moins marquée de la tension oculaire, on pratiquera l'extraction linéaire simple des masses cristalliniennes, si les myotiques ne produisent pas une amélioration suffisante de ces symptômes.

Enfin, si la résorption des masses cristalliniennes se produit trop lentement, c'est encore à l'extraction linéaire simple que l'on aura recours.

Extraction linéaire simple.

Instruments nécessaires. — Blépharostat, pince à fixation, couteau lancéolaire, kystitome, curette,

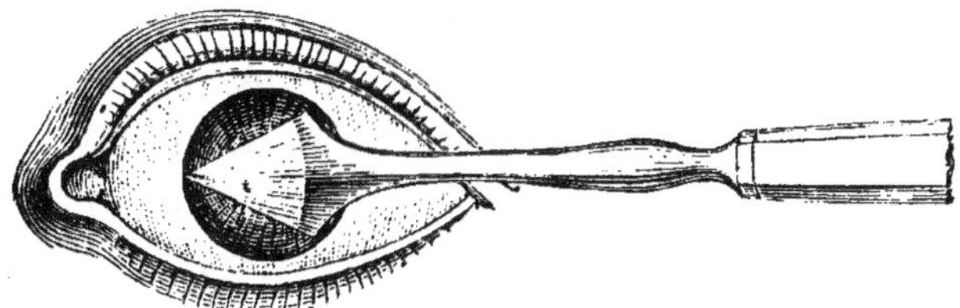

Fig. 53. — Extraction linéaire simple.
Incision cornéenne au couteau lancéolaire.

spatule, pince et ciseaux à iridectomie en cas de nécessité.

Anesthésie. — L'anesthésie locale par instillation de cocaïne est toujours suffisante, sauf chez les enfants où il est nécessaire de recourir à l'anesthésie générale par le chloroforme.

Technique opératoire. — La pupille dilatée par une instillation préalable d'atropine, on place le blépharostat et on fixe l'œil au voisinage du bord interne de la cornée. Le couteau triangulaire traverse la cornée en pénétrant perpendiculairement vers le

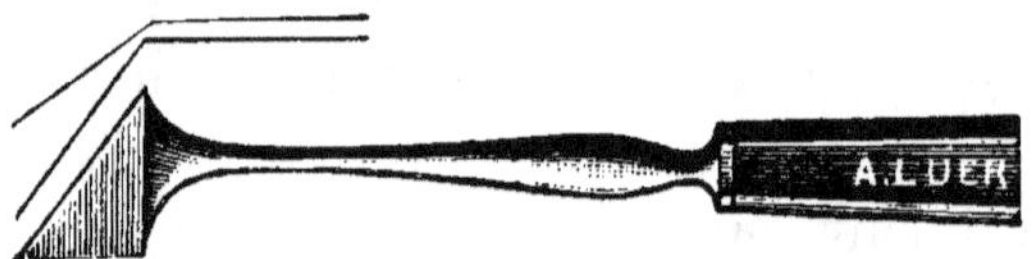

Fig. 54. — Couteau lancéolaire coudé.

milieu du rayon externe. Dès que la pointe apparaît dans la chambre antérieure, on abaisse le manche pour rendre la lame parallèle au plan de l'iris, et on fait une incision de 5 à 6 millimètres. Si la capsule n'a pas été déchirée par le traumatisme, on pénètre au travers de la plaie cornéenne avec le kystitome et on déchire la capsule cristallinienne aussi largement que possible. Il suffit alors, après avoir retiré le kystitome, de déprimer la lèvre externe de l'incision cornéenne avec la curette pour faire sortir les masses cataractées. On exerce de légères pressions avec la curette jusqu'à ce que l'on ait débarrassé le champ pupillaire de la plus grande partie, ou mieux encore de la totalité des masses cristalliniennes. On termine par la réduction de l'iris avec la spatule, si cela est nécessaire, et par l'instillation d'une goutte d'ésérine.

Pansement. — Les plaies cornéennes de l'extraction simple se cicatrisent avec rapidité et, après trois jours, le pansement occlusif peut être supprimé. L'instillation d'atropine sera quelquefois utile, s'il y a quelques symptômes d'irritation oculaire par suite de la présence de masses cristalliniennes dans la chambre antérieure.

Choix de verres pour les opérés de cataracte.

L'extraction du cristallin ne suffit pas, à elle seule, pour rétablir la vision chez le cataracté. En effet, la suppression du cristallin diminue le pouvoir réfringent de l'œil dans des proportions considérables, et en outre supprime l'acte de l'accommodation. L'opéré de cataracte devra donc avoir à sa disposition deux sortes de verres : l'une, pour la vision à distance ; l'autre, pour la vision de près. Il est quelquefois utile, pour certains travaux nécessitant une vision intermédiaire, de prescrire une troisième sorte de verres.

Quant au pouvoir dioptrique des verres correcteurs, il dépend surtout de l'état de la réfraction dans l'œil avant l'intervention.

Dans un œil emmétrope, la suppression du cristallin entraîne un déficit de réfraction de 10 à 12 D, c'est-à-dire que pour rétablir les conditions normales de vision à distance, il faudra faire usage d'un verre convexe de 10 à 12 D. Au pouvoir dioptrique du verre trouvé, il faudra ajouter 4 D pour avoir le verre nécessaire pour la vision de près. S'il faut par exemple 11 D pour la vision à distance, il faudra 15 D pour la lecture.

Dans un œil hypermétrope, le verre nécessaire sera supérieur à 10 à 12 D du degré d'hypermétropie existant avant l'opération.

Dans un œil myope, au contraire, le verre convexe sera d'autant moins fort que la myopie était plus élevée.

Dans certaines conditions même, l'aphakie pourra produire l'emmétropie, mais il faudra alors un verre convexe de $+ 4 D$ pour la vision de près. Nous y reviendrons à propos du traitement de la myopie.

Pour déterminer le numéro des verres nécessaires dans chaque cas particulier, on procédera par la méthode subjective avec la boîte de verres d'essai et on commencera par chercher la meilleure correction à 5 mètres.

L'opération entraîne toujours un certain degré d'astigmatisme qu'il sera utile de corriger pour améliorer la vision. Mais cet astigmatisme se modifie un peu avec le temps.

Il peut atteindre de 2 à 6 D, c'est-à-dire qu'il est corrigé par un cylindre convexe de 2 à 6 D dont l'axe est horizontal ou légèrement incliné suivant le siège de la section cornéenne.

Trois à quatre semaines après l'opération on pourra prescrire des verres convexes pour la vision à distance, et on ne prescrira les verres combinés (sphéro-cylindriques) que deux ou trois mois après l'extraction.

Le malade devra s'habituer progressivement à l'usage des verres correcteurs. Par suite de l'effet prismatique des verres convexes forts, il se produit souvent au début une sensation de vertige qui apparaît dans la marche, dans l'acte de descendre un escalier, etc. Il est nécessaire d'en prévenir le malade. Les verres seront de préférence prescrits en lunettes.

Chez les malades qui ont subi l'extraction avec iridectomie, on prescrira, pour les débuts surtout, des verres de teinte fumée légère. Les verres à la Franklin dont la moitié supérieure est taillée pour la correction à distance et la moitié inférieure pour la vision de près rendent de grands services à certains malades.

Lorsque l'opération de la cataracte n'a porté que sur un œil et que l'autre œil est emmétrope et présente une acuité normale, la correction de l'aphakie ne sera pas d'une grande utilité ; souvent même elle constitue une gêne manifeste. Dans ces cas-là, on s'abstiendra de faire porter la correction. S'il s'agit d'un enfant dont la vision est en voie de développement, il sera, par contre, nécessaire de prescrire des verres correcteurs et de faire faire des exercices visuels de l'œil aphake en recouvrant l'œil normal afin que la vision se développe normalement dans les deux yeux.

Lenticône. — Myopie cristallinienne.

Il n'est pas excessivement rare d'observer des sujets âgés qui, ayant toujours eu une vision normale, qui même ayant subi l'effet de la presbytie, s'aperçoivent que leurs verres, jusque-là nécessaires pour la vision de près, leur deviennent inutiles tandis que leur vision à distance subit un affaiblissement considérable.

On constate alors une réfraction myopique variant de 4 à 6 D ou même davantage ; mais, malgré la correction par les verres, on n'obtient jamais une acuité visuelle normale à distance.

Ce trouble de réfraction qui dépend d'une modification du noyau cristallinien est le plus souvent précurseur d'une opacification cristallinienne. Mais il peut s'écouler un certain nombre d'années entre le développement du lenticône et celui de la cataracte.

Ce trouble n'a d'intérêt qu'au point de vue pronostic, car il n'est justiciable d'aucune thérapeutique spéciale. Les verres correcteurs de cette myopie cristallinienne pourront être utiles, mais d'une manière passagère.

Luxation du cristallin.

Nous laissons de côté les luxations congénitales et pathologiques du cristallin qui constituent des raretés, pour ne nous occuper que de la luxation traumatique. Celle-ci, est en général, la conséquence d'un traumatisme assez violent ; le déplacement peut être très peu marqué, il s'agit alors d'une subluxation dont le diagnostic est souvent assez délicat. D'autres fois, il y a un déplacement considérable, et le cristallin est luxé dans la chambre antérieure, dans la chambre postérieure ou dans le vitré. La gravité des luxations du cristallin résulte surtout des accidents glaucomateux qu'elles entraînent fort souvent.

Le traitement consiste, dans les subluxations, à instiller de l'ésérine pendant les premiers jours et à surveiller la tension intraoculaire. Dans les luxations en avant dans la chambre antérieure et, d'une manière générale, dans toute luxation où le cristallin est facilement accessible et où il provoque des troubles graves, on aura recours à l'extraction. On est souvent forcé d'embrocher le cristallin au moyen d'un fin couteau de De Graefe ou d'une aiguille à discission avant de procéder à l'incision cornéenne et à l'extraction qui devra être faite avec la curette ou l'anse de Snellen.

Lorsque le cristallin est luxé en arrière dans le vitré et qu'il ne provoque aucun phénomène réactionnel, on se gardera d'intervenir.

S'il survenait des phénomènes glaucomateux ne cédant pas aux myotiques, l'énucléation ou l'éviscération du globe serait la seule ressource.

VICES DE RÉFRACTION

On désigne par le mot d'emmétropie l'état normal de la réfraction oculaire et par amétropie les différentes modifications congénitales ou acquises de la réfraction oculaire qui s'écartent de l'état normal.

D'une manière générale, l'état de la réfraction est commandé par la courbure de la cornée et par la longueur de l'axe antéro-postérieur du globe de l'œil; les amétropies résulteront par conséquent, dans la majorité des cas, soit d'une modification de la courbure cornéenne (astigmatisme), soit d'un allongement ou d'un raccourcissement de l'axe antéro-postérieur du globe oculaire (myopie et hypermétropie).

L'œil emmétrope voit nettement les objets situés à distance sans que l'appareil accommodatif entre en jeu; grâce à l'accommodation, l'œil emmétrope peut voir nettement aussi les objets rapprochés, mais sous l'influence de l'âge, la fonction accommodative, très développée chez les enfants, s'affaiblit progressivement. C'est à cet affaiblissement de l'accommodation que l'on donne le nom de presbytie.

Dans l'œil hypermétrope dont l'axe antéro-postérieur est plus court et dont par conséquent le pouvoir réfringent est inférieur à la normale, la vision à distance peut encore être nette, grâce à une mise en jeu de l'accommodation, si toutefois l'hypermétropie ne dépasse pas un certain degré. Pour la vision de près, l'effort accommodatif nécessaire est accru du degré de l'hypermétropie. Il en résulte une fatigue rapide et d'assez bonne heure des troubles marqués de la vision de près.

L'œil myope au contraire ne voit jamais nettement à distance ; il en est de même pour l'œil astigmate ; mais tandis que le premier voit d'une manière parfaite les objets rapprochés, le second verra toujours plus ou moins confusément les objets, quelle que soit leur distance de l'appareil visuel.

Il est donc très important de ne pas confondre les troubles de la réfraction : myopie, hypermétropie, astigmatisme, avec lestroubles de l'accommodation. C'est pour cela que, dans la détermination subjective de la réfraction, on se placera toujours de façon à ne pas faire intervenir l'accommodation.

La détermination de la réfraction oculaire se fait très facilement. Nous ne décrirons que deux procédés, les plus pratiques et en somme les plus exacts : un procédé objectif, la skiascopie, et un procédé subjectif, la détermination à l'aide des verres d'essai. Ces deux procédés ne s'excluent pas et il est utile au contraire de toujours contrôler le résultat obtenu par la skiascopie, par l'examen subjectif et réciproquement. La détermination de l'astigmatisme par ces procédés est cependant assez difficile et il sera toujours préférable de recourir à l'examen ophtalmométrique à l'aide de l'ophtalmomètre de Javal ; nous y reviendrons plus loin lorsque nous traiterons de l'astigmatisme.

Les instruments ou appareils indispensables pour la détermination de la réfraction par la skiascopie sont :

Une source d'éclairage, lampe à huile ou pétrole

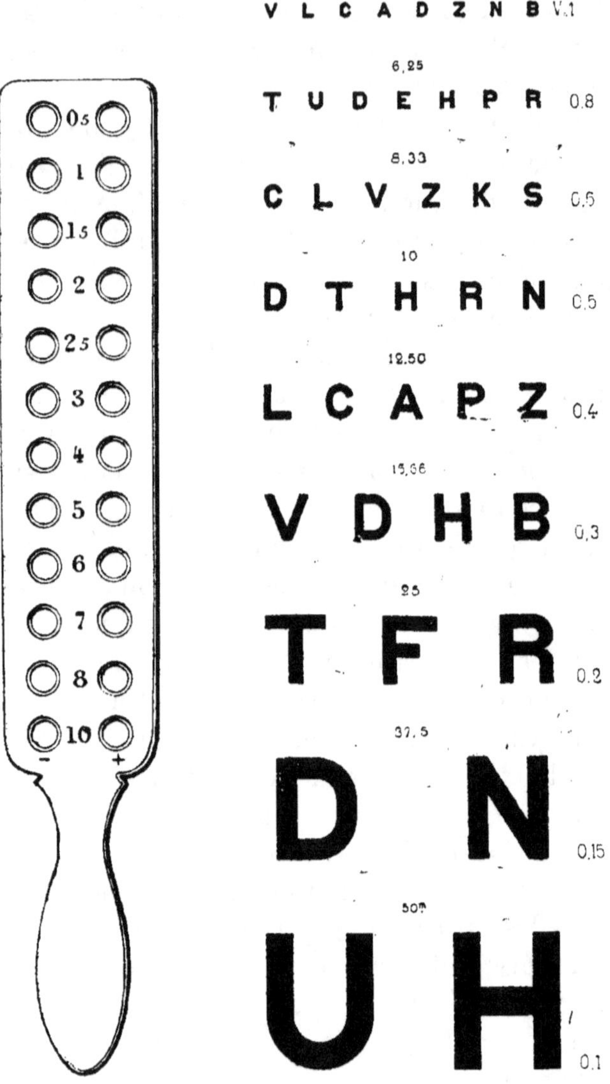

Fig. 55. — Règle de Parent.   Fig. 56. — Echelle visuelle.

ou lampe électrique (on donnera la préférence aux
lampes en verre opale, les lampes en verre dépoli

ont l'inconvénient de laisser voir le fil incandescent dont l'image sur le fond de l'œil peut être gênante) ;

Un miroir ophtalmoscopique plan (on peut se confectionner un pareil miroir très facilement, en

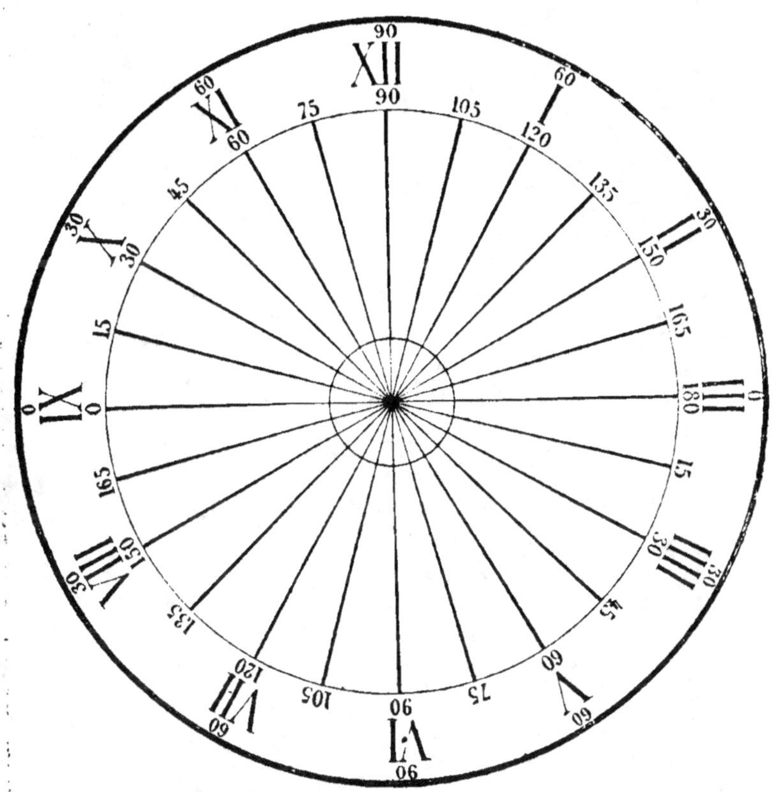

Fig. 57. — Cadran de Parent pour la détermination de l'astigmatisme.

faisant tailler dans un miroir en verre épais un rectangle de 10 centimètres de longueur sur 5 centimètres de largeur, et en enlevant l'étamure dans une petite zone centrale) ;

Une règle de Parent. A défaut de celle-ci, on se servira d'une monture d'essai et de la boîte de verres d'essai nécessaires pour l'examen subjectif.

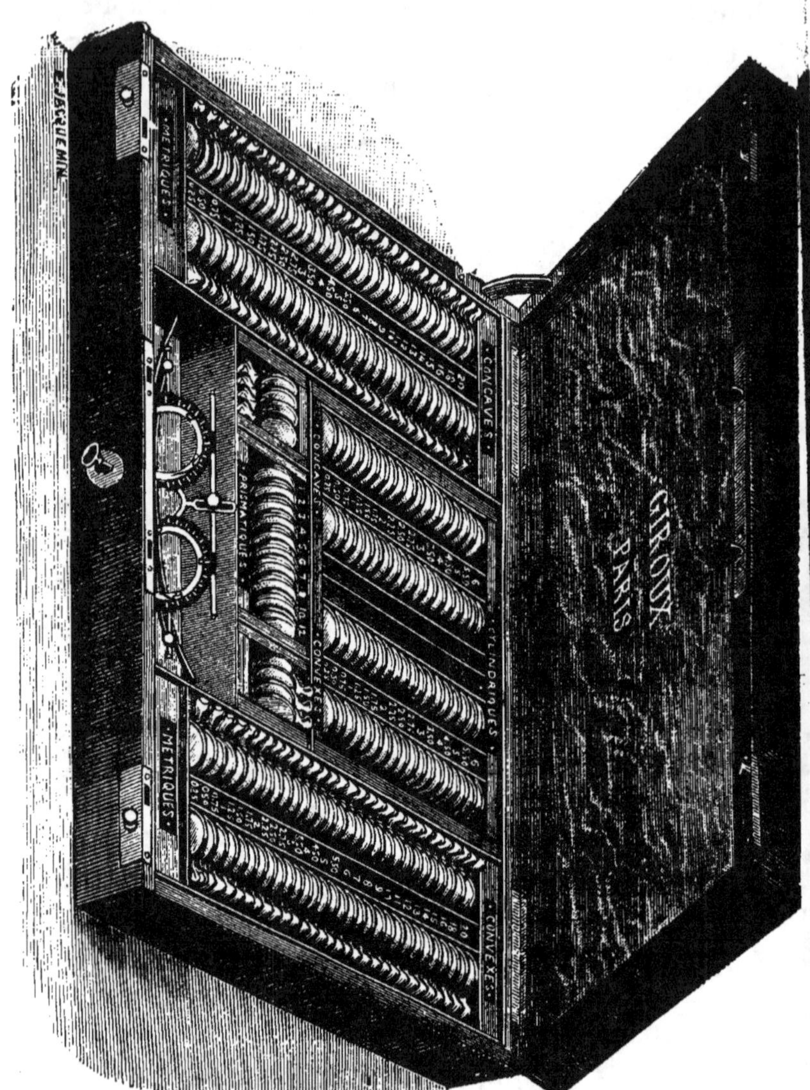

Fig. 58. — Boite de verres d'essai.

Pour la détermination à l'aide de verres d'essai, on devra disposer :

D'une échelle visuelle (Snellen, Monoyer, Parinaud) qui sera placée à 5 mètres au moins du malade à examiner. L'échelle visuelle est formée par des lettres ou optotypes dont les plus petits qui soustendent un angle de 5' sont vus nettement à la distance de 5 mètres par un œil normal. Cette échelle fixée au mur devra être très éclairée par la lumière diffuse; si la chambre est mal éclairée, on peut avoir une source lumineuse d'intensité constante.

D'un cadran horaire (cadran de Parent).

D'une boîte de verres avec lunette d'essai et séries de verres convexes, concaves et cylindriques.

Kératoscopie ou méthode de Cuignet.

La kératoscopie a été imaginée par Cuignet, mais elle est entrée dans la pratique courante à la suite des modifications que Parent a apporté à ce procédé.

L'examen doit se faire dans une chambre noire. Le patient est placé le visage dans l'ombre à côté de la source lumineuse qui, autant que possible, sera au même niveau que ses yeux. L'observateur se tient devant le patient à une distance d'un peu plus d'un mètre. L'œil observé doit regarder au loin et un peu obliquement, de manière à ne pas fixer.

A l'aide du miroir plan, on projette un rayon lumineux dans l'un des yeux en observant au travers de l'orifice central du miroir. Dans une certaine position du miroir, l'orifice pupillaire apparaît sous orme d'un disque lumineux de couleur rougeâtre. Si l'on tourne légèrement le miroir autour de son axe vertical, on voit apparaître au bord de la pupille une ombre noire, plus ou moins marquée et dont la marche et l'intensité sont en rapport avec l'état de la réfraction.

Pour bien se rendre compte de la marche de l'ombre, on imprimera au miroir quelques mouvements de rotation lents autour de son axe vertical. On répétera le même examen en faisant tourner le miroir autour de son axe horizontal et l'on notera si l'ombre paraît avoir des mouvements identiques ou contraires à ceux du miroir. Si l'ombre se déplace dans le même sens que le miroir, elle est dite directe; si elle se déplace en sens opposé, elle est dite inverse. Voyons maintenant quel est la marche de l'ombre dans les différents états de la réfraction.

Dans l'**emmétropie**, l'ombre de moyenne intensité est directe : un verre d'une dioptrie placé au-devant de l'œil rend l'ombre inverse.

Dans l'**hypermétropie**, l'ombre est plus marquée, mais elle est également directe. Si l'on place successivement au-devant de l'œil des verres convexes de force dioptrique croissante, on verra pour un verre donné l'ombre devenir inverse. Le verre convexe le plus faible, qui a changé le sens de la marche de l'ombre, indique le degré dioptrique de l'hypermétropie. S'il faut, par exemple, un verre de $+$ 4 D pour modifier la marche de l'ombre, on en conclura que l'œil est atteint d'une hypermétropie de 4 D.

Dans la **myopie**, l'ombre est inverse (à l'exception toutefois de myopies inférieures à $-$ 1 D) et d'une intensité variable suivant le degré de la myopie. Le verre concave le plus faible, qui rendra cette ombre directe, correspondra très approximativement au degré de la myopie. L'erreur ne dépasse pas 1 D et peut être négligée en pratique.

Dans l'**astigmatisme**, enfin, l'ombre est variable;

elle est fréquemment oblique et son obliquité correspond à un des méridiens principaux. Il suffira de faire osciller le miroir autour d'un axe parallèle et perpendiculaire au méridien principal trouvé et à chercher pour un méridien, puis pour l'autre, le verre convexe ou concave qui change la marche de l'ombre dans ces méridiens. Supposons par exemple que nous trouvions pour le méridien horizontal une hypermétropie de $+2$ D et pour le méridien vertical une hypermétropie de $+4$ D nous en concluons qu'il existe un astigmatisme de 2 D combiné avec une hypermétropie de $+2$ D.

Lorsqu'on se sert du miroir concave, le rapport des ombres avec les différents états de la réfraction du globe oculaire est exactement le contraire de celui que nous venons d'indiquer : image inverse dans l'emmétropie et l'hypermétropie, image directe dans la myopie. Le miroir concave a d'ailleurs certains inconvénients sur lesquels il est inutile d'insister, mais qui l'ont fait rejeter dans la pratique courante.

Examen subjectif ou méthode de Donders

L'examen subjectif se fait à l'aide de l'échelle visuelle placée à 5 mètres au moins et de la boîte d'essai. L'examen portera sur les deux yeux successivement. L'œil non examiné sera recouvert par la main du sujet ou par un verre dépoli.

Si le sujet à examiner lit facilement à 5 mètres les petits caractères de l'échelle, on peut en conclure qu'il est emmétrope ou hypermétrope. Nous avons vu que l'hypermétrope pouvait corriger son insuffisance de réfraction par un effort accommodatif.

Pour distinguer l'emmétropie de l'hypermétropie, on placera devant l'œil examiné un verre convexe + 1 D. Si la vision en est troublée, l'œil pourra être considéré comme emmétrope. Il y a cependant des hypermétropes et le fait s'observe principalement chez les jeunes sujets, dont l'accommodation est en état de contracture et dont la vision à distance pourra par conséquent être troublée par l'interposition d'un verre convexe. Il est très utile, lorsqu'on a à déterminer la réfraction des enfants de paralyser leur accommodation par des instillations biquotidiennes de collyre d'atropine répétées 3 ou 4 jours au moins avant l'examen.

Si la vision n'est pas troublée par le verre convexe + 1 D, on en placera un de 2 D et ainsi de suite jusqu'à ce que le malade indique un verre qui trouble la vision. Dans l'hypermétropie, en effet, il ne faut pas chercher le verre qui améliore la vision, mais le verre le plus fort qui ne produit pas de trouble visuel. La force de ce verre indique le degré de l'hypermétropie.

Si le sujet ne lit pas à 5 mètres les caractères les plus fins de l'échelle visuelle, le trouble visuel peut dépendre soit d'un trouble de la réfraction, soit d'une diminution de l'acuité visuelle consécutive à une lésion des milieux ou des membranes sensibles.

Avant de conclure à un affaiblissement visuel pathologique, on devra s'assurer que l'acuité visuelle n'est pas améliorée par des verres correcteurs.

La myopie est l'état de la réfraction qui, le plus fréquemment, entraîne le trouble de la vision à distance; mais l'hypermétropie forte et l'astigmatisme peuvent également produire le même effet.

On commence donc par un verre concave de 1 ou

2 D que l'on placera devant l'œil examiné. Si la vision en est améliorée, on placera successivement des verres de plus en plus forts et l'on s'arrêtera au verre le plus faible qui donne la meilleure acuité.

S'il n'y a pas d'amélioration avec les verres concaves, on cherchera avec les verres convexes et si la vision devient meilleure, on augmentera la force des verres. Le verre le plus fort qui donne encore une vision nette indique le degré de l'hypermétropie.

Si l'on n'obtient pas une vision parfaite avec les verres convexes ou concaves ou si la vision obtenue à l'aide ces verres est inférieure à la normale, on devra rechercher s'il existe de l'astigmatisme.

Pour cette recherche, nous conseillerons de suivre les indications du Dr Bull. Le malade est placé devant le cadran à une distance de 5 mètres.

Si l'on a préalablement constaté de l'hypermétropie, on place devant l'œil des verres convexes de plus en plus forts jusqu'à ce que le malade indique que les derniers rayons qui restaient distincts sur le cadran à 5 mètres sont devenus troubles. Le numéro du verre le plus fort qui ne rend pas trouble le dernier rayon indique le degré d'hypermétropie du méridien le moins réfringent.

L'astigmate qui regarde le cadran au travers de ce verre verra net un des rayons, l'horizontal par exemple, s'il s'agit d'un astigmatisme conforme à la règle, alors que le rayon perpendiculaire restera confus. On place alors devant l'œil des verres cylindriques concaves avec leur axe perpendiculaire à la ligne nette, jusqu'à ce que l'on trouve le plus faible verre cylindrique qui rende les deux rayons pareils. Le numéro de ce verre indique le degré de l'astigmatisme.

Supposons par exemple qu'un verre convexe de 4 D permette encore à 5 mètres de voir nettement le rayon horizontal du cadran, et qu'un verre cylindrique concave de — 2 D à axe vertical rende net le rayon vertical, nous en déduirons qu'il existe une hypermétropie de 2 D combinée à un astigmatisme de 2 D à axe vertical. S'il faut avec un verre convexe de + 4 D un cylindre concave de — 4 D à axe vertical, nous saurons qu'il existe un astigmatisme simple de + 4 D à axe vertical.

S'il s'agit d'un myope ou d'un astigmatisme myopique, en d'autres termes si le verre sphérique convexe rend troubles tous les rayons du cadran, on aura recours aux verres sphériques concaves. Le premier verre concave qui rend net un des rayons du cadran, corrige le méridien le moins réfringent. Pour corriger le méridien perpendiculaire, on placera au-devant de l'œil un verre cylindrique concave jusqu'à ce que l'on trouve le verre le plus faible qui rende net ce méridien. Le numéro de ce verre indique le degré de l'astigmatisme.

Lorsqu'on aura déterminé la réfraction avec l'aide du cadran, on contrôlera le résultat par la lecture de l'échelle visuelle.

HYPERMÉTROPIE

L'hypermétropie est l'état anormal de la réfraction opposé à la myopie. L'œil hypermétrope est un œil trop court que l'on corrige par des verres convexes.

Contrairement à la myopie qui, le plus habituellement, apparaît et se développe pendant la deuxième enfance, l'hypermétropie existe toujours dès la naissance, mais elle peut rester latente pendant fort longtemps, tant que l'appareil accommodatif est doué d'une activité suffisante pour la compenser. C'est pour cette raison que l'hypermétropie n'est le plus souvent constatée que tardivement. Il est cependant une circonstance qui, chez l'enfant, doit toujours faire rechercher ce trouble de la réfraction : c'est l'apparition ou le développement d'un strabisme convergent. Dans les degrés peu élevés d'hypermétropie de 1 à 3 D, le trouble de la vision à distance est en général peu marqué jusqu'au moment où apparaît la presbytie, c'est-à-dire de 40 à 50 ans. Pour la vision de près, par contre, et par suite de l'effort accommodatif exagéré que l'hypermétropie entraîne, il se produit à un âge moins avancé des symptômes de fatigue, une sensation de tension ou de pesanteur frontale qui attireront l'attention du sujet. Lorsque l'hypermétropie dépasse 3 dioptries, la vision à distance est en général très affaiblie et dans ces cas il est de toute nécessité de corriger le trouble de la réfraction de bonne heure afin de permettre à la vision de se développer normalement.

S'il se produit un trouble de l'état général et par suite un affaiblissement du muscle accommodatif, des troubles asthénopiques causés par l'hypermétropie pourront apparaître à un âge peu avancé.

D'une manière générale, lorsqu'on veut déterminer l'état de la réfraction chez l'enfant, il sera toujours préférable de le faire après paralysie du muscle ciliaire par l'atropine. Pour cela on prescrira pendant trois jours, avant la détermination, des instillations biquotidiennes d'un collyre faible d'atropine dans les deux yeux. On verra souvent une myopie apparente faible se résoudre en une simple hypermétropie par la disparition du spasme accommodatif que celle-ci avait provoqué.

Chez l'adulte, il n'est souvent pas possible de le faire, par suite du trouble visuel prolongé que l'atropine entraîne. On se base alors sur la détermination par l'examen subjectif contrôlé par la kératoscopie.

Traitement.

Nous avons vu qu'en dehors du strabisme convergent, l'hypermétropie peut déterminer des sensations de fatigue, de lourdeur de tête et de gêne visuelle plus ou moins accusée. Le traitement de ces troubles n'offre pas de difficulté ; il consiste dans le port de verres convexes.

Chez les enfants, on prescrira les verres correcteurs de l'amétropie déterminée après paralysie de l'accommodation par l'atropine. D'une manière générale, chez les jeunes sujets on pourra toujours prescrire, pour la vision à distance et la vision de près, le numéro de verres trouvé par l'examen subjectif.

Par contre, chez les adolescents ou les adultes atteint d'une hypermétropie forte ou moyenne et non encore habitués à l'usage des verres correcteurs, il sera nécessaire de les habituer par la prescription de verres un peu inférieurs à leur degré d'hypermétropie, en augmentant la force des verres après quelques mois.

Enfin, chez les hypermétropes de degré élevé, il sera nécessaire, à partir de quarante ans, d'augmenter la force de leurs verres au fur et à mesure du développement de la presbytie.

Il faudra recommander aux hypermétropes de toujours porter leurs verres correcteurs pour la vision de près. Pour la vision à distance, le port de verres ne sera nécessaire que s'il améliore sensiblement l'acuité ou si, l'hypermétropie étant forte et l'amplitude accommodative réduite, il se produit des phénomènes asthénopiques.

ASTIGMATISME

L'astigmatisme ou astigmie est le résultat d'une inégalité de courbure de la cornée. Il peut se combiner à l'hypermétropie, à la myopie, ou exister isolément. Nous ne nous occuperons pas de l'astigmatisme irrégulier qui résulte habituellement de modifications cicatricielles irrégulières de la courbure cornéenne non susceptibles d'être corrigées par des verres, et nous n'envisagerons ici que l'astigmatisme régulier que l'on peut corriger par des verres cylindriques.

Nous avons indiqué la manière de procéder pour la détermination de l'astigmatisme. L'usage de l'ophtalmomètre de Javal rend cette détermination beaucoup plus rapide et plus exacte ; mais il faut savoir cependant que, jusqu'à un certain degré, l'astigmatisme ne provoque, dans la majorité des cas, aucune gêne visuelle et aucun trouble subjectif. Ce n'est guère que lorsqu'il dépasse 1 à 1.50 D qu'il est nécessaire d'en tenir compte. Une forme d'astigmatisme fait cependant exception : c'est l'astigmatisme inverse ou contraire à la règle, c'est-à-dire celui dans lequel le méridien horizontal de la cornée est le plus réfringent. Un astigmatisme inverse de 0,50 à 1 D peut souvent causer plus de gêne qu'un astigmatisme conforme à la règle de 2 ou 3 D.

D'une manière générale, il y aura intérêt à prescrire des verres correcteurs aux astigmates. Ces verres devront être portés aussi bien pour la vision à distance que pour la vision de près. Le port continu de verres correcteurs chez les jeunes sujets astigmates sera absolument nécessaire pour le développement régulier de l'acuité visuelle. Il sera aussi très utile, chez les myopes astigmates, de combiner les verres cylindriques aux verres sphériques concaves. La correction exacte de l'astigmatisme paraît, en effet, avoir une influence favorable sur la marche de la myopie.

Chez les jeunes sujets, on pourra prescrire d'emblée la correction totale exacte de l'astigmatisme. Il n'en peut pas être toujours de même chez l'adulte, et on est souvent obligé de prescrire des verres corrigeant incomplètement pour habituer progressivement le patient au port des verres correcteurs. Chez certains sujets névropathes, les verres correcteurs ne sont supportés qu'après que l'on a paralysé l'accommodation par l'atropine et fait disparaître un spasme accommodatif fréquent chez les astigmates.

PRESBYTIE

Nous avons vu que la presbytie résultait de l'affaiblissement physiologique du pouvoir accommodatif de l'appareil cristallinien. — Il ne faudrait pas le confondre avec un trouble de l'acuité visuelle ou avec un trouble de la réfraction. L'œil emmétrope commence à s'apercevoir de sa presbytie entre quarante-cinq et cinquante ans. A partir de cet âge les caractères d'imprimerie commencent à devenir un peu confus lorsque le livre est rapproché de l'œil, et instinctivement on éloigne les objets. Puis, arrivé à un certain degré de presbytie, la lecture n'est plus possible que dans certaines conditions : lorsque l'éclairage est intense ou, le matin, lorsque la fatigue de la journée n'a pas encore retenti sur le muscle ciliaire. Souvent aussi c'est après une maladie aiguë ou une fatigue générale que le trouble se manifeste, parfois avec une telle brusquerie que l'on pourrait penser à une paralysie accommodative. Chez l'hypermétrope, les phénomènes de presbytie apparaissent à un âge moins avancé. Ils font défaut chez le myope de 4 Dioptries ou au-dessus en ce sens que, sans verres correcteurs, il peut continuer à voir nettement de près. Si la myopie est inférieure à 4 D, la presbytie n'apparaîtra qu'autant que le degré de son amétropie correspondra avec l'affaiblissement physiologique de l'amplitude d'accommodation.

Supposons, par exemple, un myope de 2 Dioptries.

Il se trouve pour la vision de près dans les conditions d'un emmétrope porteur d'un verre convexe de + 2 D. Il peut, par conséquent, se passer de verres pour la vision de près jusqu'à l'âge de cinquante-cinq ans environ. A partir de cinquante-cinq ans, l'amplitude d'accommodation est inférieure à 1,5 D et, le déficit de réfraction devenant supérieur à 2,5 D, il sera obligé de porter des verres convexes faibles pour la vision de près.

Voici d'ailleurs, d'après Donders, l'influence de l'âge sur l'accommodation, ainsi que le déficit de réfraction pour la vision nette à 25 centimètres. Chez l'emmétrope, l'effort accommodatif nécessaire pour voir nettement à 25 centimètres correspond à l'interposition d'un verre convexe de + 4 D.

AGE	AMPLITUDE D'ACCOMMODATION	DÉFICIT DE RÉFRACTION POUR LA LECTURE A 25 CENT.
—	—	—
10	14 dioptries	—
20	10 —	—
30	7 —	—
40	4.5 —	
45	3.5 —	0.5 dioptries
50	2.5 —	1.5 —
55	1.5 —	2.5 —
60	1 —	3 —
65	0.5 —	3.5 —
70	0.25 —	3.75 —
75	0 —	4 —

Chez un emmétrope de quarante-cinq ans, il faudra donc, pour que la lecture à 25 centimètres soit possible, donner des verres convexes de 0,5 D. A cinquante ans, de 1,5 D ; à cinquante-cinq ans, de 2,5 D, et ainsi de suite. Chez un hypermétrope de quarante-cinq ans, il faudra, pour la vision de près, donner des verres correspondants au degré d'hypermétropie augmenté de 0,5 D ; à cinquante ans, le verre sera de 1,5 D plus élevé que le degré de l'hypermétropie, etc.

Il va sans dire qu'il y a des variations individuelles et que les indications schématiques du tableau de Donders ne doivent pas être prises à la lettre. On se basera sur ces données générales et on se laissera toujours guider par l'examen subjectif. On se gardera notamment de prescrire d'emblée des verres correcteurs trop forts, même conformes à la théorie, si le sujet n'a pas encore l'habitude d'en porter ou si le pouvoir dioptrique des verres utilisés jusque-là est beaucoup plus faible. Il est utile de prévenir les patients de l'accoutumance nécessaire aux verres et des inconvénients visuels qu'ils éprouveront pendant les premiers jours d'essai.

MYOPIE

La myopie est l'état anormal de la réfraction qui résulte d'un excès de longueur de l'axe antéro-postérieur du globe oculaire. Nous pouvons, en effet, négliger les cas exceptionnels où la myopie est le résultat d'une modification cristallinienne, car ils n'ont aucun rapport avec la myopie ordinaire dont nous nous occupons. La conséquence immédiate de l'allongement de l'axe du globe oculaire est un excès de réfraction se traduisant par un trouble de la vision à distance. A ce trouble, on peut remédier par le port de verres correcteurs. Mais la myopie s'accompagne fréquemment de lésions des membranes de l'œil. Il faut la considérer comme une véritable maladie de l'appareil oculaire et nous aurons, par conséquent, à envisager les moyens thérapeutiques à employer contre cette maladie et les complications qu'elle provoque. Lorsque la myopie atteint un degré très élevé, les verres correcteurs ne sont plus suffisants pour améliorer la vision. On peut alors obtenir une amélioration considérable de la vue par l'extraction du cristallin, c'est-à-dire par la diminution du pouvoir réfringent de l'œil au moyen de la suppression de la lentille.

Nous aurons donc à envisager successivement trois points dans la thérapeutique de la myopie : la détermination des verres correcteurs, destinés à améliorer la vision à distance, le traitement général de la myopie et des complications qui peuvent l'accompagner, et enfin le traitement opératoire de la myopie élevée.

Détermination de la myopie et choix des verres.

Nous ne reviendrons pas sur les moyens destinés à déterminer la réfraction chez les myopes et nous renvoyons pour cela aux considérations générales, que l'on trouvera plus haut.

Chez les enfants il sera toujours préférable de ne déterminer la réfraction qu'après paralysie préalable de l'accommodation par les verres. D'autant plus qu'il est fréquent de voir une contraction accommodative simuler la myopie, et la prescription de verres concaves aurait pour effet d'exagérer le trouble qu'il s'agit de combattre. Nous avons souvent vu des enfants ou des adolescents chez lesquels un premier examen subjectif ou kératoscopique, fait avant l'instillation d'atropine, révélait l'existence d'une réfraction myopique, de 2 à 5 D et qui, après l'emploi de l'atropine, montraient une hypermétropie réelle de 1 à 3 D.

Chez l'adulte, par contre, il est rare que l'on soit obligé de recourir à l'atropine pour déterminer exactement le degré de myopie. Nous avons déjà eu l'occasion d'insister sur la nécessité de rechercher exactement le degré d'astigmatisme, dans le cas où ce trouble se surajoute à la myopie.

Doit-on faire porter des verres correcteurs aux myopes, pour la vision à distance ? Nous sommes obligé de nous arrêter un instant pour discuter ce point ; car c'est un préjugé très répandu et partagé par le plus grand nombre des médecins, que d'admettre que le port de verres correcteurs a pour effet d'augmenter la myopie et d'en rendre les complications plus fréquentes. Il n'y a pas très longtemps que certains confrères, se sont mis à prescrire à leurs malades la correction complète de leur trouble de réfraction et, de leurs observations, il résulte que, loin d'agir défavorablement sur la marche de la myopie, cette correction complète paraît avoir eu une influence heureuse sur la myopie. Il est difficile cependant de juger cette question sur des faits précis, car il faudrait pour cela avoir des statistiques portant sur un très grand nombre de myopes suivis pendant de nombreuses années; mais il est encore bien moins démontré que les complications oculaires de la myopie sont le résultat de l'usage des lunettes correctrices, puisque ces complications s'observent aussi bien chez les malades qui ont fait usage des verres que chez ceux qui n'en ont jamais usé.

Chez l'enfant, après avoir déterminé exactement le degré de la myopie, on prescrira des verres correspondant à la correction totale. Ces verres seront portés d'une manière continue aussi bien pour la distance que pour le travail. On y combinera un verre cylindrique s'il existait de l'astigmatisme. Il n'y a aucun inconvénient à prescrire d'emblée la correction totale, quel que soit le degré de la myopie : c'est qu'en effet, chez l'enfant, les rapports réciproques de l'accommodation et de la convergence peuvent être plus facilement modifiés sans qu'il en résulte de gêne dans l'équilibration.

Chez l'adulte, au contraire, si la myopie est élevée, il ne faudra pas prescrire d'emblée la correction totale; mais on augmentera progressivement la force des verres jusqu'à atteindre cette correction parfaite. Une fois entraîné et habitué à se servir de ces verres, le myope adulte pourra, sans inconvénient en faire usage pour la vision à distance; par contre, pour la vision de près, il devra, de préférence, se servir des verres d'un degré moins élevé : si, par exemple, il est atteint d'une myopie de 10 D, les verres dont il se servira pour le travail, ou la vision de près ne dépasseront pas 7 à 8 D.

Voici quelles seront les indications générales à suivre pour un adulte myope qui n'a pas encore fait usage de verres correcteurs : si la myopie est faible jusqu'à 3 ou 4 D, on prescrira, pour la vision à distance, le verre le plus faible donnant une vision satisfaisante. Dans la myopie moyenne jusqu'à 6 D, on commencera par corriger la vue de loin, par des verres un peu plus faibles que la myopie; si la lecture se fait en deçà de 25 centimètres, il y aura avantage à prescrire des verres, qui correspondront alors à la moitié de la myopie. Par l'emploi de ces verres, on diminuera l'effort de convergence qu'entraîne une vision trop rapprochée. Ainsi, à un myope de 5 D, on prescrira au début 4, ou 4,50 D, pour la vision à distance, et 2,50 D, pour la vision de près. Après quelques mois, il n'y aura aucun inconvénient à donner la correction totale pour la vision à distance.

Enfin, dans les degrés élevés de myopie, on s'inspirera des mêmes principes. Ainsi, chez un myope de 12 D, on commencera par prescrire des verres de 8 à 9 D, pour la vision à distance, et encore il sera nécessaire de ne faire porter ces verres que pendant quelques heures durant les premiers jours. On pourra, par contre, prescrire la correction totale en face à main.

Pour la vision de près, les verres ne devront pas dépasser 4 à 5 D au début.

Enfin, pour certains travaux (musique, peinture), on prescrira des verres dont le degré sera intermédiaire entre ceux qui sont portés pour la vision de loin et ceux qui servent à la vue de près.

Dans les degrés élevés de myopie, il sera utile de faire décentrer légèrement les verres de manière à profiter de l'effet prismatique léger obtenu par la décentration pour diminuer d'autant l'effort de convergence. Lorsque la réfraction myopique n'est pas égale dans les deux yeux, on se basera, pour le choix des verres, sur l'acuité visuelle de chaque œil d'une part et l'existence ou non de la vision binoculaire. Mais ici on ne peut pas poser de règles fixes, et il faudra le plus souvent procéder par tâtonnement. Lorsqu'un œil seul est myope et l'autre emmétrope, il n'y a pas lieu de corriger la myopie, sauf dans le cas où l'œil emmétrope présente une acuité visuelle inférieure à celle de l'œil myope. Si l'un des yeux est myope et l'autre hypermétrope, on donnera à chaque œil sa correction exacte.

Chez les myopes d'un degré élevé, il n'est pas rare de voir se produire un strabisme divergent périodique d'un des yeux lorsque le regard n'est pas sollicité. Le meilleur moyen d'y remédier, c'est de corriger d'une manière parfaite le vice de réfraction dans les deux yeux. Pour la vision de près, si la décentration des verres ne suffisait pas, on pourrait combiner, aux verres correcteurs, des prismes à base nasale d'un à deux degrés au plus pour chacun des yeux.

Traitement général de la myopie et de ses complications.

Avant d'envisager le traitement de la myopie déclarée, nous devons nous arrêter un instant aux mesures préventives destinées à empêcher le développement de la myopie.

C'est là d'ailleurs un chapitre aussi obscur que l'étiologie de la myopie elle-même. Les statistiques ont sans aucun doute démontré que la myopie était plus fréquente chez les habitants des villes que chez les habitants de la campagne, dans les classes studieuses, que dans les classes agricoles; mais de là à conclure à l'action des études sur la genèse de la myopie il y a loin, et nous attendons encore la démonstration scientifique de l'utilité des mesures préventives préconisées par les hygiénistes. Sans doute il ne peut y avoir aucun inconvénient à modérer le travail des yeux de l'enfant, à lui donner un siège et un pupitre convenable, à l'empêcher de se rapprocher de son livre ou de son cahier de travail, à interrompre fréquemment les classes, à exiger un bon éclairage et une bonne impression de ses livres, etc. ; mais il ne suffit pas d'établir théoriquement des prescriptions hygiéniques, il serait encore plus important d'en démontrer l'efficacité. C'est surtout entre dix et vingt ans que la myopie a de la tendance à se développer, et rien ne permet de prévoir quels seront les cas où l'amétropie restera stationnaire et ceux où elle suivra une marche progressive. Cependant, si les ascendants sont atteints de myopie élevée, il y aura lieu de redouter chez l'enfant une myopie grave et d'en prévenir les parents.

Traitement des complications de la myopie.

Chez le plus grand nombre des myopes, on constate, autour de la papille du nerf optique, une tache
blanche semi-lunaire ou annulaire et d'étendue variable et à laquelle on donne le nom de staphylome
postérieur. Il s'agit d'une dépression de la sclérotique autour du nerf optique, dépression qui résulte
d'un amincissement de cette membrane et qui s'accompagne d'une atrophie choroïdienne à ce niveau.
Ce staphylome postérieur n'a pas de signification
précise et on ne saurait conclure de son existence à
la nature progressive de la myopie, car il peut parfaitement s'observer dans des myopies stationnaires. Il n'acquiert de l'importance que lorsqu'il
atteint une certaine étendue et que des examens
successifs en démontrent l'extension progressive.
Dans ces cas, il est en général lié à d'autres lésions
choriorétiniennes que l'on groupe sous le nom de
choroïdite myopique et qui peuvent consister en
hémorrhagies de la région maculaire, en foyers exsudatifs ou atrophiques de la choroïde avec ou sans
flocons du corps vitré. Ces lésions choroïdiennes se
compliquent souvent alors de décollement de la rétine ou d'opacification du cristallin. Dans quelques
cas exceptionnels, la myopie élevée se complique de
phénomènes glaucomateux affectant le caractère du
glaucome simple.

Chez les myopes atteints de lésions choroïdiennes
anciennes ou en voie d'évolution, il faudra, avant
tout, réduire le travail visuel au minimum. Pendant
les périodes actives de l'affection, il sera même souvent nécessaire d'exiger le repos complet et le séjour

dans une obscurité complète ou relative. On joindra à cela les instillations d'atropine (sauf dans les cas exceptionnels où il existe de l'excavation de papille glaucomateuse) répétées deux fois par jour, l'ingestion répétée tous les quatre ou cinq jours d'une eau laxative (Montmirail, Carabaña, Marienbad).

Les frictions mercurielles, l'iodure à haute dose sont très souvent d'une efficacité réelle. Quelques confrères ont obtenu, dans certains cas, des résultats satisfaisants des injections sous-conjonctivales de sublimé. Lorsque l'amélioration aura été obtenue par ces divers moyens, on surveillera avec soin l'acuité visuelle, on mesurera l'étendue des scotomes produits par les lésions choroïdiennes et on ne permettra qu'un travail visuel modéré.

On interdira notamment la lecture le soir à la lumière. On conseillera au malade d'éviter toute cause de congestion céphalique, de recourir fréquemment aux pédiluves chauds sinapisés, de s'abstenir de boissons alcooliques et de faire un repas léger le soir. On lui prescrira aussi un exercice modéré.

Nous avons indiqué, à propos des affections de la rétine, le traitement à appliquer dans le cas de décollement de la rétine.

Quant à la cataracte qui se développe chez les myopes, elle est justiciable de l'extraction lorsqu'il n'existe pas de décollement de la rétine ou de lésions trop avancées de la choroïde ou du vitré. On s'en assurera par l'examen de la projection. Si la projection est normale pour les différentes directions, si la tension du globe oculaire n'est pas trop faible, on pourra sans inconvénient recourir à l'extraction.

Traitement opératoire de la myopie forte.

Nous ne nous occuperons pas dans ce chapitre des différentes opérations préconisées pour empêcher le développement de la myopie (ténotomie du grand oblique, des droits externes; myotomie intra-oculaire, paracentèse, iridectomie). Ces différentes tentatives n'ont qu'un intérêt historique. Il n'en est pas de même de l'extraction du cristallin transparent dans la myopie forte.

L'idée de diminuer le pouvoir réfringent de l'œil myope par l'ablation du cristallin n'est évidemment pas de date récente, mais cette opération n'est entrée dans la pratique courante que depuis un petit nombre d'années et notamment à la suite des publications de Fukala et de Vacher. On comprend facilement qu'autrefois, lorsque les causes de l'infection opératoire étaient inconnues et lorsqu'à la suite d'une intervention quelconque on pouvait redouter une complication grave, l'extraction du cristallin transparent chez le myope pouvait paraître une intervention téméraire et non suffisamment justifiée.

Aujourd'hui, les conditions sont bien changées : nous pouvons réduire au minimum les chances d'infection opératoire et il n'est plus permis de refuser à des personnes dont l'existence est rendue pénible par suite d'une myopie extrême, le bénéfice énorme d'une opération relativement bénigne ; d'autant plus que la technique et les indications de l'intervention sont nettement établies.

Nous envisageons donc tout d'abord les indications de l'opération et les degrés de myopie auxquels elle s'adresse ; nous indiquerons les complications possibles de l'intervention, puis la technique à laquelle il paraît préférable de s'arrêter.

Indications de l'opération.

On sait que l'extraction du cristallin cataracté d'un œil emmétrope entraîne une hypermétropie de 11 à 12 D, c'est-à-dire que pour rétablir les conditions normales de vision à distance il faut placer au-devant de l'œil opéré un verre convexe de 11 à 12 D. On en avait conclu que, chez un myope de 11 à 12 D, l'extraction du cristallin serait suivie d'emmétropie et que l'œil se trouverait propre à la vision à distance sans correction par des verres. Mais on s'aperçut très vite que cette déduction théorique était erronée·et que l'effet optique produit était beaucoup plus considérable : ce n'est guère que chez les myopes de 16 à 20 D que l'ablation du cristallin a pour conséquence l'emmétropie. Mais si l'on ne voulait faire l'extraction du cristallin que dans les cas où l'emmétropie doit en résulter, le nombre des cas susceptibles d'être opérés serait relativement faible. On a constaté d'ailleurs que certains myopes dont la myopie est inférieure à 16 D, qui, par conséquent, deviennent hypermétropes après l'opération et qui sont forcés de remplacer leurs verres concaves par des verres convexes retirent un bénéfice réel de l'opération au point de vue de la vision.

On peut donc proposer l'opération « à toute personne myope chez laquelle les verres correcteurs ne produit pas une amélioration visuelle suffisante ». C'est, en effet, plutôt la qualité de la vision que le degré de la myopie qui doit fixer l'indication de l'opération.

Il existe, en effet, des myopes d'un degré élevé qui, habitués dès leurs jeunes années à porter des verres corrigeant plus ou moins complètement leur défaut de réfraction, ont une acuité visuelle suffisante et n'éprouvent qu'une gêne très peu marquée. Chez eux, l'opération n'est pas d'une utilité manifeste. Par contre, certains myopes de 13 à 15 D qui ne peuvent supporter des verres correcteurs suffisants retireront des avantages très réels de l'intervention, malgré l'hypermétropie légère qui en résultera et la nécessité pour eux de porter des verres convexes.

Ainsi donc, à partir de 13 D et au-dessus, toute personne myope se trouvant dans les conditions que nous venons d'indiquer pourra subir avec avantage l'extraction de son cristallin.

L'opération se fera toujours dans les deux yeux successivement.

On peut opérer à tout âge : cependant, chez les jeunes sujets, les conditions opératoires sont plus favorables; chez l'adulte, la durée du traitement est plus longue que chez le jeune sujet, mais le résultat est le même.

Les complications rétiniennes ou choroïdiennes ne constituent pas une contre-indication; parmi ces complications, c'est surtout la sclérochoroïdite postérieure que nous avons en vue, car il est bien évident qu'un myope atteint d'un décollement de la rétine ne retirerait aucun bénéfice de l'ablation de son cristallin.

Quant aux lésions maculaires hémorrhagiques ou atrophiques, elles ne constituent une contre-indication à l'opération que si la lésion a une étendue assez considérable pour empêcher toute perception visuelle dans la zone maculaire. Telles sont les contre-indications résultant de la myopie elle-même. A celles-ci viennent s'ajouter les contre-indications générales à toute opération portant sur le globe oculaire : inflammations des voies lacrymales, de la conjonctive ou de la cornée. S'il existe des troubles du côté de ces organes, il sera nécessaire de les guérir avant de procéder à l'opération de la myopie.

Technique opératoire.

Après des essais variés d'extraction du cristallin transparent avec ou sans iridectomie, les opérateurs se sont généralement arrêtés à la technique que nous allons décrire et à laquelle on a donné le nom de Phakolyse (Gelpke). Elle consiste, en somme, à provoquer une cataracte traumatique que l'on extrait après quelques jours par une incision linéaire à la lance. L'acte opératoire comprend plusieurs interventions. La première est la *discission*. Nous ne reviendrons pas sur les précautions aseptiques que nous avons indiquées et qui doivent être suivies dans toute intervention sur le globe oculaire. L'œil est anesthésié à l'aide d'un collyre de cocaïne et la pupille est dilatée au maximum par une ou deux instillations d'atropine. Le blépharostat étant placé et l'œil fixé au moyen de la pince à griffes, on enfonce un couteau de De Graefe au voisinage du limbe. La pointe du couteau est dirigée vers le cristallin, dans lequel elle doit pénétrer. Chez l'enfant, on peut se contenter de pénétrer superficiellement dans le tissu cristallinien ; chez l'adulte, au contraire, il est nécessaire d'inciser profondément, mais il ne paraît cependant pas utile de traverser le cristallin dans sa totalité. On pratiquera généralement une incision verticale et une incision horizontale à angle droit du cristallin, puis on retire le couteau et on place un pansement occlusif binoculaire.

Ce pansement peut être retiré après trois jours et l'on suivra attentivement l'évolution de la cataracte traumatique ainsi provoquée. On maintiendra la mydriase par les instillations d'atropine ; la tension intraoculaire sera l'objet d'une surveillance attentive. Si elle augmente et s'il se produit quelques phénomènes glaucomateux, il sera urgent de procéder au second acte opératoire : l'extraction des masses cristalliniennes cataractées. Si aucun incident ne se produit, on attendra une semaine ou deux que l'opacification soit aussi complète que possible.

Les paupières étant écartées au moyen du blépharostat et l'œil fixé avec la pince, on fait une incision linéaire de la cornée avec le couteau lancéolaire.

On fera l'incision dans la moitié supérieure de la cornée lorsqu'il n'existe pas d'astigmatisme. Si cet astigmatisme existe après avoir déterminé avec soin l'axe du méridien de plus forte courbure, on introduira la pointe de la lame perpendiculairement à ce méridien, cette incision ayant pour effet d'entraîner un astigmatisme léger, qui ainsi disposé compensera l'astigmatisme préexistant.

La lame doit pénétrer dans la cornée un peu en avant du limbe de manière à éviter les prolapsus ou pincements iriens qui pourraient se produire si l'on incisait dans la région du limbe. L'extraction sera aussi complète que possible et on évitera l'issue du vitré qui paraît favoriser le décollement rétinien. Une fois l'extraction faite, on nettoiera soigneusement les lèvres de la plaie avec la spatule de manière qu'aucune masse cristallinienne ou aucun débris capsulaire ne vienne retarder la réunion de la plaie.

En déprimant la lèvre supérieure de la plaie et en exerçant une douce pression sur le globe au-dessous de la cornée, on verra les masses cristalliniennes s'évacuer par l'incision cornéenne.

On maintiendra ensuite les yeux fermés à l'aide d'un pansement occlusif dont on pourra débarrasser le malade après trois jours.

Après l'extraction des masses cataractées, il est nécessaire d'attendre un mois au plus pour juger du résultat obtenu.

Si celui-ci n'est pas suffisant au point de vue visuel, si l'on distingue encore des opacités dans le champ pupillaire, une nouvelle intervention sera encore nécessaire.

Elle consistera dans une discission de la cataracte secondaire résultant des masses cristalliniennes non complètement extraites ou d'une opacification de la capsule postérieure du cristallin. Le but de la discission secondaire est de créer un orifice dans ce voile opaque qui s'oppose à la vision nette en obstruant la pupille.

Cette discission secondaire se fera de préférence avec le couteau de De Graefe introduit dans la cornée au voisinage du limbe et dirigé vers le bord opposé de la membrane opaque. Celle-ci est traversée par la pointe du couteau et fendue dans toute sa largeur, en ayant soin d'imprimer de légers mouvements de scie au couteau de manière à éviter les tractions trop fortes sur la membrane.

Dans cette discission secondaire, le couteau pénètre jusque dans les couches antérieures du vitré. On évitera ici aussi l'issue du vitré par la plaie cornéenne.

La petite plaie cornéenne causée par cette discission secondaire est cicatrisée en deux jours lorsqu'il n'y a pas de pincement du vitré dans la plaie. L'opération est inoffensive si elle est pratiquée aseptiquement; et si le résultat d'une première discission n'est pas suffisant, on en pratiquera une seconde après une quinzaine de jours.

On voit par ce qui a été dit que le traitement opératoire de la myopie nécessite un certain temps.

Dans un peu plus du tiers des cas, il suffira d'une discission et d'une extraction. Dans les autres cas, il sera nécessaire de faire une ou deux discissions secondaires, plus rarement encore une deuxième extraction lorsque l'évacuation des masses cristalliniennes n'a pas été suffisante après la première extraction.

Il faut compter pour un seul œil un minimum de 4 à 6 semaines et un maximum de 3 à 4 mois durant lesquels le malade devra être l'objet d'une surveillance médicale régulière. Mais le résultat définitif, par suite des modifications cicatricielles qui se poursuivent dans le globe oculaire, ne peut être déterminé que deux à trois mois après la dernière intervention.

Il ne restera plus qu'à déterminer empiriquement, au moyen des verres d'essai, la réfraction de l'œil opéré et à prescrire des verres convexes ou concaves suivant l'excès ou l'insuffisance de la correction. Par suite de la désorganisation de l'appareil cristallinien, l'accommodation n'existe plus dans les yeux opérés. Il faudra par conséquent choisir deux paires de lunettes, l'une pour la vision à distance et l'autre pour le travail et la vision de près.

Avantages de l'opération.

L'extraction du cristallin transparent chez le myope a pour effet une amélioration considérable de l'acuité visuelle. Cette amélioration est presque constante et l'acuité obtenue est, en moyenne, cinq fois supérieure à ce qu'elle était avant l'opération et avant les verres correcteurs de la myopie.

L'amélioration est proportionnellement plus marquée dans les cas où il existe des lésions maculaires et choroïdiennes, à la condition, cela va sans dire, que ces lésions n'aient pas détruit toute la région maculaire.

Enfin, en plus de l'accroissement de l'acuité visuelle, on observe dans près de la moitié des cas une amélioration, il est vrai moins importante, et qui consiste dans un élargissement du champ visuel.

En dehors de ces avantages indiscutables et qui, à eux seuls, justifient pleinement l'ablation du cristallin transparent dans la myopie, cette intervention exerce-t-elle une action sur l'évolution de la myopie?

Il est encore difficile de se prononcer d'une manière catégorique, car les observations sont encore de trop courte durée pour que l'on puisse en tirer des déductions certaines. Mais, de l'ensemble des faits publiés et qui ont pu être suivis pendant un certain nombre d'années, il paraît déjà résulter que l'intervention a eu un résultat réel et favorable sur l'évolution de la myopie au moins dans un certain nombre de cas. Dans la grande majorité des faits, l'état de réfraction obtenu après l'opération est resté stationnaire, ce qui revient à dire que le processus myopique n'a pas poursuivi sa marche progressive.

Complications de l'opération.

Nous venons de voir les raisons qui peuvent engager le médecin à conseiller l'intervention opératoire chez les myopes d'un degré élevé. Nous allons maintenant envisager les accidents qui peuvent compliquer cette opération, mais qui ne sauraient en limiter les indications.

Ces accidents sont de deux sortes : les uns immédiats sont les accidents septiques, les autres éloignés comprennent le glaucome secondaire, le décollement de la rétine, etc.

Sur les premiers, nous n'insisterons pas, ayant indiqué ailleurs le moyen de les prévenir par l'asepsie rigoureuse. Ces complications peuvent donc être évitées dans le plus grand nombre de cas; mais il ne faut pas oublier que nul opérateur n'est infaillible, et que, dans toutes les séries publiées, il y a eu, bien que rares, des complications septiques.

Pendant l'opacification du cristallin discisé, il peut survenir, ainsi que nous l'avons dit, des phénomènes glaucomateux. On les combattra en faisant l'extraction des masses cristalliniennes à la première menace. Ces accidents-là n'offrent jamais de gravité; il n'en est pas de même de ceux qui peuvent résulter d'un pincement de l'iris dans la plaie cornéenne, et qui surviennent plus tardivement. Mais ces complications tardives sont infiniment rares et peuvent être évitées par un opérateur habile.

Mais, à côté de ces accidents, on a fait, à l'extraction du cristallin chez les myopes, un reproche plus grave qui, s'il reposait sur des bases sérieuses, serait de nature à discréditer l'intervention opératoire.

On a dit, en effet, que l'opération favorisait le décollement de la rétine. Si l'on se contente d'un examen superficiel de la question, on constate, en effet, en consultant les statistiques, qu'un certain nombre de malades opérés ont présenté, à une époque plus ou moins éloignée de l'opération, un décollement de la rétine. Mais il ne faut pas oublier que, dans la myopie forte, celle qui est justiciable de l'intervention, les chances d'un décollement de la rétine sont relativement assez fortes (5 0/0 environ) et qu'en bonne logique on n'est pas en droit d'imputer à l'opération ce qui se serait produit vraisemblablement sans elle. De fait, la proportion du décollement dans les cas opérés n'est pas supérieure à celle des cas non opérés, et l'on peut, tout au moins, en conclure que l'opération n'influe en rien sur les chances d'un décollement, ce dont il sera utile de prévenir le malade.

Dans certains cas rares, on a cependant cru pouvoir établir une relation de cause à effet entre l'issue du vitré et l'apparition ultérieure d'un décollement rétinien. On fera bien d'éviter autant que possible le prolapsus du vitré pendant les différentes interventions : discissions ou extractions.

TROUBLES OCULO-MOTEURS

Nous aurons à envisager dans ce chapitre deux
variétés de troubles oculo-moteurs :

Les paralysies ;

Le strabisme.

Quant aux troubles purement fonctionnels, nous
aurons à les envisager à propos de la neurasthénie
oculaire et des troubles cérébraux de la vision.

PARALYSIES OCULO-MOTRICES

Les paralysies oculo-motrices sont des troubles
relativement fréquents qui résultent, dans la grande
majorité des cas, pour ne pas dire toujours, de lésions
de l'appareil nerveux central ou périphérique. Leur
variété clinique est très considérable : elle résulte
du siège de la lésion : sus-nucléaire, nucléaire ou
périphérique; de l'extension des lésions à un ou
plusieurs des nerfs oculo-moteurs, de leur étiologie,
de l'évolution du trouble paralytique, etc., etc.

Quoi qu'il en soit, l'étiologie des paralysies oculo-
motrices est d'une manière générale assez simple et
l'on peut dire que le traumatisme et la syphilis sont
les deux causes les plus fréquentes des paralysies
oculo-motrices.

Le traumatisme peut déterminer des lésions nerveuses périphériques lorsqu'il provoque une fracture de l'orbite, ou une fracture de la base du

crâne. La paralysie de la 6ᵉ paire est fréquemment due à la fracture du rocher consécutive à une chute sur la tête. Enfin le traumatisme peut encore provoquer des paralysies nucléaires en provoquant des hémorrhagies bulbo-protubérantielles.

La syphilis atteint les nerfs oculo-moteurs par deux mécanismes différents, ainsi que nous l'avons vu pour le nerf optique : le nerf peut être atteint par une lésion périostique ou méningée spécifique, ou il peut être le siège d'un processus dégénératif particulier atteignant primitivement la fibre nerveuse elle-même : c'est là la paralysie tabétique qui, pour n'être pas modifiée comme la précédente par le traitement spécifique, n'en est pas moins la conséquence certaine de la syphilis. La distinction conserve son utilité au point de vue clinique, pronostique et thérapeutique.

A côté du traumatisme et surtout de la syphilis, qui, à elle seule, cause la grande majorité des troubles paralytiques, il faut encore citer les inflammations aiguës ou chroniques des méninges, les tumeurs intracraniennes, certaines intoxications comme la diphtérie, les lésions vasculaires de la protubérance, etc., etc.

Nous plaçant ici au point de vue thérapeutique seul, nous n'entrerons pas dans la discussion des différents types de paralysies oculo-motrices, dont l'intérêt est sans doute très considérable au point de vue diagnostique, mais dont la thérapeutique est très uniforme.

Le pronostic est, somme toute, variable avec la nature de la paralysie. D'une manière générale les paralysies oculo-motrices de la syphilis endo-craniennes sont celles dont le pronostic est le plus bénin, surtout dans les cas où la lésion nerveuse est traitée dès le début. Dans ces conditions, un traitement mixte énergique peut faire disparaître le trouble oculo-moteur dans un espace de 3 à 5 semaines au plus. Il ne faut jamais compter sur une guérison rapide par le traitement, et une paralysie qui s'améliorerait très brusquement marquerait par là qu'elle n'est pas une paralysie liée à la syphilis cranienne, mais au contraire qu'elle doit être rattachée au tabes.

Les paralysies oculo-motrices tabétiques peuvent être transitoires ou permanentes. On a prétendu que les paralysies transitoires s'observaient surtout dans la période préataxique, mais il est impossible de poser des règles fixes pour une maladie qui comme le tabes peut avoir une évolution si variable. Quoi qu'il en soit, transitoires ou permanentes, ces paralysies oculo-motrices tabétiques ne sont nullement influencées par la thérapeutique.

Autrefois on attribuait au rhumatisme un grand nombre de ces paralysies oculo-motrices, mais la connaissance plus exacte du tabes et de la syphilis fait de plus en plus diminuer les cas de paralysies attribuables au rhumatisme. Il serait d'ailleurs désirable d'être fixé sur la signification de ce mot rhumatisme avant de lui faire jouer un rôle étiologique. Nous n'avons jamais rencontré de faits où l'on pût mettre en cause ce facteur étiologique.

Quant aux inflammations méningées, aux lésions inflammatoires dues à la propagation d'une affection de l'oreille moyenne, aux tumeurs intracraniennes, etc., on comprendra facilement que la paralysie oculo-motrice que ces lésions peuvent provoquer n'est qu'un symptôme contre lequel la thérapeutique est impuissante.

Il ne nous reste donc plus que les paralysies dues aux intoxications et notamment à la diphtérie. A vrai dire, les paralysies oculaires de la diphtérie sont le plus souvent limitées au muscle ciliaire. Dans certains cas cependant on peut voir se développer des paralysies de l'abduction ou des ophtalmoplégies complètes.

Le rôle du médecin consistera, cela va sans dire, à traiter l'inflammation diphtérique par le sérum dès qu'il l'aura soupçonnée. De cette manière il dimunuera la fréquence des troubles paralytiques qui, comme on le sait, n'apparaissent que plusieurs jours ou même habituellement plusieurs semaines après le processus inflammatoire local. Cependant l'expérience a montré que, malgré le traitement sérothérapique, surtout si l'on y a eu recours tardivement, les troubles paralytiques peuvent faire leur apparition. Contre les accidents paralytiques déclarés, le sérum antidiphtérique est absolument inefficace et il n'abrège en rien la durée de leur évolution, toujours bénigne d'ailleurs. On se contentera de rassurer le malade et de lui annoncer la guérison après une période de 4 à 6 semaines au plus.

Il fut un temps où l'on crut pouvoir fonder de grandes espérances sur le rôle thérapeutique de l'électricité dans les troubles paralytiques oculaires. Il est bien difficile de se faire une idée exacte de l'influence du courant galvanique ou faradique sur l'évolution de la paralysie. Cette influence paraît en tous cas tout à fait négligeable, et l'on peut ranger l'électrisation dans la catégorie des moyens thérapeutiques inoffensifs, qui ont surtout pour avantage de faire prendre patience au malade.

Lorsque le trouble paralytique dure depuis fort longtemps et entraîne une déviation strabique gênante, ou simplement disgracieuse, on sera autorisé à intervenir chirurgicalement.

C'est surtout dans les paralysies de la 3e ou de la 6e paire ayant entraîné un strabisme convergent ou divergent excessif que l'on sera amené à intervenir. Il va sans dire que cette intervention aura été précédée pendant un mois ou deux du traitement indiqué par l'étiologie de l'affection. Quant à la nature de l'intervention, elle dépendra du degré de la déviation. Il sera nécessaire le plus souvent, lorsque la déviation dépasse 10 à 15°, de combiner l'avancement musculaire avec la ténotomie de l'antagoniste. Le muscle paralysé étant souvent atrophié, il faudra le réséquer dans une assez grande étendue pour obtenir un effet suffisant.

STRABISME

Nous avons passé rapidement sur les paralysies oculo-motrices en raison du rôle très limité de la thérapeutique ; nous aurons, par contre, à envisager plus longuement cet autre trouble de l'innervation oculo-motrice que constitue le strabisme. Le traitement du strabisme est un des côtés importants et non des plus faciles de la pratique ophtalmologique. Comme d'autre part un traitement régulièrement et convenablement institué peut avoir une efficacité complète, il est nécessaire de s'y arrêter et d'envisager les différentes éventualités qui peuvent se présenter. Dans cette question de pathologie, comme dans tant d'autres, la connaissance des causes qui président à son apparition, l'étude de l'étiologie du strabisme est d'une importance capitale, et les remarquables recherches de Parinaud dans cette voie nous ont appris à être plus logiques dans l'utilisation des moyens thérapeutiques que l'empirisme avait préconisés et que l'on appliquait sans méthode et partant sans précision.

Sans entrer dans le détail des théories et de l'étiologie du strabisme, il nous paraît nécessaire de résumer en quelques lignes les conclusions des recherches de Parinaud qui définit le strabisme concomitant : *un vice de développement de l'appareil de vision binoculaire dont le principal symptôme est le défaut de convergence des deux yeux sur l'objet fixé.*

La déviation oculaire qui traduit le trouble de l'innervation de convergence peut être produite par deux ordres de causes. *Des causes cérébrales*, telles que les maladies nerveuses de la première enfance, les vices héréditaires de développement cérébral.

Les causes oculaires beaucoup plus importantes qui comprennent toutes celles qui entravent la vision binoculaire de l'enfance, et qui forment deux groupes : d'une part les vices de réfraction, d'autre part les lésions qui altèrent l'acuité visuelle inégalement dans les yeux. Ces lésions agissent sur le développement de la convergence, soit par l'intermédiaire de l'accommodation, soit par l'intermédiaire du réflexe rétinien de convergence (M. Parinaud désigne ainsi le déplacement oculaire qui se produit lorsqu'une image vient se former dans le voisinage de la macula ; aussitôt l'œil se déplace de manière que l'image se produise dans le fovea).

Dans le strabisme convergent, c'est surtout l'accommodation qui joue le principal rôle, tandis que dans le strabisme divergent, c'est plutôt l'altération du réflexe rétinien de convergence qui est la cause la plus fréquente de la déviation.

En présence *d'un strabisme au début*, il faudra donc, au point de vue étiologique et par conséquent aussi au point de vue de la thérapeutique à appliquer, rechercher s'il s'agit d'une cause cérébrale ou s'il s'agit d'un trouble oculaire.

Le trouble oculaire constaté, il faudra encore établir s'il agit en modifiant l'accommodation (hypermétropie, myopie) ou en modifiant le réflexe rétinien de convergence (taie de la cornée, amblyopie congénitale, etc.).

Lorsque le *strabisme existe depuis plusieurs années*, les conditions ne sont plus aussi simples, en raison des modifications secondaires à la déviation et qui peuvent atteindre l'appareil moteur et l'appareil sensoriel.

En effet, les muscles oculaires peuvent à la longue subir des modifications secondaires qui portent surtout sur leur expansion fibro-tendineuse, et l'on comprend facilement que le traitement optique seul, qui peut donner des succès parfaits lorsque la déviation est simplement fonctionnnelle, devient inefficace lorsque celle-ci a entraîné des modifications organiques.

Souvent aussi les fonctions visuelles de l'œil dévié se modifient, l'acuité visuelle s'altère et ces conditions mettent aussi au second plan le traitement optique ou fonctionnel du strabisme.

Avant de passer en revue les moyens thérapeutiques médicaux ou chirurgicaux du strabisme, il est de toute nécessité d'être fixé sur ce que nous sommes en droit d'attendre de leur application. De Wecker

a fait remarquer que la guérison du strabisme com
portait non seulement le redressement de l'œil dévié,
le parallélisme des yeux, mais encore le rétablissement de la vision binoculaire. Il a démontré par
ses statistiques personnelles que ce résultat était
rarement atteint et que l'on ne pouvait guère
espérer l'obtenir que dans 44 0/0 des cas. Au
point de vue thérapeutique il faut donc envisager,
d'une part, les cas où l'on peut espérer obtenir
une guérison définitive et complète, où l'on devra
s'efforcer non seulement de corriger la déviation,
mais de développer ou de rétablir la vision binoculaire ; d'autre part, les cas où, quelle que soit la thérapeutique suivie, le seul résultat possible est de
faire disparaître l'aspect disgracieux de la déviation.

Pour les premiers, le traitement pourra être purement orthoptique, ou bien encore il comprendra
une intervention chirurgicale suivie d'exercices
orthoptiques.

Pour les seconds, le traitement chirurgical seul
est indiqué et il sera inutile de faire perdre le temps
des malades à des exercices optiques inefficaces.

Mais comment établir la distinction entre les cas
de la première et ceux de la seconde catégorie ? Certes
la distinction n'est pas toujours facile ; mais si pour
quelques faits on peut être embarrassé de conclure, il
n'en est pas moins certain que, dans la grande majorité des cas, on pourra se prononcer d'une manière
assez précise sur le pronostic du strabisme et la thérapeutique à mettre en œuvre.

C'est surtout l'acuité visuelle qui constitue le point
de repère le plus précieux. L'acuité visuelle est-elle
égale dans les deux yeux, on peut espérer obtenir
une guérison complète du strabisme, c'est-à-dire

la disparition de la déviation et le rétablissement de la vision binoculaire. Nous nous empressons d'ajouter que la conservation d'une acuité parfaite des deux yeux n'implique pas d'une manière absolue le rétablissement certain de la vision binoculaire.

Au contraire, lorsque le strabisme est fixe, que l'acuité visuelle est très affaiblie (inférieure à 1/4) dans l'œil dévié, il n'y a plus à espérer le rétablissement de la vision binoculaire et la seule indication est d'obtenir la disparition de la déviation.

Etudions maintenant les différentes modalités cliniques du strabisme et les moyens thérapeutiques spéciaux à chacune d'elles. Nous terminerons par la description des procédés chirurgicaux ou médicaux applicables au traitement du strabisme.

Strabisme convergent hypermétropique.

Nous devons étudier le strabisme convergent hypermétropique au début, c'est-à-dire lorsqu'il est encore pur et non compliqué.

D'après la définition de Parinaud, le strabisme résulte du trouble de développement d'une fonction par suite de défauts dans les appareils qui sont destinés à la remplir. Si nous pouvons par un moyen quelconque suppléer à l'imperfection de l'appareil oculaire, nous sommes en droit de supposer que la fonction se développera normalement. De fait, c'est ce qui se passe dans le strabisme convergent hypermétropique, et si le traitement est appliqué à temps, s'il est continué pendant une période suffisante, la vision binoculaire se développe normalement et le strabisme guérit d'une manière parfaite.

C'est le plus souvent vers 3, 4 ou 5 ans que se développe le strabisme chez les hypermétropes. (Nous ne considérons pas comme rentrant dans le strabisme convergent hypermétropique les cas de déviation fixe monolatérale datant 'de la naissance ou développée peu après et coïncidant avec de l'hypermétropie. Il s'agit, dans ces faits, d'un strabisme d'origine centrale, indépendant dans son développement de l'hypermétropie, et au point de vue thérapeutique, le traitement optique, s'il doit néanmoins être essayé, ne donnera que peu de chose et son effet devra être complété par l'intervention chirurgicale.)

Il s'agit, en général, d'une hypermétropie de 2 D ou au-dessus. Au début, les parents s'aperçoivent de temps à autre d'une déviation légère se produisant plus particulièrement lorsque les enfants fixent un objet rapproché. La déviation ne persiste pas et on donne à cette déviation le nom de strabisme périodique. Ce strabisme périodique peut atteindre toujours le même œil, ou, au contraire, intéresser tantôt un œil, tantôt l'autre (strabisme alternant).

A cette période il est souvent difficile de différencier le strabisme d'une parésie de la 6e paire, d'autant plus qu'il n'est pas absolument rare que les enfants accusent de la diplopie.

La première indication est de voir l'influence de la paralysie accommodatrice par l'atropine sur la déviation.

On fera faire pendant huit jours consécutifs des instillations d'un collyre faible d'atropine (3 centigrammes de sulfate neutre d'atropine pour 10 grammes d'eau) trois fois par jour et dans les deux yeux.

L'effet de la paralysie accommodatrice est souvent

remarquable dès les premiers jours; et lorsqu'il s'agit d'un strabisme hypermétropique vrai, il n'est pas rare de voir la déviation disparaître tant que dure la paralysie du muscle ciliaire. Dans certains cas, la déviation, sans disparaître complètement, peut cependant diminuer dans des proportions très marquées. La dilatation irienne et la paralysie atropinique permettent, en outre, de déterminer très exactement le degré de l'hypermétropie (par la kératoscopie).

A. — Lorsque l'atropine a une action sur la déviation, on peut prévoir, d'une manière presque absolument certaine, que les lunettes auront une action thérapeutique, et dans ces cas on prescrira le port continu de lunettes corrigeant complètement, surcorrigeant même l'hypermétropie déterminée après paralysie atropinique. On prescrira des lunettes à grands verres, à branches cordées, recourbées, prenant un point d'appui solide autour du pavillon de l'oreille externe. On avertira les parents de la nécessité de faire porter les verres continuellement pendant le jour, de les faire porter pendant toute la période de développement, c'est-à-dire jusqu'à l'âge de quatorze ou seize ans d'une manière continue.

Chez les enfants au-dessous de quatre ans auxquels on ne peut pas faire porter des verres, on se contentera de faire mettre de l'atropine, tantôt dans un œil, tantôt dans l'autre pour chercher à favoriser l'alternance.

B. — Lorsque l'atropine n'a qu'une action incomplète, le résultat du traitement purement optique est très incertain. Néanmoins on pourra l'essayer pendant quelques mois. Si, après ce temps, le strabisme est peu modifié, on devra intervenir chirurgicalement.

C. — Lorsque l'atropine n'a aucun effet, il est inutile de temporiser et de recourir au traitement optique. La seule indication, c'est de rétablir l'équilibre oculaire par une intervention chirurgicale. Chez les enfants, le strabisme convergent hypermétropique peut déjà ne pas être influencé par l'atropine. Chez l'adulte ou l'adolescent, c'est le plus souvent ainsi qu'il se présente, et les indications thérapeutiques seront les mêmes, avec cette différence que l'intervention sera moins complète au point de vue de la correction de la déviation chez l'enfant que chez l'adulte.

Quand faudra-t-il intervenir? Le plus tôt possible, surtout si le strabisme est monolatéral et fixe, car c'est dans ces cas-là que l'on constate souvent un arrêt de développement de la fonction visuelle contre lequel le redressement du globe paraît avoir une action réelle.

Quel sera le procédé d'intervention? On sait, en effet, que l'on peut remédier à la déviation de plusieurs manières : en pratiquant la ténotomie, c'est-à-dire en sectionnant le tendon du muscle qui entraîne la déviation ; en pratiquant l'avancement musculaire, c'est-à-dire en réséquant une portion du muscle antagoniste et en créant de nouvelles insertions au muscle raccourci. Enfin on peut encore obtenir le résultat cherché en créant au moyen de ligatures des cicatrices fibreuses au niveau du tendon et de la capsule dans le sens opposé à la déviation. Dans certains cas, il est utile de combiner ces différents procédés opératoires dont les indications ne sont pas les mêmes.

Ces indications découlent en partie du degré de la déviation. Pour apprécier le degré approximatif de la déviation, voici la manière de procéder : On se sert du périmètre ; le menton est appuyé sur la tige d'appui et on fait fixer le centre de l'arc. L'observateur placé derrière l'arc promène dans sa concavité une flamme de rat-de-cave et se déplace jusqu'à ce que la ligne formée par l'œil droit de l'observateur, la flamme et le reflet cornéen tombe sur le centre de la pupille. Il suffit alors de lire sur l'arc périmétrique le degré auquel correspond la bougie, on a alors la mesure de l'angle de la déviation pour la fixation de près. Pour la vision à distance, on fera fixer un objet placé à 5 mètres dans le plan de la tige de support de l'arc périmétrique et on procédera de la même manière. Cette mesure est naturellement très approximative, mais en la répétant quelquefois le degré d'approximation est tout à fait suffisant dans la pratique.

Lorsque la déviation (dans le strabisme convergent) ne dépasse pas 10 à 20 degrés, on fera la ténotomie du droit interne. Si la déviation atteint 30 degrés ou plus, on combinera l'avancement du droit externe à la ténotomie du droit interne. Si l'acuité est bonne dans les deux yeux, on pourra chercher à obtenir un redressement parfait du globe oculaire dévié. Mais si l'œil dévié a une mauvaise acuité, si l'on ne peut, par suite de lésions irréparables (taies cornéennes, lésions profondes, etc.), espérer l'amélioration de l'acuité dans cet œil, il sera prudent, pour éviter ultérieurement une déviation dans le sens opposé de la déviation primitive, de ne faire qu'une correction relative de la déviation et de conserver un léger degré de convergence. Ceci s'applique uniquement aux enfants, car on sait que bien des strabismes convergents non soignés peuvent, à partir de l'âge de 16 ans ou plus se transformer spontanément en strabismes divergents. Chez les adolescents et surtout chez les adultes, la crainte du strabisme divergent n'existe plus, et il n'y a aucun inconvénient à procéder à une correction exacte de la déviation. Dans ces cas, on peut aussi remplacer la ténotomie par un avancement musculaire du droit externe de l'œil dévié. On discute encore les avantages de l'avancement sur la ténotomie, et certains confrères font exclusivement la ténotomie, d'autres exclusivement l'avancement. En réalité, la question ne vaut pas qu'on passe son temps à la discuter. Ce qu'il faut savoir, c'est qu'en exécutant bien l'une ou l'autre intervention on peut obtenir des résultats aussi parfaits dans les deux cas.

Lorsque la déviation dépasse 20 degrés, ce n'est plus à la ténotomie seule qu'on s'adressera : il faudra, pour obtenir un effet plus considérable sans pour cela provoquer un trouble trop marqué de l'adduction, combiner la ténotomie du droit interne avec l'avancement musculaire du droit externe sur l'œil dévié. Dans le cas où l'acuité visuelle de l'œil dévié est très diminuée et où par conséquent la vision binoculaire n'existe plus, l'opération ne doit porter que sur l'œil dévié. Par contre, lorsque la déviation supérieure à 20° correspond à un strabisme alternant, que l'acuité visuelle est égale dans les deux yeux, que par conséquent on peut espérer obtenir le rétablissement de la vision binoculaire, on pourra faire d'emblée un avancement musculaire sur les deux yeux.

Après l'intervention, il sera nécessaire de compléter le traitement chirurgical par un traitement orthoptique. Ce traitement, inutile chez les malades dont l'œil dévié a une acuité visuelle très notablement réduite, devra surtout être entrepris chez les jeunes sujets. Il consiste d'une part dans le port de verres correcteurs, d'autre part dans les exercices stéréoscopiques.

Nous avons déjà dit que la réfraction devait être exactement déterminée chez les strabiques. On prescrira les verres corrigeant complètement l'hypermétropie et l'astigmatisme s'il en existe. Si la réfraction n'est pas égale dans les deux yeux, il sera nécessaire de donner à chaque œil le verre correcteur de son amétropie.

En dehors de la correction qui contribuera pour beaucoup au rétablissement ou au développement de la vision binoculaire, on devra encore recourir aux exercices stéréoscopiques. Ces exercices seront réservés aux sujets intelligents et, de l'aveu même de Javal qui, le premier, a mis en pratique le traitement du strabisme par le stéréoscope, l'avantage qui résulte du rétablissement de la vision binoculaire n'est que bien rarement en rapport avec la patience et le temps qu'exigent ces exercices orthoptiques.

Les indications concernant la pratique des exercices stéréoscopiques étant assez semblables pour le strabisme convergent et pour le divergent, nous les grouperons dans un chapitre spécial que l'on trouvera plus loin.

Strabisme divergent myopique.

Les myopes peuvent être atteints de strabisme convergent, mais le plus fréquemment c'est le strabisme divergent qui se développe chez eux. Ce strabisme peut se développer dans les mêmes conditions d'âge que le strabisme convergent des hypermétropes ; il est souvent cependant plus tardif dans son apparition ; il a une évolution progressive, et l'on n'observe jamais chez lui une tendance à diminuer avec le temps.

Ici le traitement dioptrique est presque nul. On aurait cependant tort de le négliger complètement, et surtout au début il y aura toujours avantage à faire porter la correction optique exacte des deux yeux. On corrigera non seulement la myopie, mais on déterminera avec soin l'astigmatisme pour le corriger également. Les lunettes devront être portées toujours pour le travail. Pour la vision à distance, on peut se conformer aux convenances du sujet. Les prismes à base nasale combinés avec les verres concaves peuvent également être utiles à cette période, et les exercices de lecture et d'écriture sont les meilleurs que le malade puisse faire pour lutter contre la déviation.

Si le strabisme est déjà très marqué et s'il apparaît même pour la vision à distance, il faudra recourir à une intervention. La ténotomie seule du droit externe ne donne que peu de choses et on aura de préférence recours à l'avancement du droit interne combiné ou non à la ténotomie du droit externe, surtout lorsque la déviation dépasse 15 à 20 degrés. Si la déviation est supérieure à 30°, on devra opérer les deux yeux.

Mais ce qu'il est de toute importance de ne pas oublier, c'est qu'après avoir corrigé la déviation, soit par les exercices, soit par une intervention, il est absolument nécessaire, pour maintenir la guérison, de faire porter les verres correcteurs et d'engager le malade à faire des exercices de fusion avec le stéréoscope.

D'après ce que nous avons dit au début de ce chapitre, lorsque l'acuité visuelle de l'œil strabique sera considérablement affaiblie, on ne devra pas s'arrêter à ces exercices orthoptiques et l'on ne comptera que sur l'effet opératoire.

Traitement orthoptique du strabisme méthode de Javal.

Nous donnerons, d'après les publications mêmes de Javal, les indications qui se rattachent à la pratique des exercices orthoptiques. On peut théoriquement partager le traitement en trois périodes :

A. La première, consacrée à faire réapparaître la diplopie ;

B. La seconde, à corriger la déviation et à obtenir la fusion des images ;

C. La troisième, pendant laquelle on consolide le résultat obtenu en rétablissant les rapports nouveaux entre la convergence et l'accommodation.

Production de la diplopie. — Pour faire réapparaître la diplopie, il faudra d'une part corriger exactement l'amétropie des deux yeux, puis forcer le sujet à se servir de l'œil dévié. Dans ce but, on couvrira l'œil sain avec un bandeau ou avec une *louchette*. Cette louchette n'est autre chose qu'une coquille non percée et opaque que l'on choisira aussi légère que possible. Javal conseille de faire porter la louchette en permanence, sauf pendant le sommeil. Quand les yeux sont très inégaux, on pratique d'abord pendant des mois l'occlusion de l'œil le meilleur. Lorsque les yeux sont égaux ou que l'acuité visuelle de l'œil dévié, primitivement faible, est devenue égale à celle de l'œil sain, on partagera entre les deux yeux le port de la louchette. Lorsque le strabisme est pris dès le début et qu'il existe de la diplopie, il est inutile de recourir à ces procédés.

Fusion des images doubles. — Sitôt la diplopie produite, on commencera les exercices avec le stéréoscope. Il existe plusieurs modèles de cet appareil, les uns très perfectionnés, mais malheureusement très coûteux comme ceux de Javal et Bull et celui de Parinaud, d'autres plus simples et de prix modiques qui sont habituellement employés : c'est le stéréoscope Holmes, aussi appelé stéréoscope mexicain.

Pour obtenir la fusion des deux images, on emploie des cartons blancs sur lesquels se trouvent placés à des distances variables des points noirs, ou encore on se sert d'une planchette portant deux petits disques noirs qui peuvent glisser dans une rainure horizontale, ce qui permet de les rapprocher ou de les écarter. S'il s'agit d'un strabisme convergent, on cherche pour commencer un carton dont l'écartement des points noirs soit assez faible pour que le sujet puisse les fusionner en une seule image. Il n'est pas rare que le sujet ne réussisse pas le fusionnement au début, puis que sous l'influence de l'effort le fusionnement se produise. Pour s'assurer que les deux images sont fusionnées et que l'image vue simple est bien le résultat de la fusion et non le fait de la vision d'un seul œil, on a coutume de placer à la partie inférieure ou supérieure du disque ou du point une petite saillie ou flèche.

La perception des deux flèches et d'un seul point sera la preuve que le fusionnement se produit d'une manière normale. Lorsque le fusionnement est devenu facile pour un carton, ou pour une certaine distance des points, on passe à un autre carton.

Pour le strabisme convergent, on commencera par des points rapprochés et l'on passera progressivement à des points plus écartés. Pour le strabisme divergent, la marche du traitement sera l'inverse. On commencera par des points très écartés, pour arriver progressivement à des points plus rapprochés.

Lorsque le fusionnement se produit régulièrement dans le stéréoscope, on passera à d'autres exercices plus compliqués et ayant pour but de produire le relief stéréoscopique. On se sert pour cela des figures géométriques qui se trouvent dans le commerce.

Extension de la vision binoculaire. — Mais il ne faut pas croire que parce qu'on a rétabli la vision stéréoscopique, on a rétabli la vision binoculaire normale et guéri le strabisme. Pour compléter le résultat obtenu par le stéréoscope, on pourra avoir recours à différents procédés indiqués par Javal. Chez les enfants, l'emploi du stéréoscope doit occuper une place prépondérante, mais il y a toujours un moment où il faut passer de la vision dans le stéréoscope à celle des objets extérieurs.

Dès qu'il existe un point de l'espace où le malade affecté de diplopie obtient la fusion des images, on pourra entreprendre d'étendre la vision simple à toutes les distances et dans les différentes directions du regard : on placera le malade de manière qu'il voie simple un objet brillant (bouton de porte, pièce de 5 francs posée sur une table), et on lui fera faire des mouvements de tête de haut en bas et de droite à gauche. Ces mouvements s'exécuteront lentement, et le sujet veillera à ce que la diplopie ne réapparaisse pas pendant leur exécution. Un second temps de ces exercices consiste à s'approcher et à s'éloigner de l'objet regardé, tout en le voyant simple.

Mais le sujet qui voit simples des objets immobiles ne fusionnera pas encore des objets mobiles. On fera regarder alors des objets lumineux mobiles, le sujet restant immobile. Enfin, le dernier temps consistera à voir simple des objets mobiles, tout en se déplaçant soi-même.

Un autre exercice très utile consiste dans la *lecture contrôlée*. Entre les yeux du strabique et un livre imprimé en gros caractères et qu'il tient à la main à la distance de la lecture ordinaire, on interpose perpendiculairement à la ligne des yeux un objet opaque, tel qu'une règle d'un centimètre de largeur. Le sujet doit réussir, sans aucun mouvement de tête, à lire d'une manière continue sans qu'aucune lettre soit cachée par l'obstacle.

Nous avons déjà vu que certains cas de strabisme hypermétropique guérissent par la seule correction de l'amétropie. Dans certains cas, l'emploi du stéréoscope et des exercices orthoptiques sera combiné avec le port des verres convexes. Enfin, dans un plus grand nombre de cas, lorsque la déviation est assez marquée, on peut, pour gagner du temps, intervenir chirurgicalement et compléter le traitement opératoire par le traitement orthoptique. Il est, en somme, assez rare de rencontrer des cas justiciables du stéréoscope seul.

Traitement chirurgical du strabisme.

Nous décrirons ici le manuel opératoire des différentes opérations dirigées contre la déviation oculaire : la ténotomie (reculement), l'avancement musculaire et l'avancement ou ligature capsulo-musculaire.

Ténotomie.

Instruments nécessaires : un blépharostat, une pince à fixation, deux pinces à griffes, des ciseaux courbes à pointes effilées et mousses, un crochet à strabisme, quelques aiguilles courbes fines avec du fil de soie fin (0), un porte-aiguille.

L'anesthésie à la cocaïne suffit parfaitement chez les enfants raisonnables et chez les adultes. L'instillation sera répétée plusieurs fois avant le début de l'intervention et même au cours de celle-ci. On peut encore chez les sujets très sensibles compléter l'anesthésie par une injection de cocaïne sous la conjonctive au niveau du tendon à sectionner. Chez les sujets indociles, il sera de toute nécessité de recourir au chloroforme. Il sera procédé à la toilette de l'œil et des paupières, ainsi que nous l'avons déjà dit au commencement de ce volume.

Manuel opératoire. — A l'aide de la pince à griffes, on soulève un pli vertical de la conjonctive à 4 millimètres du bord cornéen et on coupe dans la direction verticale d'un coup de ciseaux. Puis on élargit la plaie conjonctivale en haut et en bas, de manière à avoir une ouverture conjonctivale verticale d'un centimètre environ de hauteur On dissèque alors la conjonctive du côté opposé à la cornée. On saisit le tendon qui alors occupe le fond de la plaie et on le sectionne à ras de la sclérotique en le soulevant. On peut aussi, après avoir mis à nu le tendon, en libérer un des bords d'un petit coup de ciseaux horizontal, introduire par cet orifice le crochet à strabisme sous le tendon et sectionner le tendon entre le crochet et le globe oculaire. On s'assure à l'aide du même crochet qu'il ne reste pas de fibres du tendon ; si tel est le cas, on le sectionne de la même manière.

Lorsqu'on peut se dispenser de l'anesthésie générale, on aura l'avantage de pouvoir s'assurer au cours de l'intervention de l'effet produit, par la section tendineuse. En sollicitant la direction oblique du regard ou la convergence, on pourra se rendre exactement compte de la limitation de mouvement, produite par l'intervention.

Si l'effet obtenu est suffisant, on terminera l'opération en plaçant un point de suture destiné à réunir les bords de la plaie conjonctivale. Si l'effet était trop considérable, on pourrait le diminuer en comprenant dans la suture l'extrémité du tendon sectionné.

Pansement. — Un pansement occlusif maintenu pendant trois jours et appliqué sur l'œil est amplement suffisant. On n'exigera pas le repos au lit qui est absolument inutile, mais on engagera le malade à ne pas se servir de l'œil non opéré pour la lecture ou pour un travail appliqué.

Certains opérateurs n'appliquent pas de pansement après l'intervention. Cette pratique, justifiée chez l'adulte, ne l'est pas chez les enfants qui ont tendance à porter leurs mains aux yeux et qui pourraient ainsi infecter leur plaie. Il faut cependant remarquer que la réunion de la conjonctive est très rapide et qu'après vingt-quatre heures la soudure est produite; les risques d'infection sont déjà infiniment petits.

Avancement musculaire.

Instruments nécessaires : blépharostat, deux pinces à fixation, deux pinces à griffes, des ciseaux courbes, un crochet à strabisme, des fils de soie n° 0 armés de deux aiguilles et un porte-aiguille.

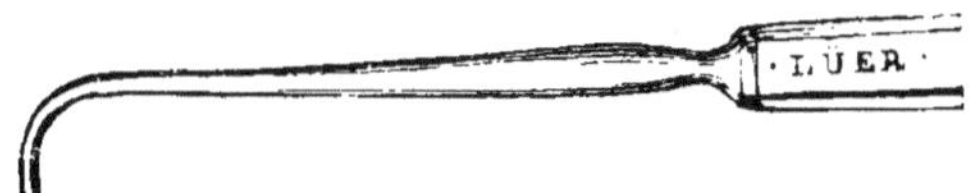

Fig. 59. — Crochet à strabisme.

Anesthésie. — L'opération de l'avancement est plus douloureuse que la ténotomie. Néanmoins, dans un grand nombre de cas, on se contentera de l'anesthésie locale par l'instillation et l'injection sous-conjonctivale de cocaïne. On aura toujours un grand intérêt à se rendre compte de l'effet obtenu par l'avancement, surtout lorsqu'on le combine à la ténotomie.

Manuel opératoire. — Le blépharostat mis en place, avec la pince à griffes, on soulève un pli vertical de la conjonctive que l'on résèque d'un coup de ciseaux, de manière à faire une perte de substance conjonctivale au point correspondant à l'insertion tendineuse du muscle à avancer. Le tendon est isolé de ses adhérences capsulaires et chargé sur le crochet à strabisme et l'on place les ligatures. En passant sous le bord inférieur du muscle, on fait pénétrer

l'aiguille dans le muscle lui-même aussi en arrière
que possible et on ressort par la conjonctive. On
place ainsi les deux fils, puis on procède à la résection
de l'extrémité du tendon. On libère tout d'abord l'insertion du tendon au globe. On saisit le tendon
détaché avec une pince ; puis, tandis qu'un aide

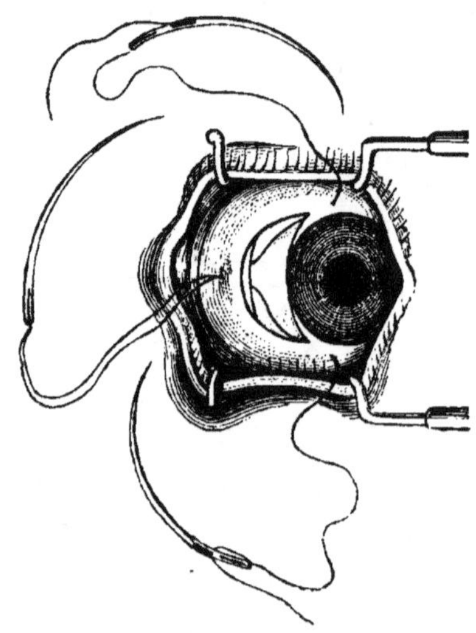

Fig. 60. — Avancement musculaire. Application des sutures.

attire légèrement le muscle au moyen de deux fils
qui le traversent, on sectionne au-devant d'eux une
étendue plus ou moins considérable de tendon. Il ne
reste plus alors qu'à reprendre les aiguilles et à les
faire passer par le bord de la plaie conjonctivale
dans le tissu épiscléral et à les faire ressortir tangentiellement aux bords inférieurs et supérieurs de la
cornée.

Le dernier temps consiste à unir les fils ; il faudra
veiller à ne pas tirer trop brusquement et, pendant
que l'opérateur nouera les fils, un aide saisira le

globe avec une pince à fixer et l'attirera dans le sens de la ligature.

On pourra, dans une certaine mesure, doser l'effet produit par la résection du tendon, par le point de pénétration des fils dans le muscle et dans l'épisclère, enfin par la manière dont on serre les fils.

Valude a modifié le manuel opératoire par l'incision longitudinale du tendon et sa division en deux chefs que l'on suture au-dessous et au-dessus de la cornée.

L'effet de l'avancement diminue un peu dans les quinze premiers jours. Il faudra par conséquent faire une surcorrection.

Pansement. — L'application d'un pansement occlusif sur les deux yeux est absolument nécessaire dans l'avancement. Il a pour effet de diminuer la gêne ou même les douleurs que provoquent les mouvements oculaires pendant les premiers jours. En outre, l'immobilité est une condition favorable à la réunion rapide des tissus sectionnés.

Le pansement sera enlevé le troisième ou quatrième jour et on en rappliquera un second après avoir simplement nettoyé et lavé le bord des paupières. L'ablation des fils ne se fera que le sixième ou septième jour. Si l'effet opératoire était légèrement insuffisant, il y aurait même intérêt à attendre au huitième jour pour les enlever.

L'ablation des fils demande quelques petites précautions, surtout lorsqu'on l'a fait hâtivement. On instillera de la cocaïne et on sectionnera l'anse de fil en dehors du nœud de manière que la traction nécessaire pour enlever le fil s'exerce sur le globe et non sur le muscle.

L'avancement musculaire laisse après lui une vascularisation du globe qui persiste pendant plusieurs semaines.

Avancement ou ligature capsulo-musculaire.

Instruments : les mêmes que pour l'avancement musculaire.

Anesthésie. — Mêmes considérations que plus haut.

Manuel opératoire. — L'opération s'exécute de la même manière qu'il a été dit pour l'avancement musculaire avec cette différence que l'on ne détache pas l'insertion tendineuse du globe oculaire. Après avoir excisé la conjonctive, libéré le tendon, on le soulève avec la pince ou le crochet à strabisme. On introduit une des aiguilles sous le bord supérieur du muscle en la faisant ressortir aussi en arrière que possible, après lui avoir fait traverser le muscle et la conjonctive. L'autre aiguille pénètre sous la conjonctive dans l'épisclère au-dessous de la cornée.

On procède à la ligature comme dans l'avancement musculaire. Combinées à la ténotomie, ces ligatures capsulo-musculaires ont un effet souvent considérable. Les fils ne seront pas retirés avant le sixième ou septième jour. L'effet augmente pendant les premières semaines par suite du processus cicatriciel et ce n'est qu'après trois ou quatre semaines que l'on peut juger de l'effet définitif.

Pansement. — Le pansement occlusif ne sera placé que sur l'œil opéré.

TROUBLES CÉRÉBRAUX DE LA VISION

Ce chapitre comprendra les troubles survenant soit à la suite de lésions de l'appareil visuel central (lésions du lobe occipital, de la capsule, des bandelettes optiques, etc.), soit à la suite des troubles fonctionnels de ce même centre.

Les troubles visuels, provenant de lésions organiques, ne donnent guère lieu à des indications thérapeutiques importantes, et s'il est toujours nécessaire de remonter le moral du patient et de lui prescrire un traitement, on ne saurait cependant s'illusionner sur l'efficacité de cette thérapeutique, sauf dans les cas où l'affection reconnaît une étiologie syphilitique; mais là encore il n'est pas rare de voir le traitement le mieux conduit échouer complètement.

Il n'en est pas de même pour les troubles visuels migraineux, hystériques ou neurasthéniques que l'on considère comme résultant d'une simple altération fonctionnelle des centres cérébraux et sur lesquels nous nous étendrons un peu plus longuement. Nous envisagerons tout d'abord la migraine ophtalmique, la migraine ophtalmoplégique, puis l'hystérie oculaire et ses modalités multiples, et enfin les troubles oculaires de la neurasthénie.

Migraine ophtalmique. Scotome scintillant.

La migraine ophtalmique est un trouble très fréquent et qui préoccupe vivement les malades, notamment lors des premiers accès ou lorsque quelque trouble cérébral l'accompagne.

Le trouble visuel qui précède la céphalalgie ou qui même souvent existe seul, est excessivement variable dans ses modalités : vibrations, brouillard, étincelles de feu, sensations colorées, disposées comme des fortificatious à la Vauban, hémiopie, cécité. Le trouble se développe graduellement en quelques minutes. Sa durée variable dépasse rarement quelques heures. Très souvent il se produit une céphalalgie intense sous forme d'hémicranie : des nausées, des vomissements, de la pâleur peuvent s'y adjoindre, puis l'accès se termine après une durée de douze à vingt-quatre heures. Quelquefois avant, pendant ou après l'accès, se produisent des troubles cérébraux tels que parésie des membres inférieurs, hémiparésie, troubles de la parole, etc., toujours passagers.

Les accès sont souvent provoqués par une fatigue, un trouble digestif, un travail prolongé.

La thérapeutique de l'accès en lui-même est rarement efficace : cependant on essaiera du décubitus horizontal, de l'antipyrine ou de la phénacétine ; quand les accès sont très espacés, il est rare que les malades se résignent à un traitement général ou à des mesures hygiéniques. Par contre, lorsque les accès se répètent fréquemment, on aura recours à la médication bromurée.

```
Sirop d'écorces d'oranges................  300 gr.
Bromure de potassium.................  )
    —      de sodium ...................  } áá 5 gr.
    —      d'ammonium ................  )
```

Le malade prendra trois, quatre, puis cinq cuillerées de la solution bromurée par jour si l'on veut obtenir un effet réel. On y adjoindra le repos, l'hydrothérapie et un régime alimentaire reconstituant.

Il faudra avoir soin de rechercher la syphilis dans les antécédents des malades atteints de migraine ophtalmique, car ce syndrome peut être, dans certains cas, réalisé par une lésion gommeuse. Dans ce cas, les symptômes ophtalmiques sont souvent précédés d'une aura dans le membre supérieur. Ces faits ne font plus partie, il est vrai, de la migraine ophtalmique et rentrent dans l'épilepsie sensorielle; mais la confusion est si facile, si l'on n'y pense pas, que nous croyons devoir attirer l'attention sur eux.

Migraine ophtalmoplégique.

On donne le nom de migraine ophtalmoplégique à un syndrôme encore mal connu dans sa nature et caractérisé par une hémicrànie avec accompagnement nécessaire d'une paralysie totale d'un des nerfs oculo-moteurs commun. L'affection débute dans le jeune âge ou la puberté. Son étiologie est inconnue. La céphalée est en général localisée à un côté, elle est diffuse, sourde avec des exacerbations. Elle revient par accès se compliquant de malaise, de nausées ou même de vomissements. La paralysie oculaire survient toujours après la douleur. Entre le début de la douleur et l'apparition de la paralysie il peut s'écouler quelques heures, quelques jours ou quelques semaines. La paralysie est totale, unilatérale et complète. Elle s'étend à tous les muscles innervés par la 3e paire et l'impuissance motrice est absolue au moins dans un grand nombre de cas. Enfin un des caractères particuliers de cette affection consiste dans la tendance aux récidives et à la périodicité. Les récidives peuvent être hebdomadaires, mensuelles, ou bisannuelles et la durée de la paralysie également variable peut s'étendre à quelques heures ou quelques mois. En dehors de l'accès les troubles disparaissent complètement. Avec le temps les phases de paralysie deviennent plus longues et plus tenaces et la maladie tend à devenir continue avec des exacerbations périodiques.

L'affection n'a paru s'améliorer que dans un très petit nombre de cas. C'est dire que les indications thérapeutiques ne sont guère précises. On a conseillé l'emploi de doses fortes et progressives de bromure de potassium, comme dans la migraine ophtalmique. On essaiera de l'iodure de potassium, de l'électricité, etc.

Manifestations oculaires hystériques.

Les manifestations oculaires de l'hystérie peuvent atteindre l'appareil moteur des globes oculaires (paralysies ou contractures), l'appareil accommodatif (contracture), ou enfin l'appareil sensoriel (rétrécissement du champ visuel, amaurose). Dans quelques cas très rares, on a noté des troubles pupillaires (mydriase); mais il faut néanmoins considérer l'absence de troubles du côté de la pupille comme un des caractères importants des manifestations oculaires de l'hystérie.

Troubles oculo-moteurs hystériques.

Le trouble de la motilité peut être limité ou généralisé à toute la musculature externe du globe oculaire; mais ce qui le caractérise plus particulièrement, c'est que, dans le plus grand nombre des cas, il atteint un mouvement et non un muscle isolé. C'est par exemple le mouvement de la convergence ou de la divergence qui ne se produit plus, les globes oculaires restent parallèles chaque fois que la convergence est sollicitée, ou au contraire restent en convergence d'une manière persistante.

Parinaud, qui les a le premier étudiés, a désigné ces troubles par les termes de paralysie de la convergence ou paralysie de la divergence; mais, bien qu'il soit difficile de préciser la nature du trouble moteur, c'est plutôt à une contracture qu'à une paralysie véritable qu'il tend à rapporter la limitation du mouvement.

Le trouble moteur s'accompagne de diplopie et, très souvent aussi, de troubles accommodatifs ou de rétrécissement du champ visuel.

Parfois il existe une véritable déviation oculaire, un strabisme convergent léger qui cède de suite à l'atropine.

Dans certains cas, le trouble moteur, au lieu d'être limité à la divergence ou à la convergence, peut s'étendre à tous les mouvements volontaires du globe, les mouvements inconscients s'exécutant normalement.

La thérapeutique en est assez simple et, le plus habituellement, en paralysant l'accommodation par l'atropine, instillée pendant quelques jours, on fait disparaître du même coup le trouble moteur. On joindra à cette thérapeutique locale le traitement général de l'hystérie : hydrothérapie, préparations ferrugineuses, etc.

Troubles accommodatifs.

Ces troubles sont excessivement fréquents et peuvent s'observer à l'exclusion de tous autres symptômes d'hystérie. Au moment de la puberté, ils se manifestent souvent sous forme de contracture accommodative, entraînant une myopie plus ou moins accusée (ne dépassant cependant guère 2 à 4 D), et à laquelle on a donné le nom de myopie spasmodique. Très souvent il existe simultanément une photophobie plus ou moins accusée.

Nous laissons de côté les cas où la contracture accommodative n'est que passagère et ne se produit que lorsqu'on fait fixer monoculairement un objet à différentes distances. Elle se traduit par l'apparition de la micromégalopsie, qui consiste dans l'apparence d'accroissement ou de rapetissement des objets que l'on approche ou éloigne de l'œil. C'est un signe important pour reconnaître l'hystérie ; mais comme il est rare qu'il provoque des troubles subjectifs spontanés, nous n'avons pas à l'envisager au point de vue thérapeutique.

Ici encore, le meilleur moyen de reconnaître et de combattre la contracture accommodative, c'est d'instiller de l'atropine et de paralyser l'accommodation par ce moyen. Cela permet, en outre, de déterminer exactement la réfraction et de corriger l'hypermétropie latente souvent dissimulée chez les enfants, derrière cette myopie spasmodique. On prescrira en outre les verres fumés, s'il existe de la photophobie. Même en l'absence d'hypermétropie, il sera souvent utile, pour prévenir le retour de la contracture accommodative, de prescrire chez les en-

fants des verres convexes faibles de 0,75 D pour le
travail et la vision de près.

Troubles sensoriels.

L'amblyopie hystérique, consistant dans le rétrécissement concentrique du champ visuel, est un signe
important au point de vue du diagnostic, mais il ne
provoque jamais de troubles subjectifs chez les
sujets qui en sont atteints.

L'amaurose hystérique est, au contraire, un trouble
pour lequel il n'est pas rare d'être consulté. C'est le
plus souvent à la suite d'un traumatisme (contusion, blessure superficielle par corps étranger, brûlure) que le trouble se développe. Habituellement il
est limité à un œil; exceptionnellement, il atteint les
deux yeux. L'amaurose hystérique d'un œil a pour
caractère important, quoique non constant, le fait
de n'exister que dans la vision monoculaire, lorsqu'on pratique l'occlusion de l'œil sain. Lorsque les
deux yeux sont ouverts et qu'au moyen de prismes
ou des différents appareils utilisés pour rechercher
la simulation, on cherche à se rendre compte du
fonctionnement de l'œil malade, on constate qu'il
participe à la vision binoculaire. L'existence de ce
symptôme faisait autrefois considérer comme simu-
lateurs tous les malades atteints d'amaurose hystérique. Aujourd'hui pareille assimilation n'est plus
possible, ce qui ne facilite pas la tâche de l'oculiste
chargé de rédiger un rapport sur un cas d'amaurose
hystéro-traumatique. Très souvent, en effet, il s'agit
de malades réclamant aux sociétés d'assurance ou
aux compagnies dont ils font partie une indemnité
pour le préjudice qu'ils ont subi du fait du trauma-

tisme. En aucun cas, le médecin ne sera autorisé à signaler comme simulateur un malade atteint d'amaurose hystérique, mais il pourra déclarer qu'il s'agit d'un trouble passager ne reposant sur aucune lésion organique. On aura toujours soin de faire l'examen fonctionnel de l'œil sain. On trouvera bien souvent un rétrécissement du champ visuel ou une contracture accommodative qui permettront de préciser le diagnostic d'hystérie.

Le traitement de l'amaurose hystérique est souvent fort compliqué, surtout lorsque le malade est en procès pour l'obtention de dommages-intérêts ou d'une prime d'assurance. Dans ces cas, la guérison ne survient le plus habituellement que lorsque la situation du malade a été réglée : aussi y a-t-il le plus souvent avantage tant pour le malade que pour la compagnie ou le patron responsable à hâter l'issue du procès ou à recourir à un arrangement.

En dehors de ces conditions, l'amaurose hystérique, que l'on observe souvent chez les jeunes femmes constitue un trouble passager que la suggestion peut souvent faire disparaître d'une manière très rapide. A ce point de vue, tous les moyens inoffensifs peuvent être mis en œuvre : électrisation, massage, hypnotisme, etc.

Neurasthénie oculaire. — Asthénopie nerveuse.

Nous avons en vue ici ces troubles oculaires si fréquents et souvent si tenaces qui, chez certains malades, existent seuls à l'exclusion de tous autres symptômes, chez d'autres, au contraire, accompagnent des manifestations neurasthéniques qui peuvent se surajouter à une affection oculaire organique préexistante. Ces troubles neurasthéniques se combinent souvent aussi à des troubles hystériques ; mais il est utile de savoir les différencier au point de vue du pronostic et de la thérapeutique à leur opposer.

Au point de vue symptomatique, ces troubles peuvent affecter différents types. Le plus fréquent consiste dans un sentiment de gêne à la lumière, dans l'impossibilité ou la difficulté du travail ou de la lecture par suite de la confusion des lignes et par une céphalée qui se développe dès le début de la fixation. Les malades sont habituellement préoccupés par le trouble de leur vision et s'imaginent volontiers qu'ils vont perdre la vue. Au point de vue objectif, on ne constate en général qu'une légère insuffisance de convergence. Si l'on fait fixer à 25 centimètres et qu'on recouvre l'un des yeux, on voit l'œil recouvert se porter légèrement en dehors. On peut encore mettre en évidence ce fait en plaçant un prisme devant l'œil, la base dirigée en bas. On fait fixer un point et le malade, au lieu de voir les deux points sur la même ligne verticale, constate que l'un d'eux est déplacé en dehors. On décrivait autrefois ce trouble sous le nom d'insuffisance et droits internes, mais il est bien établi aujourd'hui que cette insuffisance est de nature centrale et qu'elle doit être rattachée à la neurasthénie. Jamais on ne constate de troubles pupillaires ou de lésions du fond de l'œil ou du nerf optique, à moins que, ainsi que nous l'avons dit, l'asthénopie nerveuse ne se surajoute à une affection organique préexistante. Le fait s'observe assez fréquemment, notamment chez les myopes de degré élevé, et il n'est pas rare que le médecin consulté pour ces troubles névropathiques les rattache à la myopie et croie nécessaire d'exposer au malade la gravité de sa situation. Il nous est arrivé plusieurs fois de voir ces pronostics pessimistes exaspérer les troubles neurasthéniques et les rendre plus tenaces et plus pénibles, sans que pour cela la myopie subît la moindre aggravation ou la plus petite progression. D'une manière générale, il est sans aucun doute nécessaire de renseigner exactement le myope sur sa situation, de lui signaler les accidents auxquels il est exposé ; mais lorsque le myope est atteint de ces troubles neurasthéniques, le pessimisme en matière de pronostic paraît absolument condamnable.

Les troubles oculaires neurasthéniques peuvent aussi se traduire par des symptômes sensitifs accompagnés ou non des troubles moteurs que nous venons d'indiquer : ce sont des sensations de sécheresse, de gêne oculaire, de pesanteur palpébrale, de pseudo-névralgie sus-orbitaire dont très souvent la véritable nature est méconnue.

Le traitement de ces troubles oculaires neurasthéniques est aussi compliqué que celui de la neurasthénie elle-même, et s'il est impossible d'indiquer une thérapeutique sûrement efficace, on peut cependant affirmer que toutes les méthodes de traitement des plus simples aux plus compliqués peuvent se recommander de succès complets. Il ne nous paraît pas nécessaire d'énumérer tous les moyens que l'imagination thérapeutique a enfantés et de préconiser l'un plutôt que l'autre. La neurasthénie est, comme l'hystérie, une affection nerveuse centrale sur laquelle la suggestion peut avoir une assez grande influence, et c'est par le mécanisme de la suggestion que ces différents moyens peuvent agir.

Ces troubles neurasthéniques ont toujours une

durée assez considérable, et on peut les voir persister pendant des mois et des années. S'il est difficile ou impossible d'obtenir leur disparition rapide, il est presque toujours facile de diminuer la gène qui en résulte.

L'analyse des symptômes nous apprend en effet que c'est l'effort accommodatif et l'effort de convergence qui est pénible et qui rend la lecture ou le travail si difficile.

Au moyen de verres convexes faibles, de 0,75 D à 1 D, si le malade est emmétrope, on diminuera l'effort nécessaire pour la vision de près et on soulagera souvent le malade d'une manière très satisfaisante. Si à l'asthénopie se joint un léger degré de photophobie, on prescrira des verres convexes teintés (teinte fumée légère n° 2) pour la vision de près, et, pour sortir, de simples verres coquilles de teinte un peu plus sombre.

On obtient souvent d'assez bons résultats pour la vision de près, en corrigeant d'une manière complète les amétropies même légères, surtout s'il s'agit d'astigmatisme. Un léger degré d'astigmatisme, qui, dans les conditions normales, ne provoquait ni réduction de l'acuité ni gène visuelle, peut devenir chez un neurasthénique la cause d'une localisation oculaire de ses manifestations, et il est fort important de déterminer exactement sa réfraction. Mais il n'est pas toujours facile de faire supporter les verres correcteurs, même s'ils correspondent très exactement à l'amétropie. En dehors du contact de la monture du pince-nez ou même des lunettes, qui peut causer une gène très marquée, l'usage de verres nécessite un entraînement auquel, fort souvent, les neurasthéniques sont dans l'impossibilité complète de se livrer. On se trou-

vera bien, dans ces cas, de faire précéder l'emploi des
verres d'une cure par l'atropine. Pendant 8 jours
on fera matin et soir une instillation d'un collyre
faible de sulfate d'atropine (0,03 centigr. pour
10 gr. d'eau distillée) pour obtenir la paralysie de
l'accommodation. Pendant ce temps, le malade gardera la chambre. Cinq ou six jours après la dernière
instillation d'atropine, c'est-à-dire lorsque le muscle
ciliaire commence à se contracter à nouveau, le
malade fera usage de ses verres et, le plus souvent, il
s'y habituera facilement et en retirera des avantages
pour la vision de près. Il va sans dire que si le malade
a dépassé 45 ans, il faudra lui donner des verres
convexes en rapport avec son degré de presbytie.

Dans certains cas, notamment lorsque l'insuffisance de convergence est le trouble prédominant,
on se trouvera bien de combiner aux verres sphériques convexes (ou cylindriques suivant le cas) des
prismes à base nasale. L'effet prismatique ne devra
jamais dépasser quatre ou cinq degrés. Le plus
habituellement on se contentera de combiner à
chaque verre un prisme de un ou deux degrés à base
nasale.

Tous ces moyens optiques peuvent réussir ou non
sans qu'on puisse en prévoir le résultat dans chaque
cas particulier. En outre, il n'est pas rare non plus
qu'après une efficacité temporaire, les verres
deviennent insuffisants ou même gênants et obligent
le médecin à recourir à d'autres moyens thérapeutiques.

Les troubles sensitifs du côté de la conjonctive ou
des paupières seront améliorés par les lotions fraîches
ou tièdes suivant les malades, par les frictions sur
le front et sur les tempes (eau de Cologne, baume de

Fioraventi, éther, etc., etc.) par les applications de
pommade, par le crayon de menthol, etc., etc.

Le traitement général sera celui de la neurasthénie. L'hydrothérapie et la kinésithérapie semblent
donner les meilleurs résultats. Le bromure est
quelquefois indiqué en cas d'insomnie. L'électrothé-
rapie sous toutes ses formes peut aussi être utile. On
se préoccupera aussi, cela va sans dire, de l'état
moral, que l'on cherchera à améliorer par la distrac-
tion, plus encore en cherchant à intéresser le malade
à quelque occupation n'exigeant qu'un faible effort
intellectuel. Le séjour à la campagne, l'exercice
modéré, la suppression de tous les excitants (alcool,
café, tabac) seront toujours d'un effet salutaire.

MALADIES DE L'ORBITE

I. — INFLAMMATIONS ORBITAIRES

Les inflammations orbitaires spontanées peuvent résulter de la localisation dans le tissu cellulaire de l'orbite de l'agent infectieux au cours d'une affection générale. Dans le plus grand nombre des cas, cependant, l'origine de l'infection doit être recherchée à la surface de la muqueuse d'une des cavités avoisinantes (fosses nasales, sinus de la face), ou encore dans une inflammation oculaire ou palpébrale. Quant aux infections traumatiques, leur pathogénie est trop simple pour qu'il soit nécessaire d'insister.

L'inflammation suppurative peut se localiser en divers points de l'orbite ou de ses parois. Le point important à déterminer est celui de savoir si l'os participe au processus inflammatoire. On peut le prévoir dans un certain nombre de cas par les données cliniques et anamnestiques, mais ce n'est très souvent qu'au cours de l'intervention que l'on peut s'en assurer d'une manière précise. Nous envisagerons tout d'abord deux types d'inflammation, la ténonite et la thrombo-phlébite orbitaire, dont les caractères anatomo-cliniques sont nettement tranchés; puis nous envisagerons les inflammations suppuratives.

Ténonite.

La ténonite peut être considérée comme l'arthrite du globe oculaire. C'est non seulement, en effet, la bourse séreuse dans laquelle le globe se meut en arrière qui est le siège de l'inflammation, mais la ténonite se produit très souvent en même temps que des manifestations de même nature du côté des grandes articulations et reconnaît la même étiologie. On peut l'observer dans toutes les infections à localisations articulaires (blennorrhagie, rhumatisme articulaire aigu, streptococcie, pneumococcie, etc.). L'affection est presque toujours bilatérale. Son début, assez brusque, est caractérisé par des douleurs orbitaires, une gêne des mouvements du globe et un chémosis souvent considérable, sans sécrétion manifeste et atteignant en un ou deux jours son maximum de développement. Il y a souvent un très faible degré de protrusion oculaire. Malgré l'intensité apparente de la réaction, les troubles visuels sont nuls ou très peu marqués. L'affection évolue spontanément vers la guérison en une ou deux semaines, ne laissant aucun trouble à sa suite.

Le traitement consistera dans le repos au lit et dans une chambre obscure pour que les mouvements oculaires ne soient pas sollicités. On y joindra des applications de compresses chaudes contre les phénomènes douloureux, que l'on calmera aussi par l'antipyrine ou l'injection de morphine, si cela est nécessaire. Le salicylate de soude n'est utile que dans les cas où la ténonite est liée au rhumatisme articulaire aigu. S'il s'agit d'un goutteux, on prescrira le salicylate ou benzoate de lithine, les laxatifs et un régime général antigoutteux.

Thrombo-phlébite orbitaire.

La thrombo-phlébite orbitaire résulte d'une infection d'origine externe (érysipèle des paupières, de la face, lésions gangréneuse de l'amygdale, caries dentaires), se propageant par la voie veineuse. Ce qui en rend le pronostic absolument fatal, c'est la propagation aux sinus cérébraux. Les symptômes consistent dans l'exophtalmie, qui est d'abord unilatérale et dont la bilatéralité indique que le sinus a été atteint par l'inflammation thrombosante. La vision se perd très rapidement. Des troubles cérébraux très accusés marquent la propagation aux sinus et la mort survient le plus souvent peu de jours après l'apparition des premiers troubles.

Le traitement est absolument impuissant à enrayer la marche de la phlébite lorsque celle-ci a débuté. On la préviendra dans une certaine mesure chez les malades qui sont atteints de causes d'infection phlébitiques en soignant leurs lésions. On essaiera du sérum de Marmorek dans les cas d'érysipèle ou d'infection streptococcique.

Ostéo-périostite suppurative.

A côté des affections du sinus qui, autrefois, étaient souvent prises pour des ostéo-périostites, on rencontre encore des cas où la suppuration a une origine ostéo-périostique. C'est plus particulièrement sur la paroi externe ou au niveau du bord de l'orbite que s'observent ces inflammations, qui rentrent dans l'ostéomyélite des adolescents, dans les infections osseuses à distance (carie dentaire), ou dans les localisations osseuses au cours d'une infection générale aiguë (fièvre typhoïde, pneumonie, etc.).

Les phénomènes généraux varient en intensité. Quant aux troubles locaux, ils consistent dans une exophthalmie plus ou moins marquée suivant le siège de l'inflammation osseuse. En général, l'œil est dévié du côté opposé à l'abcès, et il en résulte de la diplopie. Le gonflement des paupières est variable.

Le traitement doit consister dans l'ouverture aussi précoce que possible du foyer suppuratif, dans son drainage. Après toilette des paupières et de l'œil, on incise la peau au niveau du bord orbitaire correspondant à l'inflammation. On fait une large incision de 2 centimètres au moins : puis, après avoir incisé l'aponévrose, on continue avec la sonde cannelée jusqu'à ce qu'on arrive sur le foyer purulent dont on évacue le contenu aussi complètement que possible, soit par l'irrigation, soit en introduisant de petits tampons stériles. Il sera souvent nécessaire de faire de la plaie une contre-ponction dirigée en bas pour pouvoir placer un drain en anse et assurer l'écoulement parfait de la suppuration. Un pansement aseptique terminera l'intervention. On le changera tous les jours au début. Puis, au fur et à mesure de la diminution de la suppuration, on espacera les pansements et on diminuera la longueur du drain.

Tuberculose orbitaire.

La tuberculose orbitaire évolue le plus souvent sous la forme de l'ostéo-périostite chronique, et son siège d'élection est l'os malaire. Il est une affection avec laquelle on peut la confondre, c'est l'ostéo-périostite du rebord inférieur de l'orbite lié à l'évolution de la deuxième dentition et qui se termine habituellement après ouverture au dehors par une cicatrice déprimée adhérente à la partie externe du rebord orbitaire inférieur. Cette affection ne s'observe que dans la première enfance. La tuberculose orbitaire peut, par contre, s'observer à tout âge. Elle se caractérise par le développement lent et progressif d'une tuméfaction en connexion intime avec la paroi osseuse. Les troubles subjectifs sont peu accusés et les troubles visuels dépendent de l'étendue de la tuméfaction.

Le traitement consistera dans l'ouverture par la peau et le curettage de la lésion. On fera une large incision suivie de drainage avec de la gaze iodoformée. L'intervention est absolument indiquée lorsqu'il existe des phénomènes de compression ou de déviation du côté du globe oculaire. Lorsque l'affection est en voie d'évolution, on pourra avoir recours aux injections sclérogènes de chlorure de zinc au 1/10 ou au 1/20. Dans tous les cas, on insistera sur l'importance du traitement général : suralimentation, huile de foie de morue, cure d'air, etc.

Syphilis orbitaire.

Les manifestations orbitaires de la syphilis consistent surtout en lésions ostéo-périostiques. Quelquefois cependant on peut voir se produire, dans la syphilis héréditaire ou la syphilis acquise, des gommes orbitaires dont le point de départ n'est pas le tissu osseux. C'est surtout au niveau du bord externe de l'orbite et du bord inférieur dans le voisinage de l'angle interne que l'on a l'occasion d'observer des saillies osseuses, anormales, d'origine syphilitique.

Suivant le siège des lésions les symptômes varient et il faudra toujours penser à la syphilis en présence de signes de néoformation rétro-oculaire ou de lésions du bord orbitaire.

Le traitement antisyphilitique (mercure et iodure) n'a pas toujours, et dans tous les cas, une efficacité certaine, notamment dans les cas de gommes orbitaires ou lorsqu'une exostose s'est produite par suite de l'inflammation ostéo-périostique. Dans ce cas, si l'exostose provoque une gêne fonctionnelle quelconque, il faudra recourir à une intervention chirurgicale ; on fera la résection de l'exostose.

Phlegmon de l'orbite.

On observe quelquefois, chez les enfants, des suppurations spontanées de l'orbite dont l'étiologie manque encore de précision. Ces phlegmons ont, le plus souvent, une évolution bénigne ; mais il faut savoir qu'ils peuvent se compliquer d'infection générale ou de propagation méningée, et que, comme du reste dans toute infection, on ne peut à coup sûr prévoir leur évolution. Sitôt le diagnostic établi, on ouvrira la collection purulente par la peau, et on laissera en place un petit drain. Dans le cas où la suppuration était due au streptocoque, on s'est bien trouvé de l'injection de sérum de Marmorek qui ne dispense pas, d'ailleurs, de l'évacuation du pus.

Chez l'adulte, le phlegmon de l'orbite est rare, si l'on en distrait les suppurations qui ont pour point de départ les inflammations des tissus, et sur lesquelles nous reviendrons plus loin.

On l'observe surtout au cours des infections générales, ou à la suite de traumatismes des régions orbitaires, de plaies pénétrantes avec corps étranger.

Le traitement comporte les mêmes indications : ouverture précoce du foyer, et drainage.

Complications orbitaires des sinusites.

Les affections des sinus frontaux, ethmoïdaux, maxillaires, et très rarement des tissus sphénoïdaux peuvent donner lieu, du côté de l'orbite, à deux types de complications : d'une part, par suite d'occlusion du sinus, il peut se produire une distension kystique de sa paroi, qui se développe souvent du côté de la cavité orbitaire, et réalise les symptômes d'une tumeur orbitaire; à un moment quelconque de son évolution, le contenu du kyste peut d'ailleurs s'infecter et s'évacuer au niveau des paupières, après avoir présenté les signes d'un abcès enkysté de l'orbite. D'autre part, la suppuration d'emblée de la cavité du sinus, avec ou sans inflammation concomitante du périoste correspondant donnera lieu aux symptômes d'ostéopériostite aiguë. Aussi, en présence d'une suppuration orbitaire, faudra-t-il toujours songer à la sinusite. Dans certains cas, au cours de l'intervention, cette origine apparaît nettement sous forme d'une large perforation osseuse mettant en communication la cavité du sinus avec l'abcès périostique. Dans d'autres cas, cette communication directe n'existe pas, et c'est alors qu'il faudra penser à la sinusite.

Pour prévenir les complications orbitaires des sinusites, il est de toute nécessité de bien savoir poser le diagnostic de ces affections, et leur opposer un traitement curatif (ouverture, drainage et désinfection de ces cavités). Nous renvoyons, pour cela, à la *Thérapeutique des maladies des fosses nasales*, où la question est très complètement exposée. Mais, ainsi que nous l'avons dit, la lésion orbitaire peut être la première manifestation, ou encore son évolution, est parallèle à l'évolution de l'inflammation du sinus. Dans ces deux cas, il faut attaquer la lésion orbitaire, et compléter l'intervention par le traitement de l'affection du sinus.

C'est plus spécialement la sinusite frontale que l'on a l'occasion d'observer. On aura recours à l'ouverture de la collection orbitaire et à la trépanation de la paroi antérieure du tissu frontal, d'autant plus vite qu'il existe des troubles fonctionnels indiquant une compression de l'appareil visuel par le processus inflammatoire. S'il existe une fistule ancienne, on se contentera de l'agrandir en curettant les bords de la paroi, et on fera des irrigations de la cavité du sinus avec de l'eau bouillie, ou une solution de nitrate d'argent au 1 %. Dans quelques cas, il sera indiqué de chercher par le cathétérisme à rétablir la perméabilité de l'orifice de communication entre les sinus et la fosse nasale correspondante. Il nous a toujours semblé préférable d'établir le drainage non du côté de la cavité nasale, mais du côté de la peau. Si la sinusite a eu pour point de départ une affection nasale chronique, on devra la traiter aussi. Dans tous les cas, il faudra agir sur les cavités nasales, au moyen du menthol, en inhalation, en pommade.

Vaseline..	⎰ áá 10 gr.
Lanoline..	⎱
Menthol..	0,50 centigr.

ou sous forme d'huile ou de solution aqueuse.

II. — AFFECTIONS TRAUMATIQUES DE L'ORBITE

Emphysème traumatique.

L'emphysème traumatique résulte de la création d'une communication entre la cavité nasale et le tissu orbitaire. La fissure de la paroi interne de l'orbite qui lui donne le plus souvent naissance peut se produire spontanément au moment où le malade se mouche ou éternue. Il peut être le résultat d'un traumatisme portant simplement sur le globe oculaire, d'une simple contusion du globe oculaire ou d'un traumatisme grave des os de la face. Il se produit très brusquement un gonflement mou et crépitant des paupières dont les malades ne manquent pas d'être très effrayés.

Cet emphysème n'a aucune gravité et la guérison survient habituellement en quelques jours. Il faudra recommander au malade d'éviter de se moucher ou d'éternuer pendant un certain temps.

Fractures de l'orbite.

Les fractures de l'orbite sont souvent très graves et il n'est pas rare de voir se produire une atrophie du nerf optique sans que les signes de fracture aient été bien accusés. Lorsque la fracture n'atteint que le pourtour de l'orbite, la seule indication consiste à rechercher s'il existe des esquilles et à les extraire.

Corps étrangers intraorbitaires.

Il n'est pas rare de voir des corps étrangers pénétrer dans l'orbite et y séjourner fort longtemps sans provoquer aucun trouble. Les balles sont habituellement supportées sans qu'aucune réaction n'indique leur présence, sauf dans les cas où il s'est produit une infection autour du corps étranger.

Lorsque le corps étranger est bien toléré, qu'il n'est pas facilement accessible, on s'accorde en général à en considérer l'extraction comme inutile. La localisation du fragment métallique ou autre est devenue plus facile par l'emploi des rayons Rœntgen et si leur séjour dans l'orbite est très souvent sans danger, il faut savoir néanmoins qu'en créant un *locus minoris resistentiæ*, ils peuvent devenir le point de fixation d'une infection. On a signalé à plusieurs reprises l'apparition de signes de choroïdite (troubles visuels, flocons du vitré, etc.) chez des malades présentant un corps étranger intraorbitaire. Ces accidents disparaissent après l'extraction du corps étranger.

Si donc l'extraction n'est pas toujours nécessaire, il n'en faut pas moins prévenir le malade des accidents possibles et intervenir sans retard lorsqu'on les voit se développer.

III. — TUMEURS DE L'ORBITE

Nous avons envisagé ailleurs les tumeurs du nerf optique qui constituent les plus fréquentes des néoplasies orbitaires.

En dehors d'elles, on observe encore des tumeurs d'origine périostique ou osseuse (sarcomes), des tumeurs vasculaires (angiomes, lymphangiomes) et dont l'origine est souvent congénitale, et enfin des kystes.

Parmi ces kystes nous avons vu qu'il fallait en rattacher quelques-uns aux lésions du sinus. Parmi les kystes congénitaux on observe : d'une part des kystes dermoïdes dont le siège de prédilection est l'angle supéro-interne ou supéro-externe de l'orbite et dans les parties antérieures des tissus de cette cavité ; d'autre part, des méningocèles souvent impossibles à différencier des kystes dermoïdes et comme eux congénitaux. Le méningocèle n'est pas mobilisable. Il se laisse réduire par la pression et présente souvent des pulsations correspondant aux pulsations artérielles ou aux mouvements respiratoires. Le liquide retiré par la ponction avec la seringue de Pravaz fera reconnaître les caractères du liquide céphalo-rachidien. Les kystes à échinocoques sont exceptionnels.

Pour toutes les tumeurs, l'intervention chirurgicale seule est indiquée. Lorsqu'il s'agit d'un kyste dermoïde ou autre, on cherchera à en faire l'ablation en ménageant autant que possible l'appareil visuel. On aura recours dans certains cas à l'opération de Kroenlein, c'est-à-dire à la résection temporaire de la paroi orbitaire externe que nous avons décrite ailleurs (p. 265) et qui permettra d'aborder des kystes profonds. Dans les sarcomes ou épitheliomas, on aura recours à l'exentération de l'orbite avec ou sans ablation des paupières suivant que ces organes sont ou non envahis par la néoplasie. Il ne faut cependant pas se méprendre sur l'utilité de cette intervention dont les résultats ne sont que très passagers.

Exentération de l'orbite.

Instruments nécessaires : Bistouris, pinces à disséquer, pinces à forcipressure, ciseaux, érignes, curettes, thermocautère.

Anesthésie. — L'anesthésie générale par le chloroforme ou l'éther sera toujours nécessaire.

Technique opératoire. — Elle diffère un peu suivant que les paupières sont atteintes ou non par la néoplasie qui nécessite l'intervention. Lorsque les paupières sont saines et peuvent être conservées, on fend horizontalement la commissure externe jusqu'au rebord orbitaire et on les sépare du contenu orbitaire à l'aide des ciseaux. Puis, les paupières étant fortement écartées, on dégage des parois orbitaires, soit à l'aide des ciseaux ou d'une spatule, les parties molles en suivant tour à tour les parois inférieures, internes, externes, puis supérieures, et en terminant par la section du pédoncule optique au niveau du sommet orbitaire. Cette section est souvent suivie d'une abondante hémorrhagie. On pourra l'arrêter au moyen d'une pince à forcipressure ou par la ligature. Deux points de suture réuniront l'incision de la commissure externe.

Lorsque les paupières et la conjonctive sont envahies, il faut de toute nécessité les comprendre dans l'excision des tissus. Pour cela, on fait une incision cutanée correspondant au pourtour orbitaire et on dissèque l'entonnoir orbitaire comme précédemment. Il est souvent utile de compléter l'intervention ultérieurement par une opération autoplastique.

Pansement. — La cavité orbitaire sera tamponnée avec de la gaze aseptique et le pansement ne sera renouvelé qu'après 5 ou 6 jours, si la température reste normale et s'il n'y a aucun symptôme de réaction inflammatoire.

TABLE ANALYTIQUE

DES MATIÈRES

TABLE ALPHABÉTIQUE

DES MATIÈRES

Paris. — Imprimerie F. Levé, rue Cassette, 17.